당뇨코드

The Diabetes Code
Prevent and Reverse Type 2 Diabetes Naturally

당뇨코드

제2형 당뇨병의 예방과 자연 치유 안내서

제이슨 펑 지음 | **이문영** 옮김 | **이영훈** 감수

라이팅하우스

이 책에 쏟아진 찬사

── 이 책은 중요하고 시의적절하다. 제2형 당뇨병의 근본 원인을 정확히 이해하고 있는 제이슨 펑은 당뇨병의 예방법과 함께 약물이 아닌 자연 식이요법을 이용한 치료법을 밝혀낸다. 강력히 추천한다.

- 마크 하이먼, 의사,『울트라 마인드』저자

── 제이슨 펑은 풍부한 연구 결과를 바탕으로 당뇨를 보는 관점과 치료법을 재검토하라는 분명한 메시지를 전한다. 전 세계 성인의 약 절반이 당뇨병을 앓고 있거나 당뇨병을 향해 가고 있다는(전당뇨 단계) 점을 고려하면『당뇨코드』는 반드시 읽어야 할 책이다.

- 벤자민 비크만, 의사, 브리검영대학교 생리학 부교수

──『당뇨코드』에서 제이슨 펑은 식단에서 당과 탄수화물을 제거하고 건강한 지방을 함유한 자연식품으로 대체하는 방법을 설명한다. 펑 박사는 문제의 근원인 식단을 바꿔 제2형 당뇨병을 고치는 쉬운 해결책을 제시한다.

- 마리아 에머리히,『지방을 태우는 다이어트 케토제닉 레시피 170』저자

──『당뇨코드』에서 펑 박사는 제2형 당뇨병을 고치기 위해 알아야 할 모든 것을 가르쳐 준다. 훌륭하고 희망적인 이 책이 세상을 바꿀 수 있다.

- 안드레아스 인펠트,『저탄수화물, 고지방 음식 혁명』저자

—— 『당뇨코드』는 혈당 조절에 어려움을 겪고 있는 모든 환자와 의사의 책장에 있어야 한다.

- 캐리 디울루스, 크리스털클리닉 척추건강센터 의료 책임자

—— 『당뇨코드』는 도발적이면서도 실제로 도움을 준다. 이 책은 혈당과 건강, 삶을 통제할 수 있게 하는 명확한 청사진을 제시한다.

- 윌 콜, 기능의학 의사

—— 자신의 트레이드마크인 유머와 함께 제이슨 펑은 식단과 생활 습관을 적절히 결합한 제2형 당뇨병의 치료 비밀을 공개한다. 이 책으로 당신은 건강과 활력을 되찾을 수 있다. 펑 박사가 그 방법을 가르쳐 줄 것이다.

- 에이미 버거, 『알츠하이머 해독제』 저자

—— 『당뇨코드』는 제2형 당뇨병에 대한 혼란과 두려움을 없애 주며 이 병의 대부분은 예방할 수 있거나 고칠 수 있다고 강조한다.

- 카림 칸, 의사, 영국 스포츠의학 저널

이 책을 나의 아름다운 아내 미나에게 바치고 싶습니다.
당신은 나의 길잡이 별, 당신이 없다면 난 영원히 길을 잃을 거예요.
당신은 내 인생, 내 사랑, 내 모든 것입니다.

목차

빠른 시작 매뉴얼

제2형 당뇨병을 고치고 예방하는 방법

30년 전에는 VCR 같은 가전제품을 새로 사면 두꺼운 사용 설명서가 딸려 왔다. "사용하기 전에 꼼꼼히 읽으세요"라고 쓰인 설명서에는 설정 방법과 잘못된 용례를 상세히 설명한 문제 해결 지침이 담겨 있었다. 우리는 대개 이 설명서는 거들떠보지도 않은 채 새 기계를 플러그에 꽂고 자정이 되도록 이 버튼 저 버튼을 눌러 가며 작동법을 알아내려고 애썼다.

요즘에는 전자기기를 새로 사면 몇 가지 기본 작동법을 단계별로 설명하는 '빠른 시작 매뉴얼'이 들어 있다. 그 외의 모든 설명은 온라인으로 볼 수 있는 상세 설명서에 담겨 있지만, 더 복잡한 기능을 사용하기 전까지는 볼 필요가 없다. 이렇듯 빠른 시작 매뉴얼이 훨씬 더 유용하다.

지금 읽고 있는 이 부분을 제2형 당뇨병을 고치고 예방하기 위한 빠른 시작 매뉴얼로 생각하라. 제2형 당뇨병을 간략하게 소개하면서 이 병이 어떤 병이고, 일반적인 치료법이 왜 효과가 없으며, 건강을 효과적으로 관리하기 위해 무엇을 할 수 있는지 등을 다룰 것이다.

팩트 : 제2형 당뇨병은 완치할 수 있고 예방할 수 있다

대부분의 의사는 제2형 당뇨병을 만성 진행성 질병으로 간주한다. 이는 제2형 당뇨병이 '일방통행로'이자, 가석방 가능성이 없는 종신형이라는 생각, 달리 말해 결국 인슐린 주사가 필요할 때까지 질병이 계속 악화한다는 생각을 부추긴다.

그러나 이는 실제로 굉장한 거짓말이다. 이것이 거짓말이라는 사실은 전당뇨 단계이거나 제2형 당뇨병 진단을 받은 사람에게는 좋은 소식이다. 이 믿음이 틀렸음을 인식하는 일이 병을 고치는 중요한 첫 단계이다. 사실 대부분은 이미 본능적으로 알고 있다. 제2형 당뇨병을 고칠 수 있다는 사실을 증명하는 일은 믿기지 않을 만큼 쉽다.

당신의 친구가 제2형 당뇨병 진단을 받았다고 가정해 보라. 당뇨병은 혈당 수치가 정상 수준보다 지속해서 높다는 의미다. 그는 열심히 노력해 23kg을 감량한 덕에 혈당 수치가 정상으로 돌아와 더 이상 혈당을 낮추는 약을 먹지 않아도 된다. 당신은 그에게 뭐라고 말할 것 같은가? 아마도 "정말 잘했어! 너 자신을 잘 돌보고 있는 거야. 그대로 계속해." 같은 말을 할 것이다.

당신은 아마도 "거짓말하지 마. 내 주치의가 그러는데, 당뇨병은 만성 진행성 질병이라 네가 거짓말을 하는 게 틀림없다고 하더군." 이렇게는 말하지 않을 것이다. 친구는 분명히 살이 빠져서 당뇨병이 나은 것 같다. 따라서 다음이 핵심이다. 제2형 당뇨병은 고칠 수 있는 질병이다.

우리는 내내 이 진실을 직관적으로 감지했다. 제2형 당뇨병은 대개 식이 질환이므로 약물이 아니라 식이요법과 생활 방식을 바꿔야만 고칠 수 있다. 물론 가장 중요하고 결정적인 요인은 체중 감량이다. 제2형 당뇨병 치료에 사용되는 약물 대부분은 체중 감소를 일으키지 않는다. 예를 들어 인슐린은 체중 증가를 일으키는 것으로 악명이 높다. 제2형 당뇨병 환자가 인슐린 주사를 맞기 시작하면, 많은 경우 환자 스스로가 잘못된 길로 가고 있다고 느낀다.

내가 치료했던 당뇨병 환자들은 종종 이렇게 말했다. "선생님은 항상 체중 감량이 당뇨병을 고치는 열쇠라고 말씀하셨어요. 하지만 제게 11kg을 찌게 하는 약을 처방해 주셨네요. 어떻게 이 약(인슐린)이 도움이 되죠?" 나는 너무나도 중요한 이 질문에 만족스러운 답을 내놓지 못했다. 명백한 진실은 이 약이 좋지 않다는 것이었다. 당뇨병을 제대로 치료하는 열쇠는 체중 감량이었다. 논리적으로 인슐린은 체중 증가를 유발했기 때문에 상황을 개선하기는커녕 실제로 질병을 악화시키고 있었다.

체중 감량이 제2형 당뇨병을 되돌리는 열쇠이므로 약물 치료는 도움이 되지 않는다. 우리는 약이 도움이 되는 척하고 있을 뿐이다. 그래서 의사 대부분이 제2형 당뇨병을 만성 진행성 질병이라고 생각하는 것이다. 우리는 '약은 식이 질환을 치료하지 못한다'는 불편한 진실을 마주하기를 애써 피해 왔다. 약은 자전거 경주에 가져온 잠수용 스노클만큼이나 쓸모가 없다. 문제는 질병이 아니다. 문제는 우리가 질병을 치료하는 방식이다.

제2형 당뇨병 치료의 원칙은 예방에도 똑같이 적용된다. 비만과 제2형 당뇨병은 밀접한 관련이 있으며, 일반적으로 체중 증가는 이 병의 위험을 증가시킨다. 상관관계가 완벽하지는 않지만 그래도 이상적인 체중을 유지하는 것이 예방의 첫 단계이다.

현대인에게 제2형 당뇨병이 불가피하다고 생각하는 사람이 많지만, 사실은 그렇지 않다. 제2형 당뇨병이 널리 퍼진 시기는 1980년대 말부터였다. 따라서 이 질병을 예방할 수 있는 삶의 방식을 찾으려면 한 세대 전으로 돌아가면 된다.

팩트 : 제2형 당뇨병은 과도한 당이 원인이다

근본적으로 제2형 당뇨병은 당을 과도하게 먹을 때 분비되는 인슐린이 너무 많아 생기는 병으로 이해할 수 있다. 문제를 이렇게 바라보면 해결책이 분명해진다. 우리는 당분과 정제된 탄수화물(당의 한 형태)을 줄여서 인슐린 수치를 낮춰야 한다.

몸을 커다란 설탕 그릇이라고 상상해 보라. 태어날 때는 이 그릇이 비어 있다. 수십 년 동안 당분과 정제된 탄수화물을 섭취하면 그릇이 점차 채워진다. 다음번에 음식을 먹을 때는 그릇이 이미 가득 찼기 때문에 설탕이 넘쳐 주위로 쏟아진다.

우리 몸속에도 같은 상황이 존재한다. 당분을 먹으면 몸은 인슐린 호르몬을 분비하여 당분을 세포로 옮기도록 도와준다. 세포로 간 당은 에너지로 이용된다. 이 당을 충분히 태우지 않으면 수십 년 동안 세포가 당으로 꽉 채워져 더는 감당할 수 없게 된다. 이럴 때 당분을 먹으면 인슐린은 이미 당이 넘쳐나는 세포 속으로 당을 밀어넣을 수가 없어 당이 혈액으로 쏟아진다. 당은 포도당이라는 형태로 혈액을 도는데, 포도당이 너무 많은 것이(고혈당이라고 함) 제2형 당뇨병의 주요 증상이다.

혈액에 포도당이 너무 많으면 인슐린은 평소처럼 당을 세포로 운반하지 못하게 된다. 이때 우리는 몸이 인슐린에 저항한다고 말하지만 사실 인슐린 잘못이 아니다. 주된 문제는 세포에 포도당이 넘쳐난다는 점이다. 고혈당은 문제의 부분에 불과하다. 포도당이 혈액뿐 아니라 모든 세포에도 과하게 많다는 것이 중요하다. 제2형 당뇨병은 단순히 전신에 포도당이 너무 많아 생기는 넘침 현상이다.

혈중 포도당이 과도하면 몸은 이 저항을 극복하기 위해 인슐린을 더 많이 분비한다. 그러면 혈중 포도당 농도를 정상으로 유지하기 위해 이미 넘쳐나는 세포에 더 많은 포도당이 억지로 밀려들어 가게 된다. 이는 효과가 있지만, 과도한 당분을 해결하지 않았기 때문에 일시적인 효과에 불과하다. 포도당 과잉이 혈액에서 세포로 옮겨 간 것이므로 인슐린 저항성이 커진다. 어느 시점에 다다르면 인슐린이 많아도 몸은 세포에 포도당을 강제로 넣을 수 없다.

여행 가방을 싼다고 상상해 보자. 처음에는 문제없이 빈 가방으로 옷이 들어간다. 그러나 여행 가방이 가득 차면 마지막 두 개의 티셔츠를 끼워 넣기가 어려워진다. 여행 가방이 닫히지 않는 시점이 온다. 짐이 옷에 저항한다고 말할 수 있다. 이는 세포에서 보이는 넘침 현상과 유사하다.

여행 가방이 가득 차면 안간힘을 써서 마지막 티셔츠를 밀어넣으려고 할 수 있다. 이 방법은 과도하게 채워진 여행 가방의 근본적인 문제를 해결하지 못하므로 일시적으로만 효과가 있다. 가방에 셔츠를 더 밀어넣으면 문제(이를 '짐 저항'이라고 부르자)는 더 악화할 뿐이다. 더 나은 해결책은 여행 가방에서 옷을 좀 빼는 것이다.

과량의 포도당을 없애지 않으면 몸에서 무슨 일이 일어날까? 첫째, 인

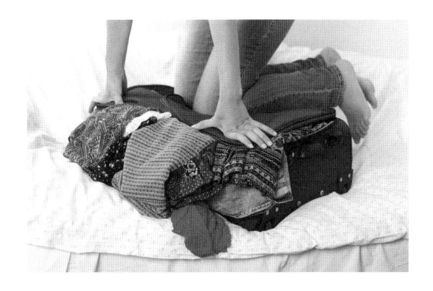

체는 세포에 더 많은 포도당을 넣기 위해 인슐린을 계속 더 만들어 낸다. 그러나 이 때문에 인슐린 저항성이 증가해 악순환이 생긴다. 인슐린 수치가 저항성 증가를 더는 따라잡지 못할 때 혈당이 급상승한다. 이 무렵에 의사가 제2형 당뇨병을 진단할 가능성이 크다.

의사가 인슐린 주사나 메트포르민 같은 약물을 처방해 일시적으로 혈당을 낮출 수 있지만, 이러한 약은 과도한 포도당을 제거하지 못한다. 대신에 혈액에서 포도당을 꺼내 몸으로 다시 밀어넣는다. 그다음 포도당은 신장, 신경, 눈, 심장과 같은 다른 기관으로 보내져 결국 다른 문제를 일으킬 수 있다. 물론 근본적인 문제는 해결되지 않은 채 말이다.

설탕이 넘쳐흐른 그릇을 기억하는가? 몸은 아직도 그 상태이다. 인슐린은 그저 눈으로 확인 가능한 혈액에서 눈에 안 보이는 세포로 포도당을 옮겼을 뿐이다. 그래서 다음번에 음식을 먹으면 당이 다시 혈액 속으로 쏟아져 나오고, 그때 인슐린을 주입하여 당을 몸에 쑤셔 넣는다. 이를 터질 듯한 여행 가방으로 생각하든 넘쳐나는 그릇으로 생각하든, 똑같은 현상이다.

몸에 포도당을 억지로 쑤셔 넣을수록 몸은 저항성을 극복하기 위해 인슐린이 더 필요하다. 하지만 세포가 점점 더 부풀려지면서 저항성은 점점 증가하기만 한다. 몸이 자연적으로 생산할 수 있는 인슐린보다 더 많은 양이 필요하면 약을 써야 한다. 처음에는 약 한 개로 해결되지만 결국에는 두 개 그리고 세 개로 복용량이 점점 늘어난다. 그리고 문제는 혈당을 같은 수준으로 유지하기 위해 더 많은 약물을 복용하면 당뇨병이 실제로 악화한다는 점이다.

일반적인 당뇨병 치료법 : 어떻게 문제를 악화시키는가?

인슐린을 투여하면 혈당이 안정되지만 당뇨병은 악화한다. 약은 이미 꽉 찬 세포에 당을 쑤셔 넣어 숨길 뿐이다. 당뇨병이 낫는 것으로 보이지만 실은 악화한다.

의사들은 환자의 병이 악화될지라도 일시적인 인슐린 효과에 기뻐할 수 있다. 당뇨병이 악화하면 아무리 약을 많이 써도 심장마비, 울혈성 심부전, 뇌졸중, 신부전, 절단 수술, 실명을 예방할 수 없다. 의사는 "당뇨병은 만성 진행성 질병이니까요"라고 말한다.

비유를 해 보자. 쓰레기를 내다 버리지 않고 침대 밑에 숨기면 집이 깨끗해 보일 수 있다. 침대 밑에 버릴 공간이 더 없으면 쓰레기를 옷장에 던져 넣을 수 있다. 사실 지하실이나 다락방, 심지어 욕실 등 보이지 않는 곳이면 어디든 숨길 수 있다. 하지만 쓰레기를 계속 숨기면 썩어서 결국 지독히 나쁜 냄새가 나기 시작할 것이다. 쓰레기를 숨기지 말고 버려야 한다.

넘쳐나는 여행 가방과 집을 해결하는 방법이 분명해 보인다면, 과한 인슐린을 유발하는 과도한 포도당을 해결하는 방법도 자명해 보인다. 없애라! 하지만 제2형 당뇨병의 표준 치료법에서는 포도당을 제거하는 대신 숨기는 잘못된 논리를 따른다. 혈액 속의 과도한 포도당이 유독하다는 걸 알면서 몸속의 과도한 포도당이 유독하다는 건 왜 알지 못하는 걸까?

팩트 : 제2형 당뇨병은 신체의 모든 기관에 영향을 미친다

과도한 포도당이 10년 혹은 20년 동안 몸에 쌓이면 어떤 일이 벌어질까? 신체의 모든 세포가 썩기 시작하는데, 바로 이 때문에 제2형 당뇨병은 다른 어떤 질병과 달리 모든 장기에 영향을 미친다. 눈이 썩으면 눈이 멀게 된다. 신장이 썩으면 투석을 해야 한다. 심장이 썩으면 심장마비와 심부전이 생긴다. 뇌가 썩으면 알츠하이머병에 걸린다. 간이 썩으면 지방간 질환과 간경변증이 생긴다. 다리가 썩으면 당뇨병성 발 궤양이 생긴다. 신경이 썩으면 당뇨병성 신경병증이 생긴다. 몸의 어떤 부분도 예외가 없다.

일반적인 당뇨병 약물을 사용해도 유독한 당 축적을 배출하는 데 도움이 되지 않으므로 장기 부전의 진행을 막지 못한다. 7건 이상의 다국적, 다기관, 무작위, 위약 대조 실험에서 일반적인 혈당강하제가 당뇨병 환자의 주요 사망 원인인 심장 질환을 줄이지 못한다고 밝혀졌다. 우리는 포도당을 낮추는 약이 사람들을 더 건강하게 만든다고 생각했지만, 이는 거짓이었다. 우리는 '식이 질환을 약으로 치료할 수 없다'는 하나의 진실을 간과했다.

팩트 : 제2형 당뇨병은 고칠 수 있으며 약 없이 예방할 수 있다

제2형 당뇨병은 그저 몸에 당이 많은 상태라는 사실을 이해하면 해결책이 분명해진다. 당을 없애라. 당을 숨기지 마라. 이 목적을 이루는 방법은 두 가지뿐이다.

    1. 당을 적게 먹어라.
    2. 남은 당을 태워라.

이게 전부다. 우리는 이것만 하면 된다. 이 방식의 최대 장점은 자연적이고 완전히 자유롭다는 것이다. 약도 필요 없고, 수술도 없고, 비용도 없다.

1단계 : 당을 적게 먹어라

첫 단계는 식단에서 모든 당분과 정제된 탄수화물을 제거하는 것이다. 첨가당은 영양가마저 없어서 안 먹는 게 상책이다. 단순히 긴 사슬 당인 복합 탄수화물과, 밀가루와 같이 고도로 정제된 탄수화물은 빠르게 포도당으로 소화된다. 최선의 전략은 흰쌀과 감자뿐만 아니라 흰 밀가루로 만든 빵과 파스타를 제한하거나 제거하는 것이다.

단백질은 과하지 않게 적당한 섭취량을 유지해야 한다. 육류와 같은 단백질은 소화되면 아미노산으로 분해된다. 건강을 위해 적정량의 단백질이 필요하지만, 아미노산이 과도하면 몸에 저장될 수가 없어 간에 의해 포도당으로 전환된다. 단백질을 과하게 섭취해도 몸에 당이 증가한다. 따라서 단백질 셰이크와 단백질 바, 단백질 분말과 같이 고도로 가공되고 농축된 단백질 공급원은 피해야 한다.

지방은 어떨까? 지중해 식단의 주재료인 아보카도와 견과류, 올리브유에 든 천연 지방은 혈당이나 인슐린에 최소한의 영향을 미치며 심장 질환과 당뇨병에 건강한 영향을 미친다고 잘 알려져 있다. 달걀과 버터도 천연 지방의 훌륭한 공급원이다. 이 음식들에 든 콜레스테롤은 인체에 해로운 영향을 미치지 않는다고 밝혀졌다. 지방을 섭취해도 제2형 당뇨병이나 심장 질환이 발생하지 않는다. 실제로 지방은 당분을 섭취하지 않아도 포만감을 주므로 유익하다.

당분을 덜 먹으려면 자연적이고 가공되지 않은 음식을 주로 먹어라. 정제된 탄수화물이 적고 단백질이 적당하며 천연 지방이 많은 식단을 섭취하라.

2단계 : 남은 당을 태워라

남은 당을 태우는 운동(근력 운동과 유산소 운동 모두)은 제2형 당뇨병에 이로운 영향을 미칠 수 있지만, 치료 효과 면에서 식이요법만 못하다. 단식은 몸이 당을 태우게 하는 가장 간단하고 확실한 방법이다.

단식은 단순히 식사의 이면이다. 먹지 않을 때 우리는 단식 중이다. 몸은 먹을 때 음식 에너지를 저장하고, 단식할 때 음식 에너지를 태운다. 포도당은 가장 쉽게 얻을 수 있는 음식 에너지원이다. 따라서 단식 기간을 늘리면 저장된 당을 태울 수 있다.

과하게 들릴 수 있지만, 단식은 그야말로 알려진 가장 오래된 식이요법이며 인류는 역사 속에서 탈 없이 단식을 해 왔다.

처방약을 복용하고 있다면 의사의 조언을 구해야 한다. 그러나 결론은 다음과 같다.

먹지 않으면 혈당이 떨어질까? 물론이다.

먹지 않으면 살이 빠질까? 물론이다.

그렇다면 뭐가 문제일까? 내가 보기에 문제가 없다.

당을 태우려면 많이들 사용하는 전략으로 24시간 단식을 주 2~3회 실시하는 방법이 있다. 16시간 단식을 주 5~6회 실시하는 방법도 인기가 있다.

제2형 당뇨병을 고치는 비결은 이제 우리 손안에 있다. 새로운 패러다임을 받아들이는 열린 마음과 기존 지식에 도전하는 용기가 필요하다. 기본 정보를 갖춘 당신은 이제 시작할 준비가 되었다. 하지만 제2형 당뇨병이 왜 유행하는지, 그리고 어떻게 해야 건강을 효과적으로 관리할 수 있는지 제대로 알려면 계속 읽어라. 행운을 빈다.

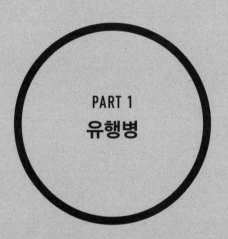

PART 1
유행병

제2형 당뇨병은
어떻게 유행병이 되었을까?

2016년에 세계보건기구(WHO)가 처음으로 발표한 당뇨병 글로벌 보고서의 내용은 밝지 않았다. 당뇨병은 꾸준히 증가하고 있었다. 1980년 이래 한 세대 만에 당뇨병에 시달리는 사람의 수가 4배로 늘어났다. 오래된 이 질병이 어떻게 갑자기 21세기 유행병이 되었을까?

당뇨병의 역사

인류는 당뇨병(진성당뇨병)을 수천 년 전부터 알고 있었다. 기원전 1550년경에 쓰인 고대 이집트 의학 문헌인 에버스 파피루스(ebers papyrus)에 "소변을 너무나 많이 보는" 병으로 당뇨병이 최초로 묘사된다.[1] 비슷한 시기에 고대 힌두교 문헌들에 마두메하(madhumeha)라는 질병이 등장하는데, 이는 대강 번역해 '꿀 소변'이라는 뜻이다.[2] 어린이를 포함해 이 병에 걸린 환자들은 이상하게도 살이 쭉쭉 빠졌다. 살을 찌우려고 음식을 아무리 많이 먹어도 소용이 없었으며, 환자들은 예외 없이 거의 목숨을 잃었다. 흥미롭게도 놀랍도록 달콤한 환자의 소변에 개미가 꼬였다.

기원전 250년경, 그리스 멤피스 출신의 의사 아폴로니우스는 이 병에 '과도한 배뇨'를 뜻하는 당뇨병(diabetes)이라는 이름을 붙였다. 1675년에 토마스 윌리스는 여기에 '꿀에서'라는 뜻의 멜리투스라는 용어를 추가했다. 이 용어로 인해 당뇨병(진성당뇨병, diabetes mellitus)과 요붕증(diabetes insipidus)으로 알려진 다른 희소병이 구별된다. 대개 외상성 뇌손상으로 발생하는 요붕증은 과도한 배뇨가 특징이지만 소변이 달지 않다. 이름에 걸맞게 인시피두스(insipidus)는 '(맛이) 심심하다'는 뜻이다.

당뇨병은 요붕증보다 훨씬 더 흔하므로 보통 당뇨병이라고 하면 이 당뇨병을 의미한다. 이 책에서 당뇨병이라는 용어는 이 당뇨병만을 지칭하며, 앞으로 요붕증은 언급하지 않을 것이다.

1세기 그리스 의사 카파도키아의 아레타에우스는 제1형 당뇨병을 "신체와 사지가 녹아 소변으로 나간다"라고 표현했다. 이 질병을 고치지 못하면 기본적으로 어떤 특징이 나타나는지 알 수 있다. 과도한 소변과 함께 온몸이 비쩍 마른다. 환자는 뭘 먹어도 살이 찌지 않는다. 효과적인 치료법을 찾을 수 없었던 아레타에우스는 "(당뇨병을 앓는) 인생은 짧고 역겹고 고통스럽다"라고 덧붙였다. 이 병에 걸린 환자들은 예외 없이 죽음을 맞이해야 했다.

당뇨병을 진단할 때는 보통 환자의 소변에서 단맛이 나는지 확인했다(웩…). 1776년, 영국 의사 매튜 돕슨(Matthew Dobson)은 소변에서 달콤한 맛이 나는 건 당분 때문임을 확인했다. 소변뿐 아니라 혈액에서도 단맛이 났다. 서서히 당뇨병의 비밀이 풀리고 있었지만 여전히 해결책은 알지 못했다.

1797년, 스코틀랜드의 외과 군의관 존 롤로(John Rollo)는 성공 가능성이 있는 당뇨 치료법을 공식적으로 발표한 최초의 의사가 되었다. 그는 당뇨병 환자 한 명이 고기만 먹고 병이 호전되는 과정을 관찰했다. 당뇨병의 예후가 차등 없이 암울하다는 점을 고려하면 이 치료법은 획기적이었다. 이러한 초저탄수화물 식단은 최초의 당뇨 치료법이었다.

대조적으로, 프랑스 의사 피에르 피오리(Pierre Piorry)는 빠져나간 소변을 보충하려면 다량의 당을 섭취해야 한다고 권고했다. 당시에 이 논리는 합당해 보였지만 성공적인 전략은 아니었다. 이 조언을 따른 어느 불운한 당뇨병 환자는 결국 죽었고, 이제 역사는 악의 없던 피오리 박사를 비웃을 뿐이다.[3] 이 결과는 제2형 당뇨병 치료를 위해 고탄수화물 식단을 섭취하라는 매우 비효율적인 조언의 암울함을 예고하는 것이었다.

현대 당뇨병학의 창시자라고 불리는 아폴리네르 부샤르다(Apollinaire Bouchardat)는 1870년 프로이센-프랑코 전쟁 당시에 주기적인 굶주림 때문에 요로 포도당이 감소했다는 관찰을 토대로 당뇨 치료 식단을 확립했다. 그는 자신이 쓴 『당뇨병(De la Glycosurie ou diabète sucré, Glycosuria or Diabetes Mellitus)』이라는 책에서 당분과 전분이 많은 음식을 일절 금지하는 포괄적인 식이요법을 제시했다.

1889년, 스트라스부르 대학의 요제프 폰 메링(Josef von Mering) 박사와 오스카 민코프스키(Oskar Minkowski) 박사는 개의 위와 장 사이에 있는 쉼표 모양의 췌장을 실험적으로 제거했다. 개는 자주 소변을 보았고,

머링 박사는 날카로운 통찰력으로 이를 근본적인 당뇨병 증상이라고 인식했다. 소변을 검사해 보니 당 함량이 높았다.

1910년, 내분비학의 창시자로 여겨지는 에드워드 샤피-셰이퍼 경(Sir Edward Sharpey-Schafer)은 자신이 인슐린이라고 명명한 단일 호르몬이 결핍되면 당뇨병이 생긴다고 제안했다. 인슐린이라는 단어는 라틴어로 '섬'이라는 뜻으로, 이 호르몬은 췌장의 랑게르한스섬이라는 세포에서 생산된다.

20세기로 넘어오면서 저명한 미국 의사 프레더릭 매디슨 앨런(Frederick Madison Allen)과 엘리엇 조슬린(Elliott Joslin)이 다른 유용한 치료법이 부족한 상황에서 집중적인 식단 관리를 강력히 지지했다.

앨런은 과로한 췌장이 과다한 식사량을 따라갈 수 없을 때 당뇨병이 생긴다고 생각했다.[4] 췌장에 휴식을 주기 위해 그는 칼로리가 매우 낮고(하루 1000Cal), 탄수화물 섭취가 아주 적은(하루 10g) '앨런 기아 치료'를 처방했다. 환자들은 병원에 입원하여 오전 7시부터 오후 7시까지 2시간마다 위스키와 블랙커피만 마셨다. 이 요법은 소변에서 당이 사라질 때까지 계속되었다. 위스키는 왜 포함했을까? 위스키가 꼭 필요한 건 아니었지만, 단순히 '굶는 동안 환자를 편안하게' 만들어서였다.[5]

일부 환자의 반응은 전과 확연히 달랐다. 그들은 즉각적이고 거의 기적적으로 차도를 보였다. 그러나 다른 사람들은 굶어 죽었다. 완곡어법으로 이를 영양실조라고 한다.

당시만 해도 제1형과 제2형 당뇨병의 차이를 이해하지 못했기에 앨런의 치료법이 누구에게 얼마나 유용한지 알 수 없었다. 제1형 당뇨병 환자는 대개 저체중이 심각한 어린이였지만 제2형 당뇨병 환자는 대부분

과체중 성인이었다. 앨런의 초저칼로리 식단은 영양실조가 심한 제1형 당뇨병 환자에게 치명적일 수 있다(아래와 2장에서 두 당뇨병의 차이점을 더 자세히 설명한다). 제1형 당뇨병을 치료하지 못했을 때의 치명적인 예후를 고려하면, 이 치료법은 첫 결과가 보여 준 것만큼 비극은 아니었다. 앨런을 비방하는 자들은 경멸조로 그의 치료법을 기아 식단이라고 불렀지만, 1921년 인슐린이 발견될 때까지 식이요법을 포함한 모든 치료법 중에서 최고의 요법으로 널리 인정받았다.

엘리엇 조슬린은 하버드 의과대학에서 학위를 받은 후에 1898년 보스턴에서 의원을 열어 미국 최초의 당뇨병 전문의가 되었다. 그의 이름을 딴 하버드대학의 조슬린 당뇨병 센터는 여전히 세계 최고의 당뇨병 연구소 중 하나로 꼽히며, 조슬린이 쓴 교재 『당뇨병 치료(The Treatment of Diabetes Mellitus)』는 당뇨병 치료의 바이블로 여겨진다. 모름지기 조슬린은 역사상 가장 유명한 당뇨병 전문의일 것이다.

조슬린은 많은 환자를 당뇨병으로 잃었지만, 앨런의 치료법을 이용해 많은 환자의 생명을 구하기도 했다. 1916년 그는 이렇게 썼다. "일시적인 영양 섭취 제한이 당뇨병 치료에 도움이 된다는 사실을 2년 동안 단식을 한 사람은 누구나 인정할 것이다."[6] 그는 단식한 모든 사람의 증상이 개선되었기 때문에 연구로 증명할 필요조차 없다고 생각했다.

세기의 발견

1921년, 토론토대학의 프레더릭 밴팅과 찰스 베스트, 존 매클라우드

(Frederick Banting, Charles Best, John Macleod)는 인슐린을 발견함으로써 의학의 새 역사를 썼다. 그들은 생화학자 제임스 콜립(James Collip)과 함께 암소의 췌장에서 인슐린을 분리한 후에 정제하는 방법을 개발해 1922 년에 첫 번째 환자에게 투여할 수 있었다.[7] 제1형 당뇨병을 앓던 14세 소년 레너드 톰슨의 체중은 고작 30kg이었다. 인슐린 주사를 맞기 시작하자 톰슨의 증상과 징후가 빠르게 사라졌고 즉시 정상 체중이 회복되었다. 여섯 명의 다른 환자들 역시 빠른 회복을 보여 치료는 놀라운 성공을 거두었다. 진단을 받은 10살짜리 아이의 평균 생존 기간이 약 16개월에서[8] 35년으로 연장되었다.

엘리 릴리 앤 컴퍼니는 토론토대학과 제휴하여 혁신적인 신약 인슐린을 상업적으로 개발했다. 인슐린 특허 취득이 자유로웠기 때문에 전 세계가 세기의 의학 발견으로부터 혜택을 볼 수 있었다. 1923년까지 25,000명의 환자가 인슐린 주사로 치료를 받았으며, 밴팅과 매클라우드는 노벨 생리의학상을 수상했다.

행복은 멈추지 않았다. 획기적인 인슐린의 발견으로 당뇨병을 마침내 완치할 수 있다는 인식이 널리 퍼졌다. 영국의 생화학자인 프레더릭 생어(Frederick Sanger)는 인체 인슐린의 분자 구조를 밝힌 공으로 1958년 노벨 화학상을 받아 이 호르몬의 생합성과 상업적 생산을 위한 기틀을 마련했다. 지난 세기의 식이요법은 인슐린의 발견에 묻히면서 전반적으로 나쁜 평판을 얻게 되었다. 불행히도 당뇨병 이야기는 여기서 끝나지 않았다.

곧 당뇨병의 종류가 다양하다는 사실이 분명해졌다. 1936년, 해럴드 퍼시벌 힘스워스 경(Sir Harold Percival Himsworth)은 인슐린 민감도에 따라 당뇨병을 분류했다.[9] 그는 인슐린의 영향에 심하게 민감한 환자가 있지만, 그렇지 않은 환자도 있다는 점에 주목했다. 인슐린에 민감하지 않은 대상군에 인슐린을 투여하면 예상했던 효과가 발생하지 않았다. 혈당이 낮아지지 않아 인슐린 효과가 거의 없는 것 같았다. 1948년 조슬린은 많은 사람이 인슐린 저항성 때문에 진단되지 않은 당뇨병을 앓고 있다고 추측했다.[10]

1959년에 두 종류의 당뇨병, 즉 제1형 또는 인슐린 의존성 당뇨병, 그리고 제2형 또는 인슐린 비의존성 당뇨병이 공식적으로 인정받았다. 사실 다수의 제2형 환자도 인슐린을 처방받았으므로 이 용어가 완전히 정확하다고는 할 수 없었다. 2003년에 인슐린 의존성과 인슐린 비의존성이라는 용어가 폐기되어 제1형과 제2형 당뇨병이라는 명칭만 남았다.

발병 시 환자의 나이를 구별하기 위해 청소년 당뇨병과 성인 발병 당뇨병이라는 명칭도 사용했었다. 그러나 성인의 제1형 당뇨병이 점점 흔해지고 어린이에게 제2형 당뇨병이 증가하자 이러한 분류도 하지 않게 되었다.

당뇨병 유행의 근원

1950년대, 겉보기에는 건강한 미국인의 심장마비 발병률이 점점 증가하고 있었다. 모든 위대한 이야기에는 악당이 필요하므로 식이지방이 곧 그 역할을 맡게 되었다. 사람들은 지방이 혈중 콜레스테롤 수치를 높여 심장 질환을 일으킨다고 오해했다. 의사들은 저지방 식단을 옹호했으며

지방의 악마화가 본격적으로 시작되었다. 당시에는 지방과 탄수화물 모두 포만감을 주기 때문에 지방 제한이 탄수화물 섭취 증가로 이어진다는 사실을 알지 못했다. 선진국에서는 탄수화물을 고도로 정제하는 경향이 있었다.

1968년에 미국 정부는 위원회를 구성해서 전국적으로 기아와 영양실조를 조사해 이 문제의 해결책을 찾고자 했다. 1977년에 발표된 「미국인을 위한 식단 목표(Dietary Goals for the United States)」라는 보고서는 1980년 '미국 식단 권장안(Dietary Guidelines for Americans)'으로 이어졌다. 이 지침에는 탄수화물 섭취를 55~60%로 늘리고 지방 섭취를 칼로리의 약 40%에서 30%로 줄이는 것과 같은 구체적인 식단 목표가 몇 가지 포함되었다.

저지방 식단은 원래 심장 질환과 뇌졸중의 위험을 낮추기 위한 것이었지만, 최근의 연구 결과를 보면 심혈관 질환과 총 식이지방의 연관성을 입증하기 힘들다. 아보카도, 견과류, 올리브유와 같은 다수의 고지방 식품에는 현재 심장 건강에 유익하다고 보는 단일불포화지방과 다가불포화지방이 들어 있다(2016년에 발표된 가장 최근의 식단 권장안에는 지방 제한이 사라졌다[11]).

마찬가지로 천연 포화지방과 심장 질환의 연관성도 거짓으로 밝혀졌다.[12] 트랜스지방과 같이 인위적인 포화지방은 보편적으로 유독하다고 인정되지만, 까마득한 옛날부터 인류가 먹어 온 버터, 크림, 치즈 같은 육류와 유제품에 든 자연 발생적인 지방은 해롭지 않다.

지금까지 밝혀진 것처럼 새롭고 입증되지 않은 저지방, 고탄수화물 식단의 결과는 의도와 다른 방향으로 흘러갔다. 얼마 안 가 비만율이 상승

| 그림 1.1 | '음식 피라미드'가 도입된 이후 미국에 널리 퍼진 비만[13]

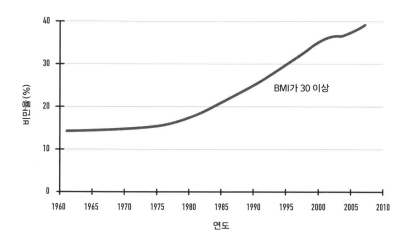

하더니 절대 회복되지 않았다.

1980년 식단 권장안은 잘못된 영광을 얻으며 악명 높은 음식 피라미드를 만들어 냈다. 아무런 과학적 증거 없이 전에는 '살을 찌웠던' 탄수화물이 건강한 통곡물로 다시 태어났다. 피라미드의 기초를 이루는 음식, 즉 우리가 매일 먹어야 하는 식품에 빵, 파스타, 감자가 포함되었다. 이들 식품은 과거에 우리가 마른 체형을 유지하기 위해 피했던 바로 그 음식이었다. 게다가 혈당과 인슐린을 크게 높이는 음식들이기도 하다.

그림 1.1에서 볼 수 있듯이 비만율은 곧바로 증가했다. 10년 후, 그림 1.2에서 볼 수 있듯이 당뇨병이 불가피하게 증가하기 시작했다. 연령대를 달리해서 당뇨병이 여전히 급격히 증가하는 중이다. 1980년에 전 세계적으로 약 1억 800만 명이 당뇨병을 앓았다. 2014년이 되자 4억 2200만 명

| **그림 1.2** | 미국의 당뇨병 증가 추세[16]

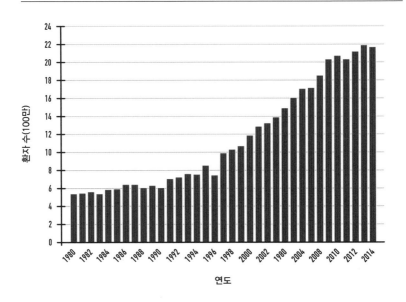

으로 늘어났다.[14] 더 걱정스러운 점은 끝이 보이지 않는다는 사실이다.

21세기의 전염병

당뇨병은 모든 성과 연령대, 모든 인종과 인종 집단, 모든 교육 수준에서 현저히 증가했다. 제2형 당뇨병은 갈수록 더 젊은 환자를 공격한다. 한 때 제1형 당뇨병의 유일한 영역이었던 소아과 진료소는 이제 제2형 당뇨병을 앓는 비만 청소년으로 넘쳐난다.[15]

이는 단순히 북미의 전염병이 아니라 전 세계적인 현상으로, 세계 성인 당뇨병 환자의 80%가 개발도상국에 산다.[17] 세계 중저소득 국가에서 당뇨병 발병률이 가장 빠르게 증가하고 있다. 일본에서는 신규 당뇨병 환자의 80%가 제2형이다.

특히 중국의 당뇨병은 재앙 수준이다. 2013년 중국 성인의 11.6%가 제2형 당뇨병을 앓았는데, 이는 오랫동안 챔피언 자리를 지켰던 미국의 11.3%를 넘어선 수치다.[18] 2007년 이후 2200만 명의 중국인이 당뇨병 진단을 받았다. 1980년에 중국인의 1%만이 제2형 당뇨병을 앓았다는 사실을 고려하면 이 수치는 더욱 충격적이다. 한 세대 동안 당뇨병 발병률이 무려 1160%나 증가했다. 국제당뇨병연맹은 2040년이 되면 전 세계 당뇨병 발병률이 성인 10명당 1명에 이를 것으로 추정한다.[19]

이 문제는 가볍게 넘길 일이 아니다. 미국에서는 성인의 14.3%가 제2형 당뇨병을 앓고 있고, 38%가 전당뇨 단계이므로 총 52.3%를 차지한다. 이는 역사상 처음으로 질병 상태인 사람의 수가 그렇지 않은 사람의 수를 넘어섰다는 의미다. 전당뇨와 당뇨병은 전에 없던 새로운 현상이다. 더구나 제2형 당뇨병은 지난 40년 동안에만 증가했으므로 유전병이나 정상적인 노화 과정의 일부가 아니라 생활 습관의 문제임이 분명하다.

추정에 따르면 2012년에 미국은 당뇨병으로 인한 직접 의료 비용과 생산성 저하로 2450억 달러의 비용을 치렀다.[20] 당뇨병과 합병증 치료 비용은 비당뇨병 치료 비용보다 2~5배나 높다. 이미 세계보건기구는 전 세계의 연간 의료 예산의 15%가 당뇨병 관련 질병에 쓰인다고 추정한다. 이 수치는 모든 국가를 파산시킬 수도 있다.

엄청난 사회 경제적 비용과 발병률 증가, 어려지는 발병 나이가 결합해 비만과 제2형 당뇨병은 금세기의 유행병이 되었다. 의학 지식과 기술

이 폭발적으로 발전하고 있지만, 오늘날의 당뇨병은 1816년보다 훨씬 더 큰 문제를 일으킨다.[21]

1800년대에는 제1형 당뇨병이 더 흔했다. 거의 비슷하게 치명적이었지만 제2형 당뇨병은 상대적으로 드물었다. 2016년으로 훌쩍 건너뛰면 제1형 당뇨병이 총 당뇨병의 10% 미만을 차지한다. 제2형 당뇨병이 지배적이며, 이미 유행 중임에도 발병률이 증가하고 있다. 거의 모든 제2형 당뇨병 환자는 과체중이나 비만이며, 당뇨병과 관련한 합병증을 겪는다. 인슐린과 다른 현대 의약품으로 혈당을 효율적으로 낮출 수 있지만, 혈당을 낮추는 것만으로는 심장 질환과 뇌졸중, 암을 포함한 당뇨병 합병증을 예방하지 못한다.

세계에서 가장 오래된 질병 중 하나가 전 세계적으로 유행한다는 건 매우 놀라운 일이다. 천연두에서 인플루엔자, 결핵, 에이즈에 이르기까지 다른 모든 질병이 시간이 흐르면서 치료가 가능해졌지만, 당뇨병과 관련한 질병은 놀라운 속도로 증가하고 있다.

하지만 여전히 의문이 남는다. 왜일까? 왜 우리는 제2형 당뇨병의 확산을 속수무책으로 막지 못하는 것일까? 왜 우리는 아이들 사이에 퍼지는 병을 막지 못하는 걸까? 왜 우리는 파괴적인 제2형 당뇨병을 막을 힘이 없는 걸까? 왜 우리는 심장마비, 뇌졸중, 실명, 신장 질환, 그리고 이에 따라오는 신체 절단을 예방할 힘이 없는 걸까? 발견한 지 3000여 년이 지났는데 왜 치료법이 없는 걸까?

답은 우리가 제2형 당뇨병이라는 질병을 근본적으로 오해했다는 점에서 찾을 수 있다. 성공 가능한 합리적인 치료법을 설계하려면 다시 시작해야 한다. 우리는 질병의 근본 원인, 즉 의학 용어로 병인을 이해해야 한다. 제2형 당뇨병의 병인은 무엇일까? 그것을 이해하면 시작할 수 있다. 시작해 보자.

제1형과 제2형 당뇨병의 차이

당뇨병이 생기면 만성적인 고혈당과 함께 여러 가지 대사 장애를 겪는다. 고혈당(hyperglycemia)의 접두사 하이퍼는 '과도하다'는 뜻이며 접미사 에미아는 '혈중'을 의미하기 때문에 이 용어는 문자 그대로 '혈액 속에 포도당이 과도하다'는 의미이다.

당뇨병은 제1형, 제2형, 임신성 당뇨병(임신으로 인한 고혈당), 기타 특정 당뇨병 이렇게 네 가지 범주로 나뉜다.[1] 지금까지는 전체의 90% 정도를 차지하는 제2형 당뇨병이 가장 흔하다. 임신성 당뇨병은 미래에 제2형 당뇨병이 생길 위험을 증가시키지만 의미상 만성질환은 아니다. 임신 기간이 지나서도 고혈당이 계속되면 제1형이나, 제2형, 또는 기타 특정 유형으로 재분류해야 한다. 표 2.1에 보이는 기타 특정 유형의 당뇨병은 흔치 않다. 이 책에서는 이런 유형의 당뇨병이나 임신성 당뇨병은 논하지 않을 것이다.

| 표 2.1 | 당뇨병의 분류

| 제1형 |
| 제2형 |
| 임신성 당뇨병 |
| 기타 특정 유형 : 유전적 결함 · 췌장 질환 · 약물 또는 화학적인 원인 · 감염 · 내분비 질환 |

당뇨병의 증상

고혈당은 모든 형태의 당뇨병의 특징이다. 포도당을 재흡수하는 신장의 능력(신장 역치)이 높은 혈당 수치를 따라가지 못하면 당이 소변으로 흘러들어 빈번하고 과도한 배뇨와 심한 갈증을 일으킨다. 포도당 소실이 만성이 되면 체중 감소가 빠르게 일어날 수 있으며 식욕을 자극할 수도 있다. 당뇨병의 가장 전형적인 증상은 다음과 같다.

- 갈증을 많이 느낀다.
- 소변을 자주 본다.
- 알 수 없는 이유로 체중이 빠르게 감소한다.
- 체중은 줄었는데 허기가 증가한다.
- 피로감을 느낀다.

고혈당으로 인한 이러한 증상들은 모든 형태의 당뇨병에 공통적이지만, 제1형 당뇨병에서 더 자주 발생하는 이유는 제2형 당뇨병의 발병이 일반적으로 매우 점진적이기 때문이다. 오늘날 제2형 당뇨병은 환자가 증상을 보이기 전에 정기 혈액검사에서 자주 진단된다.

심한 경우 환자에게(보통 제1형 당뇨병 환자) 당뇨병성 케톤산증이 나타날 수 있다. 이 경우 인슐린이 심하게 부족해서 혈액에 축적된 산의 수치가 위험한 수준으로 올라간다. 증상으로는 혼란, 숨 가쁨, 복통, 과일 향이 나는 호흡, 실신 등이 있다. 이러한 증상들은 인슐린을 즉각 투여해야 하는 확실한 비상사태다.

제2형 당뇨병이 심한 경우에 고삼투압 비케톤 증후군이 나타날 수 있다. 고혈당은 과도한 배뇨를 일으켜 심한 탈수와 발작, 혼수상태, 심지어 사망까지 초래한다. 제2형 당뇨병에서는 인슐린 수치가 정상이거나 높아서 케톤산증이 발생하지 않는다.

당뇨병의 진단

당뇨병은 두 가지 혈액검사인 헤모글로빈 당화혈색소(보통 줄여서 당화혈색소(A1C)라고 함) 또는 혈당 검사 중 하나를 이용해 진단할 수 있다. 2009년부터 미국당뇨병협회에서 진단 기준으로 받아들인 당화혈색소는 금식이 필요 없고 하루 중 언제든지 할 수 있어서 가장 편리한 당뇨병 검사이다.

헤모글로빈 A1C
헤모글로빈은 몸 전체에 산소를 운반하는 적혈구에서 발견되는 단백질

| 표 2.2 | 당화혈색소 수치에 따른 당뇨병 및 전당뇨 단계의 분류

당화혈색소	분류
5.7% 이하	정상
5.7~6.4%	전당뇨 단계
6.5% 이상	당뇨병

이다. 적혈구의 평균 수명인 3개월 동안 포도당 분자는 지배적인 혈당 수준에 비례해 헤모글로빈에 달라붙는다. 헤모글로빈에 달라붙은 포도당의 양은 당화혈색소라는 간단한 혈액검사로 측정할 수 있다. 따라서 당화혈색소는 3개월 동안 신체의 평균 혈당 수준을 반영한다.

북미에서는 당화혈색소를 백분율로 표시하며 영국과 호주에서는 mmol/mol 단위로 표시한다. 미국당뇨병협회는 5.7% 이하의 당화혈색소 수치를 정상이라고 규정한다. 6.5% 이상은 당뇨병으로 간주한다(표 2.2를 보라).

전당뇨 단계란 혈당 수치가 비정상적으로 높지만, 당뇨병으로 간주할 만큼 높지는 않은 중간 단계이다. 이는 본격적으로 제2형 당뇨병으로 진행할 가능성이 매우 큰 위험한 상태이다. 기준 당화혈색소가 6.0~6.5%(42~48mmol/mol)인 환자는 5년 이내에 당뇨병이 발병할 위험이 25~50%로 추정된다. 당화혈색소가 5.0%(31mmol/mol)인 사람보다 20배 이상 위험이 크다.[2]

| 표 2.3 | 당뇨병의 진단 기준

공복혈당이 7.0mmol/L(126mg/dL) 이상일 때
OGTT 중 2시간 혈당이 11.1mmol/L(200mg/dL) 이상일 때
당화혈색소가 6.5%(48mmol/mol) 이상일 때
고혈당 증상과 함께 무작위 혈당 수치가 11.1mmol/L(200mg/dL) 이상일 때

혈당

당뇨병을 진단하는 두 번째 검사는 혈당 검사 또는 혈장 포도당 검사라고도 하는 혈중 포도당 검사이다. 공복혈당 검사 또는 경구 포도당 내성 검사(OGTT)를 사용하여 측정한다.

공복혈당 검사의 경우 환자는 적어도 8시간 동안 칼로리를 섭취하지 않아야 한다. 혈액 표본을 채취해 혈중 포도당량을 측정한다. 7.0mmol/L(또는 126mg/dL) 이상의 수치를 당뇨병으로 간주한다.

OGTT의 경우 환자는 표준검사 용량인 75g의 포도당을 섭취해야 한다. 2시간 후에 혈액 표본을 채취해 혈중 포도당량을 측정한다. 11.1mmol/L(또는 200mg/dL) 이상의 수치를 당뇨병으로 간주한다.

당화혈색소는 단순하고 편리해서 공복혈당 검사와 OGTT를 대신해 이용되지만, 이 검사들 모두가 정확하고 수용할 수 있다. 때때로 당뇨병은 무작위 혈당 검사를 사용하여 진단된다. 혈액 표본을 무작위로 채취해 혈중 포도당 수치를 측정한다. 11.1mmol/L(또는 200mg/dL) 이상이면서 다른 증상이 동반되면 당뇨병으로 간주한다.

언제든 혈류를 도는 포도당의 총량은 약 1작은술 정도로 놀랍도록 적다. 포도당은 혈류를 자유롭게 떠다니지 않는다. 오히려 체내 포도당 대부분은 세포 안에 들어 있다.

호르몬은 혈당을 엄격히 조절해 혈당 수치가 과도하게 낮거나 높지 않게 한다. 우리가 당분을 많이 먹어도 혈당 수치는 다양한 호르몬의 조절 작용 덕분에 놀랍도록 좁고 통제된 범위 내에서 유지된다. 포도당이 내장을 통해 혈액으로 흡수되면 췌장 내의 섬세포가 인슐린 호르몬을 분비한다. 인슐린은 포도당을 세포에 넣어 에너지원으로 사용될 수 있게 한다. 몸은 나중에 사용할 수 있도록 여분의 포도당을 간에 저장함으로써 혈당이 정상 범위를 벗어나지 않게 한다.

제1형 당뇨병 : 팩트

제1형 당뇨병은 어린 시절에 발병하기 때문에 전에는 '청소년 당뇨병'이라고 불렸다. 전체의 4분의 3이 18세 미만의 환자에서 진단되지만 모든 연령대에서 나타날 수 있다. 최근 수십 년 동안 제1형 당뇨병의 전 세계 발병률은 알 수 없는 이유로 증가하고 있으며, 미국에서는 매년 최대 5.3%씩 증가하고 있을 수 있다.[3] 유럽에서는 지금의 속도라면 신규 제1형 당뇨병 환자가 2005년에서 2030년 사이에 2배로 증가할 것이다.

제1형 당뇨병은 자가면역질환으로, 인체의 면역체계가 인슐린 분비세포를 손상시킨다는 의미다. 환자의 혈액에는 정상적인 인체 섬세포에 대한 항체가 들어 있는데, 이것은 자가면역 공격의 증거이다. 시간이 지나 인슐린 생성 세포의 파괴가 누적되면 제1형 당뇨병이 심각한 인슐린 결핍으로 진행되어 대개 증상이 발생한다.[4]

제1형 당뇨병은 유전적 소인이 강하지만, 결국 무엇이 자가면역 파괴의 방아쇠 역할을 하는지는 불확실하다. 계절 변수도 방아쇠가 될 수 있지만, 정확히 어떠한 변수인지는 분명하지 않다. 영향을 줄 수 있는 다른 환경 요인으로는 우유와 밀 단백질에 대한 민감도, 비타민 D 부족이 있다. 제1형 당뇨병은 그레이브스병(갑상샘에 영향을 미치는) 또는 백반증(피부에 영향을 미치는)과 같은 다른 자가면역질환과 함께 발생하는 경우가 많다.

제1형 당뇨병 환자는 인슐린이 심각하게 부족하다. 따라서 성공적인 치료의 초석은 부족한 인슐린 호르몬을 적절하게 대체하는 것이다. 인슐린 주사의 발견으로 예후가 크게 개선되면서 많은 사람이 당뇨병이 완치되었다고 생각했다. 하지만 이 이야기는 그 후로도 오랫동안 행복하지 않았다. 장기적으로 제1형 당뇨병 환자는 비당뇨병 환자보다 합병증 위험이 훨씬 커 신체의 거의 모든 기관이 영향을 받는다. 제1형 당뇨병은 기대 수명을 5~8년 줄이며 다른 건강한 환자들에 비해 심장병 위험을 10배 이상 높인다.[5]

제2형 당뇨병 : 팩트

제2형 당뇨병은 역사적으로 나이 든 사람에게 고통을 주었지만, 전 세계

적으로 어린이 환자가 빠르게 증가하고 있으며[6] 이로써 아동 비만이 증가한다는 것도 알 수 있다.[7] 뉴욕의 한 클리닉은 1990~2000년 사이에 신규 당뇨병 환자가 10배 증가했으며 이 중 절반이 제2형이라고 보고했다.[8] 2001년에 새롭게 진단된 청소년 당뇨병 가운데 제2형은 3% 미만이었다. 불과 10년 후인 2011년에는 45%로 증가했다.[9] 정말로 놀라운 전염병이라 할 수 있다. 좋은 치즈를 만드는 데 걸리는 시간보다 짧은 시간에, 제2형 당뇨병이 사이클론처럼 상승해 엄청난 손상만 남겼다.

전반적으로 제2형 당뇨병은 전 세계적으로 당뇨병 환자의 90~95%를 차지한다. 제2형은 일반적으로 수년에 걸쳐 서서히 발병하며 정상에서 전당뇨 단계, 본격적인 제2형 당뇨병에 이르기까지 차근차근 진행된다. 나이가 많고 비만도가 높을수록 걸릴 위험이 크다.

고혈당은 제1형 당뇨병에서처럼 인슐린 부족보다는 인슐린 저항성으로 인해 발생한다. 처음 인슐린 분석 방법을 개발했을 때 연구자들은 제2형 당뇨병 환자의 인슐린 수치가 매우 낮을 거라고 예상했지만, 놀랍게도 인슐린 수치가 오히려 높았다.

인슐린이 혈당을 낮추지 못하는 상태를 인슐린 저항이라고 한다. 인체는 이 저항을 극복하려고 인슐린을 늘려 정상적인 혈당 수준을 유지하려고 한다. 그 대가로 인슐린 수치가 높아진다. 하지만 이 보상에는 한계가 따른다. 인슐린 수치를 늘려도 증가하는 저항을 따라가지 못하면 혈당이 상승해 제2형 당뇨병 진단을 받게 된다.

원인이 다르면 치료법도 달라야 한다

근본적으로 제1형과 제2형 당뇨병은 정반대이다. 하나는 매우 낮은 인슐린 수치가 특징이지만 다른 하나는 매우 높은 인슐린 수치가 특징이다. 하지만 흥미롭게도 이 두 가지 병의 표준 약물 치료 방식은 같다. 둘다 주로 혈당을 표적으로 삼고, 높은 혈당이 질병 자체가 아니라 질병의 증상일지라도 인슐린을 늘려서 혈당을 낮추는 것을 목표로 한다. 인슐린이 제1형 당뇨병에 도움이 되는 이유는 인체에서 자연적으로 발생하는 인슐린이 없다는 점이 이 질병의 근본적이고 핵심적인 문제이기 때문이다. 그러나 제2형 당뇨병의 근원적인 문제는 인슐린의 부족이 아니라 저항성이며 그 원인에 대해서는 합의가 분명히 이루어지지 않았기 때문에 사실상 치료되지 않은 상태로 남아 있다. 원인을 알지 못하면 병을 치료할 희망이 없다. 이것이 우리에게 어려운 문제이다. 원인을 아는 일은 매우 어려워 보이지만, 그 대가는 그만큼 매혹적이다. 바로 제2형 당뇨병의 완전한 치료이다.

3

전신에 미치는 영향

당뇨병은 다른 질병과 달리 우리 몸 전체를 파괴할 수 있는 독특하고 사악한 잠재력을 지닌다. 사실상 당뇨병의 영향을 받지 않는 장기는 하나도 없다. 당뇨병 합병증은 보통 미세혈관(작은 혈관) 또는 대혈관(큰 혈관) 질환으로 나뉜다.

눈과 신장, 신경과 같은 특정 기관은 대부분 작은 혈관으로부터 혈액을 공급받는다. 작은 혈관이 손상되면 시각 장애와 만성 신장 질환, 만성 당뇨병 환자에서 흔히 볼 수 있는 신경 손상이 발생한다. 이 질환들을 한데 묶어 미세혈관 질환이라고 부른다.

심장과 뇌, 다리 같은 다른 기관은 큰 혈관으로부터 혈액을 공급받는다. 더 큰 혈관이 손상을 입으면 죽상경화반(죽상경화성 플라크)이라고 하는 침전물에 의해 혈관 협착이 발생한다. 이 플라크가 파열되면 심장마비와 뇌졸중, 다리의 괴저를 일으키는 염증과 혈전을 유발한다. 이러한 질환들을 한데 묶어 거대 혈관 질환이라고 한다(당뇨병은 고혈당 자체보다 고혈당에 의한 순환계 합병증이 더 심각한 문제이다. 혈액에 녹말가루를 풀었다고 생각해 보자. 큰 혈관에 들러붙기도 할 테고, 좁은 혈관은 아예 막힐 것이다. 이렇게 발생한 순환장애는 장기를 망가뜨린다. —감수자).

이제부터 당뇨병이 어떻게 혈관에 손상을 일으키는지 설명할 것이다. 혈관 손상은 단순히 고혈당의 결과라고 널리 여겨졌지만, 앞으로 살펴볼 내용에 따르면 사실은 이와 크게 다르다. 혈관 질환 외에도 피부 질환, 지방간 질환, 감염, 다낭성 난소 증후군, 알츠하이머병, 암을 비롯한 많은 다른 합병증이 있다. 하지만 작은 혈관과 관련한 문제부터 시작해 보자.

미세혈관 합병증

망막증

당뇨병으로 인한 망막증은 미국에서 실명의 주요 원인이다.[1] 눈병, 특히 망막 손상(망막증)은 가장 흔한 당뇨병 합병증 가운데 하나이다. 눈 뒤쪽에 있는 망막은 빛에 민감한 신경층으로, 뇌에 '사진'을 보낸다. 당뇨병이 생기면 작은 망막 혈관이 약해져 혈액과 다른 체액이 새어 나간다. 정기 안구 검사 중에 표준 검안경으로 이를 확인할 수 있다.

이 손상에 대응하여 새로운 망막 혈관이 형성되지만 취약해서 쉽게 찢어진다. 그 결과 출혈이 더 심해지고 흉터 조직이 생긴다. 심한 경우 흉터 조직이 망막을 들어 올려 정상 위치를 벗어나게 해 결국 실명이 될 수 있다. 레이저 치료로 새는 새 혈관을 막거나 파괴하면 망막 병증을 예방할 수 있다.

미국에서는 매년 약 1만 건의 신규 실명 환자가 당뇨병성 망막증에 의해 발생한다.[2] 망막증 발생은 당뇨병의 유병 기간과 심각도에 좌우된다.[3] 제1형 당뇨병 환자 대부분이 20년 이내에 어느 정도의 망막증이 발생한다. 제2형 당뇨병의 경우에는 실제로 당뇨병이 진단되기 7년 전에도 망막증이 발생할 수 있다.

신장 질환

신장의 주 임무는 피를 정화하는 것이다. 이 임무를 완수하지 못하면 몸에 독소가 생겨 식욕 상실, 체중 감소, 지속적인 메스꺼움과 구토가 발생한다. 신장병이 치료되지 않으면 결국 혼수상태와 사망으로 이어진다. 미국에서는 매년 10만 명 이상의 환자가 만성 신장 질환으로 진단되며, 2005년에는 320억 달러의 치료 비용이 소비되었다. 그 부담은 재정적으로 엄청날 뿐만 아니라 정서적으로도 파괴적이다.

당뇨병성 신장 질환은 미국인의 말기 신장 질환(ESRD)의 주요 원인으로, 2005년 신장병 총 신규 환자의 44%를 차지했다.[4] 신장 기능의 90% 이상을 상실한 환자는 투석으로 혈액에 쌓인 독소를 인위적으로 제거해야 한다. 투석이란 환자의 '더러운' 혈액을 투석기로 걸러 불순물을 제거한 다음, 깨끗한 피를 다시 몸으로 보내는 방식이다. 신장 이식을 받지 않는 한, 환자는 무기한으로 일주일에 세 번, 4시간의 투석이 필요하다.

당뇨병성 신장 질환은 발병하는 데 대개 15년에서 25년이 걸리지만, 망막증과 마찬가지로 제2형 당뇨병 전에 진단될 수도 있다. 제2형 당뇨병 환자의 약 2%가 매년 신장 질환을 앓는다. 진단 후 10년이 지나면

| **그림 3.1** | 말기 신장 질환 유병률의 변화[5]

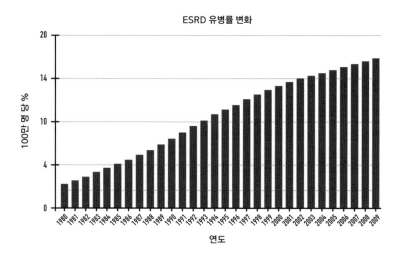

25%의 환자가 신장 질환의 증거를 확인할 수 있다.[6] 당뇨병성 신장병은 발병하면 진행되는 경향이 있어 신장이 점점 더 손상되어 결국 투석이나 이식을 해야 한다.

신경병

당뇨병 환자의 60~70%가 신경 손상(신경병)을 겪는다.[7] 반복하지만, 유병 기간이 길고 당뇨병이 심각할수록 신경병증의 위험이 커진다.[8]

　당뇨병성 신경 손상에는 다양한 종류가 있다. 일반적으로 당뇨병성 신경병은 말초신경에 영향을 미치는데, 발에서 시작해서 점점 손과 팔로 퍼져 흔히들 말하는 '스타킹과 장갑 증상(stocking and glove distribution-스타킹을 신고 장갑을 끼는 듯한 느낌 -옮긴이)'이 발생한다. 다른 신경에 손상을 입으면 다음 같은 증상들이 나타난다.

- 저림
- 무감각
- 화끈거림
- 통증

심한 당뇨병성 신경병으로 통증이 계속되면 심신이 쇠약해지고 대개 밤에 증상이 더 악화한다. 마약성 약물과 같은 강력한 진통제를 써도 효과가 없을 때가 많다. 통증 대신에 환자들은 감각을 전혀 느끼지 못할 수 있다. 정밀 신체검사를 해 보면 해당 부위의 접촉, 진동, 온도의 감각이 감소하고 반사작용이 상실되었다고 나타난다.

감각 상실은 크게 위험해 보이지 않을 수 있지만 천만의 말씀이다. 통증은 우리를 외상에서 보호해 준다. 우리가 발가락을 찧으면 통증이 빨리 나타나 조직 손상을 막아야 한다고 알려 준다. 우리가 고통을 느끼지 못한다면 외상이 계속 발생한다. 수년에 걸쳐 이 손상이 진행되어 때로는 기형적으로 변할 수 있다. 대표적인 예가 발이다. 신경 손상이 심각하면 관절이 완전히 훼손되어('샤르코 발'이라고 함), 환자가 걷지 못하는 지경까지 이르거나 절단이 필요할 수도 있다.

큰 근육군에 영향을 미치는 또 다른 신경 장애로 당뇨병성 근위축이라는 병이 있다. 심한 허벅지 통증과 근육 약화가 특징이다.[9]

자율신경계는 호흡, 소화, 땀, 심박수와 같은 인체의 자동 기능을 조절한다. 이러한 신경이 손상되면 메스꺼움, 구토, 변비, 설사, 방광 기능 장애, 발기부전, 기립성 저혈압(일어설 때 혈압이 갑자기 뚝 떨어지는 증상)이 발생할 수 있다. 심장의 신경이 손상되면 심근경색과 사망 위험이 증가한다.[10]

현재 당뇨병성 신경 손상의 치료법은 없다. 약물로 증상을 완화할 수 있지만 회복할 수는 없다. 결국 예방 외에는 답이 없다.

대혈관 합병증

죽상경화증(동맥경화)

죽상경화증은 동맥의 내벽에 지방 물질의 플라크가 쌓여 동맥이 좁아지고 굳는 질병이다. 이 병은 심혈관 질환으로 알려진 심장마비와 뇌졸중, 말초 혈관 질환을 유발한다. 당뇨병은 죽상동맥경화증 발병의 위험을 크게 상승시킨다.

혈관에 찌꺼기가 쌓여서일 수도 있지만, 많은 사람이 콜레스테롤이 천천히 동맥을 막아서 동맥경화가 생긴다고 잘못 알고 있다. 사실 손상의 원인은 정확히 모르지만 동맥경화는 동맥이 손상돼서 발생한다. 나이, 유전, 흡연, 당뇨병, 스트레스, 고혈압, 신체 활동 부족을 포함해 많은 요인이 있을 수 있다. 동맥벽이 뚫리면 염증이 줄줄이 이어지기도 한다. 콜레스테롤(몸의 모든 세포에서 발견되는 말랑말랑한 지방 같은 물질)이 손상된 부위에 침투하여 혈관을 좁힌다. 혈관 조직을 지지하는 평활근이 증식하고 이 손상에 반응해 인체에서 풍부하게 발견되는 구조 단백질인 콜라겐도 쌓인다. 다시 말하지만, 그 결과 혈관이 더 좁아진다. 이는 쉽게 복구될 수 있는 단일 증상이 아니라 혈관 벽의 만성적인 손상에 대한 반응으로 발생한다.

최종적으로 혈관 벽 내부에 콜레스테롤의 주머니인 죽상판(플라크)과 평활근 세포, 염증 세포가 생긴다. 그 결과 점차 관련 기관들의 혈액 흐름이 제한된다. 죽상판이 파열되면 혈전이 형성된다. 혈전으로 인해 동맥이 갑작스레 막혀 정상적인 혈액순환이 제한되면 하류 산소 세포가 밥을 먹지 못해 세포 사멸과 심혈관 질환이 발생한다.

심장병

의학 용어로 심근경색이라고 하는 심장마비는 가장 잘 알려진 무서운 당뇨 합병증이다. 이 병은 심장에 혈액을 공급하는 혈관에 동맥경화증이 생겨 발생한다. 동맥이 갑자기 막혀 버리면 심장이 산소를 공급받지 못해 심장 근육 일부가 죽는다.

1970년대에 실시한 프레이밍햄 연구는 심장병과 당뇨병이 강력하게 연관된다고 밝혔다.[11] 당뇨병 환자는 심혈관 질환의 위험이 2~4배 높으며, 당뇨병이 없는 사람보다 젊은 나이에 합병증이 발생한다. 65세 이상 당뇨병 환자의 68%가 심장병으로 사망하고 16%가 뇌졸중으로 사망한다.[12] 따라서 대혈관 질환의 위험을 줄이는 것이 가장 중요하다. 심혈관 질환으로 인한 사망과 장애 범위는 미세혈관 질환으로 인한 것보다 몇 배 더 크다.

지난 30년 동안 심장병 치료가 상당히 발전했지만, 당뇨병 환자가 얻은 혜택은 한참 못 미친다. 당뇨병이 없는 남성의 사망률은 36.4% 감소했지만, 당뇨병 남성의 사망률은 13.1% 감소에 그쳤다.[13]

뇌졸중

뇌에 혈액을 공급하는 큰 혈관에 동맥경화증이 생겨 발생한다. 정상적인 혈류에 갑자기 문제가 생기면 뇌에 산소가 결핍되어 뇌 일부가 죽을 수 있다. 증상은 뇌의 어느 부분이 영향을 받는지에 따라 다르지만, 뇌졸중의 치명적인 영향을 과소평가해서는 안 된다. 뇌졸중은 미국인의 사망 원인 3위이며 장애의 가장 큰 원인이다.

당뇨병은 뇌졸중의 별개 위험 요인으로, 당뇨병만으로도 뇌졸중에 걸릴 위험이 150~400% 높아진다.[14] 신규 뇌졸중의 약 4분의 1이 당뇨병 환자에서 발병한다.[15] 매년 당뇨병은 뇌졸중의 위험을 3% 증가시키고,[16] 예후 또한 훨씬 더 악화시킨다.

말초 혈관 질환

말초 혈관 질환(PVD)은 다리에 혈액을 공급하는 대형 혈관에 동맥경화증이 생겨 발생한다. 정상적인 혈류에 문제가 생기면 다리에 산소를 운반하는 헤모글로빈이 결핍된다. PVD의 가장 흔한 증상은 걸을 때 나타나는 통증이나 경련이며 휴식을 취하면 증상이 완화한다. 혈관이 좁아지고 순환이 나빠지면서 휴식할 때, 특히 밤에도 통증이 나타날 수 있다. PVD를 앓으면 신체 활동이 현저하게 줄어 장기 장애로 이어지기도 한다.

피부에 혈액 공급이 부족하면 손상될 가능성이 크며 치유하는 데 시간이 더 걸린다. 당뇨병 환자는 가벼운 발의 상처나 부상이 발 궤양으로 발전해 낫지 않을 수 있다. 심한 경우 부위의 피부가 손상되어 속 조직이 드러나는 괴저로 진행된다. 이 시점에 이르면 혈액 공급이 크게 줄거나 완전히 끊기고 조직이 죽으며, 많은 경우 만성 감염을 치료하고 통증을 완화하기 위해 관련한 팔다리를 절단해야(마지막 치료 수단) 한다.

당뇨병은 흡연과 함께 PVD의 가장 강력한 위험 요인이다. PVD를 앓는 당뇨병 환자의 약 27%가 5년 동안 점점 더 악화되었고, 그중 4%는 절단이 필요하다.[17] 괴저 환자와 절단이 필요한 환자는 다시 걷지 못할 수 있어 장애가 발생하기도 한다. 팔다리의 기능이 상실되면 신체 활동이 줄어 근육의 상태가 점차 악화한다. 근육이 약해질수록 신체 활동이 줄어드니 악순환이 일어난다.

다른 합병증

알츠하이머병

알츠하이머병은 기억 상실과 성격 변화, 인지 문제를 일으키는 만성 진행성 신경 퇴행 질환이다. 알츠하이머는 미국에서 가장 흔한 치매 형태로, 여섯 번째로 주요한 사망 원인이다.[18] 알츠하이머병에 걸리면 포도당을 정상적으로 사용하지 못하게 될 수 있는데, 이는 아마 뇌의 선택적인 인슐린 저항성의 일종일 것이다. 알츠하이머병과 당뇨병의 연관성이 매우 강력해지면서 많은 연구자가 알츠하이머병을 제3형 당뇨병이라고 부르자고 제안했다.[19] 하지만 이 주장은 이 책에서 다룰 내용이 전혀 아니다.

암

제2형 당뇨병은 유방암, 위암, 대장암, 신장암, 자궁내막암을 포함한 대부분의 일반적인 암의 위험을 증가시킨다. 당뇨병 치료에 사용되는 일부 약물이 원인일 수 있으며, 이 내용은 10장에서 더 자세히 설명할 것이다. 이미 당뇨병을 앓고 있는 암 환자의 생존율은 비당뇨병 환자보다 훨씬 더 낮다.[20]

지방간 질환

비알코올성 지방간(NAFLD)이란 간 총중량의 5%를 초과하는 과도한 지방이 중성지방의 형태로 간에 저장되고 쌓이는 질환을 의미한다. 이 질환은 복부 초음파검사로 알아낼 수 있다. 표준 혈액검사를 통해 과도한 지방이 간 조직을 손상한다고 밝혀지면 비알코올성 간염(NASH)이라고 부른다. 현재 추정치에 따르면 미국 인구의 30%가 비알코올성 지방간, 5%가 비알코올성 간염을 앓는다. 두 질환 모두 간경변증(간에 돌이킬 수 없는 흉터를 남김)의 중요한 원인이다.[21]

최근에 발병한 제1형 당뇨병 환자는 사실상 NAFLD에 걸리지 않는다. 대조적으로 제2형 당뇨병 환자의 발병률은 75% 이상으로 추산된다. 지방간의 주요 역할은 7장에서 더 자세히 설명한다.

감염

당뇨병 환자는 몸에 침입해 번식하는 외부 유기체에 의해 발생하는 모든 유형의 감염에 더 취약하다. 그들은 비당뇨병 환자보다 많은 종류의 박테리아와 곰팡이 감염에 더 취약할 뿐만 아니라 그 결과도 더 심각한 경향이 있다. 예를 들어, 당뇨병 환자는 심각한 신장 감염의 위험이 4~5배 높다.[22] 아구창, 질염, 손발톱의 곰팡이 감염, 무좀을 포함해 모든 종류의 곰팡이 감염이 당뇨병 환자에게 더 흔하다.

당뇨병 환자에게 가장 심각한 감염은 발 감염이다. 혈당 조절을 해도 모든 당뇨병 환자의 15%가 발에 상처가 생겨 평생 낫지 않을 것이다. 종종 여러 미생물이 관여하는 이러한 상처의 감염에는 광범위한 항생제 치료가 필요하다. 하지만 말초 혈관 질환(PVD)으로 혈액순환이 감소하므로 상처가 잘 낫지 않는다. 결과적으로 당뇨병 환자는 자궁 절제 위험이 15배 높으며, 미국에서 사고를 제외한 사지 절단 사례의 50% 이상을 차지한다. 당뇨병 환자의 발 궤양 치료비는 1인당 2만 5천 달러를 웃돈다고 추정된다.[23]

감염률이 높은 데는 여러 가지 요인이 관여한다. 고혈당이 면역체계를 손상시킬 수 있다. 또한, 혈액순환이 좋지 않으면 감염과 싸우는 백혈구가 전신의 모든 부분에 도달하는 능력이 감소한다.

피부와 손발톱 질환

무수한 피부와 손발톱 질환이 당뇨병과 관련한다. 일반적으로 피부와 손발톱은 의학적이라기보다 심미적인 관심사이지만, 종종 의학적인 관리가 필요한 심각한 당뇨 질환이 있음을 드러낸다.

흑색극세포증은 높은 인슐린 수치로 인해 특히 목과 접히는 신체 부분의 피부가 흑회색 벨벳처럼 두꺼워지는 질환이다. 정강이반점이라고도 하는 당뇨병성 피부병은 많은 경우 하체에 어두운 색깔의 미세한 비늘 모양의 병변으로 나타난다. 쥐젖은 말랑하게 돌출된 피부로 눈꺼풀과 목, 겨드랑이에 흔히 나타난다. 쥐젖 환자의 25% 이상이 당뇨병을 앓는다.[24]

손발톱 문제 역시 당뇨병 환자에서 흔한데, 특히 곰팡이 감염이 많다. 손발톱이 황갈색으로 변하며 두꺼워져서 떨어져 나갈 수 있다(손발톱박리증).

발기부전

여러 지역 사회의 39~70세 남성들을 연구한 결과, 10~50%의 남성이 발기부전이었다. 당뇨병은 발기부전의 위험을 평소보다 3배 이상 높이며 젊은 나이에 환자를 괴롭히는 주요 위험 요인이다. 당뇨병 환자는 혈액순환이 좋지 않아 위험이 커질 수 있다. 발기부전의 위험 역시 나이와 인슐린 저항성에 따라 커지며, 50세 이상 당뇨병 남성의 50~60%가 이 문제를 안고 있다.[25]

다낭성 난소 증후군

호르몬이 불균형하면 여성의 난소에서 낭종(양성 종양)이 생길 수 있다. 다낭성 난소 증후군(PCOS)이라는 이 질환은 불규칙한 월경주기, 과도한 테스토스테론, 낭종(대개 초음파검사로 알 수 있다)이 특징이다. PCOS 환자는 비만, 고혈압, 높은 콜레스테롤, 인슐린 저항성을 포함해 제2형 당뇨병 환자와 같은 특성을 많이 공유한다. PCOS는 인슐린 저항성이 높아서 발생하며[26] 젊은 여성의 제2형 당뇨병 위험을 3~5배까지 높인다.

증상이 아닌 원인을 치료하라

대부분 질병이 하나의 장기에서만 발생하는 것과 다르게, 당뇨병은 모든 장기에 여러 가지 방식으로 영향을 미친다. 그 결과, 당뇨병은 실명의 주

요 원인이다. 당뇨병은 신부전의 주요 원인이다. 당뇨병은 심장병의 주요 원인이다. 당뇨병은 뇌졸중의 주요 원인이다. 당뇨병은 신체 절단의 주요 원인이다. 당뇨병은 치매의 주요 원인이다. 당뇨병은 불임의 주요 원인이다. 당뇨병은 신경 손상의 주요 원인이다.

당뇨병이 문헌에 처음 기술된 지 수 세기가 흘렀지만, 도대체 이런 문제들이 더 악화하는 이유는 뭘까? 우리는 시간이 갈수록 당뇨병을 더 잘 알게 될 테니 합병증이 줄어들 거라고 기대한다. 하지만 합병증은 줄지 않고 있다. 상황이 악화일로에 있다면 유일하게 논리적인 설명은 제2형 당뇨병에 대한 우리의 이해와 치료에 근본적인 결함이 있다는 것이다.

우리는 혈당을 낮추는 데 집착한다. 하지만 고혈당은 증상일 뿐 원인이 아니다. 제2형 당뇨병에서 고혈당의 근본 원인은 높은 인슐린 저항성이다. 우리가 당뇨의 근본 원인인 인슐린 저항성을 해결하기 전까지는 제2형 당뇨병은 점점 더 유행할 것이고 모든 관련 합병증은 계속 악화할 것이다.

우리는 다시 시작해야 한다. 무엇이 제2형 당뇨병을 일으킬까? 인슐린 저항성을 일으키는 원인은 무엇이고, 이를 어떻게 고칠 수 있을까? 명백하게 비만이 큰 역할을 한다. 우리는 비만의 원인부터 들여다봐야 한다.

사이먼

집중 식이 관리(Intensive Dietary Management, 이하 IDM) 프로그램에 참여했을 때 사이먼은 체중 121kg, 허리둘레 135cm, 체질량지수(BMI) 43이었다. 8년 전에 제2형 당뇨병을 진단받은 그는 혈당을 조절하기 위해 시타글립틴(sitagliptin), 메트포르민(metformin), 글리피지드(glipizide) 약을 복용하고 있었다. 게다가 그는 고혈압 병력이 있었고 암 때문에 신장 하나의 일부를 떼어 낸 상태였다.

우리는 저탄수화물, 건강한 지방 식단을 설명했고 일주일에 세 번 24시간 단식을 시작하라고 제안했다. 6개월 만에 그는 체중 감량을 돕기 위해 일정 기간 계속 복용했던 카나글리플로진(canagliflozin) 하나만 복용하게 되었다. 그로부터 1년이 지나 사이먼의 체중과 혈당 수치가 상당히 개선되면서 우리는 이 약을 중단했다. 그 이후로 그는 어떤 약도 필요하지 않았다.

마지막 검진에서 나온 사이먼의 당화혈색소 5.9%는 당뇨병 진단 범위가 아니었다. 그는 20kg 감량한 체중을 2년 동안 유지했다. 전반적으로 건강이 향상된 그는 지금 황홀경에 빠져 있다. 바지 치수는 46에서 40으로 줄었고, 평생의 질병이라고 믿었던 제2형 당뇨병을 완치했다. 사이먼은 계속 저탄수화물 식단을 유지하며 일주일에 한두 번 24시간 단식을 한다.

브리짓

우리가 처음 만났을 때 62세의 브리짓은 제2형 당뇨병과 만성 신장 질환, 고혈압을 10년 동안 앓고 있었다. 인슐린 저항성이 심했으며 혈당을 관리하기 위해 매일 총 210단위의 인슐린이 필요했다. 그녀는 체중 147kg, 허리둘레 147cm, BMI 54.1이었다.

인슐린을 중단하기로 한 그녀는 7일 단식을 시작해 몸 상태가 매우 좋아지자 신이 나서 단식을 2주 더 연장했다. 21일의 단식을 끝낼 무렵 그녀는 모든 인슐린을 중단했을 뿐만 아니라 당뇨병 약이 전혀 필요 없게 되었다. 감량한 체중을 유지하려고 24~36시간 격일 단식을 이어갔으며, 체중 조절을 위해 다파글리플로진(dapagliflozin) 복용을 재개했다. 이 기간에 나타난 당화혈색소 6.8%은 인슐린을 사용했을 때보다 좋은 수치였다.

IDM 프로그램을 시작하기 전에 브리짓은 에너지 수준이 매우 낮았고 두 다리로 내 진료실로 걸어 들어오기도 벅찬 수준이었다. 그녀가 단식을 시작하자 에너지 수준이 크게 향상되었고 쉽게 걸어 다닐 수 있었다. 옷 수치가 30에서 22로 줄었다. 지금껏 3년 동안 인슐린을 중단하고 있으며 이 기간에 총 29kg 감량한 체중을 유지하고 있다. 혈압은 정상으로 돌아왔고 약도 끊었다.

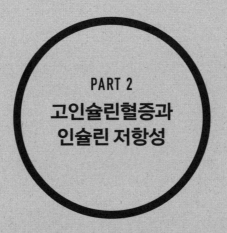

PART 2
고인슐린혈증과
인슐린 저항성

당뇨비만 : 칼로리 사기

당뇨비만은 제2형을 의미하는 당뇨병과 비만이라는 단어를 결합한 것이다. '브로맨스'라는 표현처럼, 이 용어는 당뇨와 비만의 밀접한 연관성을 나타낸다. 당뇨병과 비만은 진정으로 같은 질병이다. 이상하게 들릴지 모르지만, 의사들은 이 명백하고도 기본적인 연관성을 제대로 인식하지 못했다.

1990년, 그런지 록(1990년대 초에 유행한 록 음악의 일종—옮긴이)이 음악계를 장악하고 허리에 차는 패니 팩이 중년의 아빠 여행객을 넘어 전 세대로 대유행하고 있을 때, 하버드 공중보건대학의 역학·영양학 교수인 월터 윌렛(Walter Willett) 박사는 체중 증가와 제2형 당뇨병의 강력하고도 일관된 연관성을 밝혀냈다.

비만은 1970년대 후반부터 퍼지기 시작했는데, 그때는 지금처럼 비만이 공중보건의 재앙이 아니었다. 제2형 당뇨병은 공중보건의 골칫거리로 떠오르기 전이었다. 당시에는 에이즈가 뜨거운 주제였다. 그리고 사람들은 제2형 당뇨병과 비만은 어떤 식으로든 관련이 없다고 생각했다. 실제로 1990년 미 농무부가 발행한 '식단 권장안 자문위원회 보고서'를 보면 35세 이후의 체중 증가는 양호한 건강을 의미한다고 적혀 있다.

같은 해 윌렛 박사는 18세 이후의 체중 증가가 제2형 당뇨병의 주요 결정 요인이라고 보고하며 기존의 생각에 이의를 제기했다.[1] 체중이 20~35kg 증가하면 제2형 당뇨병의 위험이 11,300% 증가했다. 35kg 이상 증가하면 위험이 17,300% 증가했다! 체중 증가량이 적을지라도 위험을 크게 높일 수 있었다. 하지만 의심 많은 의료계는 이 생각을 쉽게 받아들이지 못했다.[2] 윌렛은 "첫 번째 논문을 발표하기가 어려웠어요. 사람들이 믿지 않았으니까요."라고 회상한다.

체질량지수 : 비만과 당뇨병의 연관성

체질량지수(BMI)는 표준화된 체중 측정 수단으로 계산 공식은 다음과 같다.

체질량지수 = 체중(kg)/키^2 (㎡)

체질량지수 25.0 이상은 과체중으로 간주하며, 18.5~24.9는 건강한 범위이다.

하지만 체질량지수가 23~23.9인 여성은 체질량지수가 22 미만인 여성보다 제2형 당뇨병 발병 위험이 360% 높다. 체질량지수 23.9는 정상

| **표 4.1** | 체질량지수 분류

체질량지수	분류
18.5 이하	저체중
18.5~24.9	정상 체중
25.0~29.9	과체중
30.0~34.9	비만
35.0~39.9	심각한 비만
40.0 이상	병적인 비만

체중에 속하므로 더욱 놀랍다.

이 새로운 발견에 근거해 1995년에 연구자들은 5.0~7.9kg의 체중 증가만으로도 제2형 당뇨병의 위험이 90% 증가했으며, 8.0~10.9kg의 체중이 증가하면 위험이 270% 증가했다고 결론 내렸다.[3] 대조적으로 체중이 감소하면 50% 이상 위험이 줄었다. 이 결과로 체중 증가와 제2형 당뇨병이 밀접하게 관련있다는 사실이 확고해졌다. 하지만 훨씬 더 불길한 사실은 과체중이 사망 위험을 크게 높인다는 점이다.[4]

머지않아 더 많은 증거가 밝혀질 것이다. 하버드 공중보건대학의 프랭크 스파이저(Frank Speizer) 박사는 1976년에 '간호사 건강 연구(Nurses' Health Study, NHS)'를 시작했다. 심혈관 질환 및 암의 위험 요인을 조사하는 가장 큰 연구 중 하나인 이 장기 역학 연구에는 보스턴 지역의 여성 간호사 121,700명이 참여했다.

윌렛 박사가 뒤를 이어 '간호사 건강 연구 II'를 진행하며 1989년부터 2년마다 추가로 116,000명의 여성 간호사를 모집했다. 연구를 시작할 때는 모든 참가자가 비교적 건강했지만 시간이 지나면서 많은 참가자에게 당뇨병, 심장 질환과 같은 만성질환이 발생했다. 수집된 데이터를 검토한 결과 이러한 질병의 위험 요인에 관해 몇 가지 실마리를 얻을 수 있었다. 2001년, 윌렛 박사는[5] 제2형 당뇨병 발병에 가장 중요한 단일 위험 요인이 비만이라는 점을 다시 한 번 밝혔다.

혈당지수 : 식단과 당뇨병

'간호사 건강 연구 II'에서 다른 생활 습관 변수도 중요하다는 점이 드러났다. 정상 체중을 유지하고, 규칙적으로 신체 운동을 하며, 흡연하지 않고, 건강한 식단을 섭취하면 제2형 당뇨병의 91%가 예방될 수 있다. 하지만 백만 달러짜리 질문은 '건강한 식단은 무엇인가'이다. 윌렛 박사가 정의한 건강한 식단은 곡물 섬유소와 다가불포화지방이 높고 트랜스지방과 혈당부하(glycemic load)가 낮은 식단이다.

탄수화물이 소화되면 포도당으로 분해된다. 혈당지수(glycemic index)는 탄수화물 50g을 함유한 식품을 섭취한 후 혈당의 증가를 측정한 값이다. 그러나 표준 1인분에 든 탄수화물의 양은 엄청나게 다양하다. 예를 들어, 과일의 표준 1인분에는 50g 미만의 탄수화물이 들어 있을 수 있지만, 페이스트리 한 개에는 훨씬 더 많이 함유될 수 있다. 혈당부하지수는 좀 더 정밀한 수치로, 식품의 혈당지수에 이 식품의 표준 1인분에 든 탄수화물 g 수를 곱한 값이다.

일반적으로 당과 정제된 탄수화물이 많은 식품은 혈당부하지수가 높다. 지방과 단백질은 혈당을 거의 증가시키지 않기 때문에 혈당부하지수가 낮다. 전 세계 모든 의료협회에서 권장하는 저지방 식단과는 달리 윌렛 박사의 건강 식단은 식이지방과 단백질이 풍부했다. 그의 식단은 지방은 줄이지 않고 당과 정제된 탄수화물을 줄이는 것이었다.

1990년에 지방은 악하고, 대량살상무기이며, 무가치하다는 믿음이 널리 퍼졌다. '건강한 지방'이라는 용어는 존재하지 않았다. 이 말은 '점보 새우'처럼 모순어법이었다. 지방이 많은 아보카도는? 과일 속의 심장마비였다. 지방이 많은 견과류는? 간식 속의 심장마비였다. 올리브유는? 액체 심장마비였다. 대부분의 사람은 지방이 우리의 동맥을 막을 것이라고 강력히 믿었다. 하지만 착각이었다.

케임브리지대학에서 수련한 비만 연구자 조이 하콤(Zoë Harcombe) 박사는 1980년대 초 미국과 영국이 저지방 지침을 도입했을 때 관련 자료를 모두 검토했다. 자연 식이지방이 심혈관 질환을 악화시켰다는 증거는 없었다. 저지방 식단이 건강에 유익하다는 증거는 잘 꾸며 낸 이야기에 불과했다.[6] 정부가 끼어들어 지방을 비방하기로 최종 결정을 내릴 시기에 과학계에서는 전혀 합의가 이루어지지 않고 있었다. 그러나 지방이 나쁘다는 믿음은 의료계와 일반 대중 모두에게 너무나 확고하게 자리 잡아, 지방보다는 정제 곡물과 당분이 문제라고 제안하는 사람은 이단아 취급을 받는 분위기였다.

우리가 열광적으로 저지방에 집착하는 가운데 윌렛 박사의 주장은 반역죄로 여겨졌다. 하지만 진실은 영원히 감춰질 수 없었다. 오늘날 우리는 비만이 제2형 당뇨병의 주요 원인임을 분명히 이해한다. 하지만 문제는 단순히 비만이 아니다. 복부비만이 문제다.

허리둘레 : 지방 분포와 제2형 당뇨병

2012년, 마이클 모슬리 박사는 토피(TOFI: Thin-Outside, Fat-Inside, 마른 비만 – 옮긴이)였다. 뭐라고? 맛있는 아시아 콩 식품인 두부(토푸)를 말하는 게 아니다. 모슬리 박사는 의사이자 영국 국영방송국(BBC) 기자, 다큐멘터리 영화 제작자, 세계적인 베스트셀러 작가다. 그리고 50대 중반에 그는 시한폭탄이기도 했다.

그는 키 180cm에 체중 85kg, 허리 36인치로 딱히 과체중은 아니었다. 이는 체질량지수 26.1과 같은 수치로 과체중에 이제 막 들어선 범위였다. 표준 측정에서 그는 문제가 없어 보였다. 중년의 뱃살이 좀 붙었으려니 생각하며 안심했다. 좀 뚱뚱한 거야.

그러나 체질량지수는 제2형 당뇨병 위험을 가장 잘 나타내는 지표가 아니다. 몸통의 체지방 분포를 측정하는 허리둘레가 제2형 당뇨병을 예측하는 데 훨씬 우수하다.[7] 모슬리는 BBC의 건강 프로그램을 촬영하면서 자기공명영상(MRI) 전신 스캔을 받았다. 놀랍게도 그의 장기는 문자 그대로 지방에서 수영하고 있었다. 대부분의 지방이 복부 안에 숨어 있어 당신이 그를 만나 보았더라도 지방이 그렇게 많은 줄 짐작조차 못했을 것이다.

18개월 후, 병원에서 일반적인 혈액검사를 받자 모슬리 박사는 제2형 당뇨병으로 밝혀졌다. 큰 충격에 휩싸인 그는 "건강하다고 생각했는데 갑자기 건강하지 않다는 사실을 알게 되었고, 내장지방 상태를 심각하게 받아들여야 했다"라고 말한다.[8] 내장지방은 간, 신장, 장과 같은 복부 기관 내부와 주변에 쌓여 허리둘레를 증가시킨다. 대부분 지방이 복부 주변에 몰리는 이러한 비만 패턴을 내장비만 또는 지방 과다증이라고 한다. 이와 달리 피하지방은 피부 바로 밑에 쌓이는 지방이다.

지방 분포에 따라 건강 위험이 다르므로 비만 성인의 약 30%는 대사 상태가 정상이다.[9] 이러한 건강한 비만인들은 위험한 내장지방보다 피하지방이 더 많다. 반면에 일부 정상 체중 사람들은 과도한 내장지방 때문에 비만과 같은 대사 이상을 보인다.[10]

'마른' 당뇨병 환자를 따로 구분하지 않는 일반 분포 체계를 따를 경우, 제2형 당뇨병은 광범위한 체질량지수를 가진 환자에게 진단될 수 있다.[11] 새로 진단받은 당뇨병 환자의 36%가 25 미만의 정상 체질량지수를 보인다. 그림 4.1을 보면 알 수 있다. 주요 임상 지표는 분명히 체질량지수로 측정한 총 체지방이 아니다. 그보다는 내장지방을 주목해야 한다.[12]

총 체중과는 별도로 내장비만은 대사 이상[14], 심장병 위험 증가[15], 제2형 당뇨병의 진행과 연관성이 크다.[16] 내장지방이 줄면 제2형 당뇨병이 진행될 위험이 감소한다.[17]

반면 피하지방은 제2형 당뇨병이나 심장 질환과 거의 관련이 없다. 지방 흡입 시술로 피하지방 10kg을 제거해도[18] 대사에 유의미하게 도움이 되지 않았다. 따라서 피하지방은 제2형 당뇨병의 발병과 진행에 거의 영향을 미치지 않는다고 볼 수 있다.

허리/키 비율로 내장지방을 간단하게 측정할 수 있다. 이 비율은 체질

| **그림 4.1** | 새로 진단된 당뇨병 인구의 BMI 분포[13]

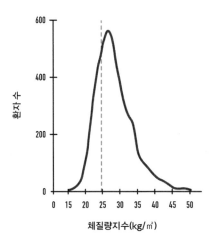

량지수보다 수명 손실 연수(기대 수명을 채우지 못하고 사망한 연수—편집자)를 훨씬 더 잘 예측할 수 있다.[19] 허리둘레가 키의 절반이 안 되면 가장 좋다. 예를 들어, 178cm(70인치) 키의 보통 남성은 허리둘레를 35인치 이하로 유지하려고 노력해야 한다. 내장비만이 증가하면 대사 질환의 위험이 급증한다.

내장지방도 구분을 해야 한다. 간과 췌장 같은 기관의 내부에서 발견되는 장기 내 지방(intra-organic fat)이라는 지방은 기관 주위에서 발견되는 그물막 지방(omental fat)보다 분명히 더 위험하다. 장기 내 지방은 제2형 당뇨병, 비알코올성 간염이나 지방간, 심혈관 질환 등 비만의 대사 합병증의 위험을 증가시킨다.[21] 반면에 그물막 지방은 외과적으로 제거해도 대사 능력이 향상되지는 않는다.[22]

| 그림 4.2 | 허리/키 비율과 수명 손실 연수의 놀라운 증가[20]

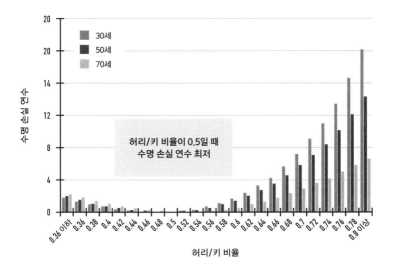

허리/키 비율

간의 내부에 들어 있는 간 내 지방은 인슐린 저항성이 생기는 데 결정적인 역할을 한다.[23] 내장비만은 간 내 지방 함량과 매우 밀접한 관련이 있다.[24] 7장에서 살펴보겠지만, 췌장 내 지방 역시 제2형 당뇨병에서 주도적인 역할을 한다.

따라서 내장비만이 주된 역할을 한다면, 무엇 때문에 이 지방이 장기에 쌓이는 걸까? 칼로리와 관련이 있지 않을까?

칼로리 혼동 : 당뇨병과 칼로리는 관련이 없다

적게 먹어라. 칼로리를 줄여라. 식사량에 주의하라. 지난 50년 동안 우리는 이러한 구호들에 기반을 둔 체중 감량 조언을 들어 왔다. 하지만 널리 퍼진 비만 전염병이 증명하듯이, 이러한 충고는 아마 체르노빌 핵 발전소 폭발 사고 다음으로 끔찍한 재앙일 것이다. 칼로리를 줄이라는 조언은 체중 증가를 일으키는 원인을 잘못 이해한 데서 비롯한다.

무엇이 비만을 일으킬까? 우리가 이미 확실한 답을 알고 있다는 믿음은 이 기본적인 질문을 던지지 않게 만든다. 원인은 너무나 분명해 보인다. 그렇지 않은가? 칼로리를 너무 많이 섭취하면 비만이 된다. 이러한 비만에 관한 에너지 균형 모델은 어린 시절부터 우리의 의식에 깊이 자리 잡았다.

지방 증가 = 칼로리 섭취(In) — 칼로리 소비(Out)

지난 50년 동안 최고의 체중 감량 조언은 주로 칼로리 섭취를 제한하라는 것이었다. 특히 우리는 칼로리 밀도가 높은 식이지방의 양을 제한하라는 조언을 들었다. 이는 칼로리 섭취량과 체중을 줄이기 위해 고기, 버터, 치즈, 견과류와 같은 지방이 많은 음식을 줄인다는 의미다. 그 결과 우리는 식단 권장안, 음식 피라미드, 음식 접시를 만들어서 아이들에게 새로운 저칼로리 신앙을 주입했다. 우리는 "칼로리를 줄여라"를 선언했다. 우리는 "적게 먹고, 많이 움직여라"를 외쳤다.

영양 성분표에는 칼로리를 명시해야 했다. 칼로리를 더 정확하게 계산하는 프로그램과 앱이 개발되었다. 우리는 핏빗(Fitbit) 같이 칼로리 연소량을 정확히 측정하는 작은 기구를 발명했다. 독창성을 한껏 발휘해 우리는 레이저 광선처럼 칼로리에 초점을 맞추고 도로를 건너는 거북이처럼 끈질기게 칼로리를 줄인다.

그 결과는 어땠을까? 더운 여름날의 아침 안개처럼 비만 문제가 사라졌을까? 한마디로 '아니오'다. 이 모델의 기본적인 무언의 전제는 에너지 생성(칼로리 인), 에너지 소비(칼로리 아웃)로, 지방 축적이 우리가 의식적으로 충분히 통제할 수 있는 독립적인 변수라는 것이다. 이 전제는 몸을 정상적으로 움직이는 데 사용되는 칼로리 양이 안정적이고 변하지 않는다고 가정한다. 하지만 이는 사실이 아니다.

진실을 말하자면, 몸은 기초대사율(BMR)의 등락을 40%까지 조절할 수 있다. 다시 말해 심장이 펌프질하고, 폐가 호흡하고, 신장과 간이 해독을 하고, 뇌가 생각하고, 체내에서 열이 발생하는 데 필요한 에너지를 조절할 수 있다는 얘기다. 칼로리를 적게 섭취하면 몸이 속도를 늦춰 칼로리를 적게 사용하므로 살이 빠지지 않는다.

이 모델은 또한 허기와 포만감 신호를 보내는 다양하고 다중적인 호르몬 체계를 완전히 무시한다. 즉 우리는 무엇을, 언제 먹을지 결정할 수는 있지만 배고프지 않게 할 수는 없다. 칼로리를 언제 체온으로 태울지, 언제 체지방으로 저장할지 결정할 수 없다. 호르몬이 이런 결정을 내린다. 이른바 '칼로리 감소' 가설은 최악의 결과를 낳았다. 1970년대 후반에 시작된 비만과 제2형 당뇨병의 폭풍은 약 40년이 흐른 지금, 전 세계를 질병과 장애로 삼켜 버릴 수 있는 5등급 허리케인이 되었다.

지방과 칼로리를 줄이라는 새로운 조언에도 비만이 어쩌면 그리 빨리 퍼질 수 있는가를 설명하려면 두 가지 이유밖에 없다. 첫째, 아마 이 조언 자체는 훌륭하지만 사람들이 따르지 않았을 것이다. 둘째, 아마 이 조언이 잘못되었을 것이다.

마음만큼 몸이 따라가 주지 않는다는 생각, 즉 사람들이 꿈만 있지 의지가 없다는 생각은 물에 빠진 사람이 웃을 거라는 생각처럼 터무니없다.

모든 비만 전염병이 단순히 갑작스럽고 동시에 이루어진 전 세계 사람들의 의지력 부족 때문일까? 전 세계 국가들은 어느 쪽 길로 운전할지도 합의를 보지 못하고 있다. 그런데 토론 없이 우리가 모두 갑자기 더 먹고 덜 움직이기로 해 뚱뚱해질 수 있었다? 이 설명은 '희생자 비난하기'라는 게임의 최신판에 불과하다. 조언을 주는 사람(조언이 나쁘다)에서 조언을 받는 사람(조언은 좋은데, 사람들이 따르지 않는다)으로 책임이 옮겨 간 것뿐이다.

과학적으로 입증되지 않은 칼로리 제한 조언이 완벽하다고 선언함으로써 의사와 영양사들은 자신들이 받을 비난을 당신에게로 돌렸다. 잘못은 그들이 아니라 당신에게 있었다. 그들의 충고는 훌륭했지만, 당신이 그 말을 따르지 않은 것이다. 그들이 이 게임을 매우 좋아하는 것도 당연하다. 비만에 대한 그들의 소중한 이론이 모두 틀렸다고 인정하는 일은 심리적으로 너무 힘든 일이었다. 그러나 이 새로운 칼로리 제한 전략이 대머리 남자의 빗만큼이나 쓸모없다는 증거가 계속 쌓였다.

여성 건강 이니셔티브(The Women's Health Initiative)[25]는 지금까지 수행된 가장 야심 차고 중요한 영양 연구였다. 거의 5만 명의 여성을 대상으로 한 이 무작위 실험에서는 저지방, 저칼로리 체중 감량 방식을 평가했다. 이 연구는 특별히 체중 감량 실험은 아니었지만, 한 여성 집단이 집중적인 상담을 통해 하루에 342Cal를 줄이고 운동 수준을 10% 높였다. 연구자들은 이 칼로리 제한으로 매년 14kg의 체중이 감량할 거라고 예상했다.

1997년에 최종 결과가 집계되었을 때 모두 엄청나게 실망을 했다. 피험자들이 7년 넘게 착실히 따르며 칼로리를 제한했는데도 체중을 감량하지 못했다. 단 0.5kg도 줄지 않았다. 이 연구로 칼로리 제한으로 비만을 막을 수 있다는 이론이 놀랍고도 심각하게 힐책을 당했다. 칼로리 감소는 체중 감소로 이어지지 않았다.

그때 우리는 두 가지 중 하나를 선택할 수 있었다. 첫째, 비싼 돈을 들여 어렵게 얻은 과학적 증거를 존중해 더 강력하고 정확한 비만 이론을 만들어 낼 수 있었다. 아니면 편안하고 편리한 선입견과 편견을 모두 그대로 유지한 채 과학을 무시할 수 있었다. 두 번째 선택은 노력과 상상력을 훨씬 적게 요구했다. 그래서 이 획기적인 연구는 대부분 무시되어 영양학 역사의 쓰레기통에 버려졌다. 비만과 제2형 당뇨병이라는 쌍둥이 전염병이 폭발적으로 증가하면서 우리는 매일 그 선동자에게 돈을 지급하고 있다.

실사 연구[26]는 이 놀라운 실패를 확인시켜 주었다. 칼로리를 적게 섭취하라는 기존의 체중 감량 조언은 99.4%의 예상 실패율을 나타낸다. 병적인 비만의 경우에는 실패율이 99.9%이다. 이런 통계는 다이어트 업계 혹은 체중 감량을 시도해 본 누구에게도 놀라운 일이 아닐 것이다.

칼로리 인, 칼로리 아웃 이론은 겉으로는 타당해 보였기에 널리 받아들여졌다. 하지만 썩어 가는 멜론처럼 껍질을 파 보니 썩은 내부가 드러났다. 이 단순한 공식은 잘못된 가정으로 가득하다. 가장 중요한 오류는 기초대사율 또는 칼로리 아웃이 항상 안정적이라고 믿는 것이다. 칼로리 섭취량을 40% 줄이면 빠르게 기초대사율이 40%로 줄어든다. 그 결과 체중이 빠지지 않는다.

또 하나 주요한 잘못된 가정은 체중이 의식적으로 조절된다는 것이다. 하지만 우리 몸의 어떤 체계도 그런 기능을 하지 않는다. 갑상샘, 부갑상샘, 교감 신경, 부교감 신경, 호흡기, 순환기, 간장, 신장, 위장, 부신 체계는 모두 호르몬에 의해 아주 면밀하게 제어된다. 체중과 체지방도 호르몬에 의해 엄격하게 조절된다. 사실 우리 몸에는 여러 개의 중첩된 체중 조절 체계가 있다. 야생에서의 생존을 결정짓는 가장 중요한 요인 중 하나인 체지방은 단순히 우리가 입에 넣는 음식에 따라 요리조리 변화하지 않는다.

호르몬 : 음식과 체중, 당뇨병

호르몬은 언제 먹고 언제 식사를 멈출지를 몸에 알려 주면서 배고픔을 조절한다. 그렐린(ghrelin)은 배고픔을 유발하는 강력한 호르몬이며, 콜레시스토키닌(cholecystokinin)과 펩티드 이(peptide YY)는 포만감을 느껴 식사를 멈추게 하는 호르몬이다. 당신이 무제한 먹을 수 있는 뷔페에 있다고 상상해 보라. 당신이 이미 많은 양의 음식을 먹어 배가 110% 찼다고 하자.

이제 폭찹을 몇 개 더 먹을 수 있을까? 생각만으로도 구역질이 날 수 있다. 하지만 폭찹은 단지 몇 분 전에 행복하게 먹었던 바로 그 음식이다. 차이점은 포만 호르몬이 먹는 것을 강력하게 막고 있다는 것이다. 흔히들 믿고 있는 통념과는 달리, 우리는 음식이 눈앞에 있다는 이유만으로 계속 먹지 않는다. 칼로리 섭취는 호르몬에 엄격히 통제당한다.

지방 축적은 진실로 에너지 과잉의 문제가 아니다. 에너지 '분배'의 문제다. 에너지가 너무 많으면 체온을 높이거나 새로운 뼈 조직을 형성하지 않고, 지방 생성으로 용도가 전환된다. 이러한 에너지 소비는 호르몬이 조절한다. 우리는 과한 칼로리 섭취 때문에 비만해진다고 오해해서 쓸데없이 칼로리를 줄이려고 노력했기에 실패할 수밖에 없었다.

우리는 배고픔을 덜 느끼도록 '결정'할 수 없다. 기초대사율이 높아지도록 '결정'할 수 없다. 칼로리를 적게 섭취하면, 몸은 단순히 대사율을 낮춰 보상한다. 칼로리가 체중 증가의 근본적인 원인이 아니라면 칼로리를 줄인다고 체중을 안정적으로 줄일 수 없다. 지방 축적과 체중 증가를 조절하는 가장 중요한 요소는 섭취하는 칼로리의 총량이 아니라 먹는 음식에서 기인한 호르몬 신호를 조절하는 것이다.

비만은 칼로리 불균형이 아니라 호르몬 불균형이다. 원하지 않는 체중 증가를 일으키는 호르몬 문제는 주로 인슐린 과다이다. 따라서 제2형 당뇨병은 칼로리 불균형보다는 인슐린 불균형으로 인한 질병이다.

5

에너지를 저장하는 인슐린의 역할

깜짝 놀랄 만한 사실을 알려 주겠다. 나는 당신을 살찌울 수 있다. 사실 누구라도 살찌울 수 있다. 어떻게 그럴 수 있을까? 나는 인슐린을 처방한다. 인슐린은 천연 호르몬이지만 과도한 인슐린은 체중 증가와 비만을 유발한다.

호르몬은 본래 신체 메시지를 전달하는 화학 물질이다. 호르몬은 적절한 기능을 유지하기 위해 몸 전체에 퍼진 분비샘 망인 내분비계에서 생성된다. 뇌 속에 든 완두콩 크기의 뇌하수체는 종종 신체의 다른 부분에서 대사 과정을 조절하는 다른 많은 호르몬을 생성하기 때문에 우두머리샘이라고 불린다. 예를 들어, 뇌하수체는 뼈와 근육을 포함한 전신에 더 성장하라는 신호를 보내는 성장 호르몬을 분비한다. 목에 있는 나비 모양의 갑상샘은 갑상샘 호르몬을 생성하여 신체에 메시지를 전달한다. 이 신호를 받으면 심장이 더 빨리 뛰거나, 호흡이 빨라지거나, 기초대사율이 증가할 수 있다. 마찬가지로 췌장은 인슐린을 생성한다. 인슐린은 주로 음식 에너지의 섭취와 저장에 관련한 몇 가지 다른 메시지를 전달하는 호르몬이다.

인슐린의 기초

우리가 음식을 먹으면 흡수를 쉽게 하려고 위장과 소장에서 분해된다. 모든 음식은 다량영양소라는 세 가지 주요 성분으로 구성된다. 다량영양소는 단백질과 지방, 탄수화물이며, 소화계에서 각기 다르게 처리된다. 단백질은 아미노산으로 분해되고 지방은 지방산으로 분해된다. 당 사슬로 구성된 탄수화물은 포도당을 포함해 더 작은 당으로 분해된다. 이름에서 알 수 있듯이 미량영양소는 비타민과 미네랄과 같이 건강을 유지하는 데 훨씬 적은 양이 필요하다.

인슐린의 역할 중 하나는 포도당이 체내에 들어오는 통로를 열어 포도당을 세포에 흡수해 에너지를 얻게 하는 일이다. 호르몬은 열쇠가 자물쇠에 쏙 들어가듯이 세포 표면의 수용체와 결합해 표적 세포를 찾는다. 딱 맞는 호르몬만이 수용체를 열어 메시지를 전달할 수 있다. 인슐린은 세포의 자물쇠에 잘 들어맞는 열쇠처럼 작동해 포도당이 들어가도록 문을 연다. 체내의 모든 세포는 포도당을 사용해 에너지를 얻을 수 있다. 인슐린이 없으면 혈액을 도는 포도당이 쉽게 세포에 들어갈 수 없다.

자가면역으로 인슐린 분비세포가 파괴되는 제1형 당뇨병에 걸리면 인슐린 수치가 비정상적으로 낮아질 수 있다. 문을 여는 열쇠가 없다면 포도당이 에너지를 공급하기 위해 세포에 들어갈 수 없어서 쫄쫄 굶는 세포를 외면한 채 포도당이 혈류에 쌓인다. 결과적으로 제1형 당뇨병 환자는 아무리 많이 먹어도 체중이 계속 빠진다. 체내 식량 에너지를 제대로 사용할 수 없기 때문이다. 포도당을 사용하지 않으면 환자가 쇠약해져도 결국 포도당이 소변으로 배설된다. 제1형 당뇨병을 치료하지 않으면 대개 사망에 이른다.

제1형 당뇨병이 없는 사람이 음식을 먹으면 인슐린이 증가하고 포도당이 세포에 들어와 인체의 즉각적인 에너지 수요를 충족시킨다. 남은 음식 에너지는 나중에 사용하기 위해 저장된다. 일부 탄수화물, 특히 당과 정제된 곡물은 혈당을 효과적으로 상승시켜 인슐린 분비를 자극한다. 단백질도 글루카곤과 인크레틴과 같은 다른 호르몬을 동시에 높여 혈당이 아닌 인슐린 수치를 높인다. 지방은 혈당과 인슐린 수치를 아주 조금 증가시킨다.

인슐린의 또 다른 핵심 역할은 간에게 영양소가 가고 있다고 알리는 것이다. 문맥순환으로 알려진 장 혈류로 인해 아미노산과 당이 간에 곧바로 운반되어 처리된다. 반면에 지방산은 직접 흡수되므로 일반적인 혈류로 들어가기 전에 간을 통과하지 않는다. 간 처리가 필요하지 않으면 인슐린 신호도 필요하지 않으므로, 지방은 인슐린 수치에 거의 영향을 주지 않는다.

인체의 즉각적인 에너지 요구가 충족되면 인슐린은 나중을 위해 음식 에너지를 저장하라는 신호를 보낸다. 우리 몸은 운동 근육과 중추신경계에 에너지를 제공하기 위해 탄수화물을 사용하지만, 남은 에너지는 또다시 간에 포도당을 제공한다. 아미노산은 근육과 피부, 결합 조직과 같은 단백질을 생산하는 데 사용되지만 간은 아미노산을 직접 저장할 수 없어서 남은 아미노산이 포도당으로 전환된다.

음식 에너지는 글리코겐과 체지방 두 가지 형태로 저장된다. 단백질 또는 탄수화물에서 얻은 여분의 포도당은 긴 사슬에 묶여 간에 저장되는 글리코겐 분자가 된다. 이것은 포도당으로(또는 포도당에서) 쉽게 전환될 수 있으며 신체의 모든 세포에서 사용되기 위해 혈류로 방출되기도 한다. 골격근도 글리코겐을 저장하지만, 글리코겐을 저장하는 근육세포만이 이를 에너지로 사용할 수 있다.

간은 제한된 양의 글리코겐만 비축할 수 있다. 일정량이 차면 여분의 포도당은 지방신생합성(DNL: de novo lipogenesis)이라는 과정을 통해 지방으로 변한다. 이 용어는 문자 그대로 '새로운 지방을 만든다'는 의미다. 새로 생성된 지방은 간에서 빠져나와 지방세포에 저장되어 필요할 때 신체에 에너지를 공급한다. 기본적으로 신체는 당(글리코겐) 또는 체지방의 형태로 여분의 음식 에너지를 저장한다. 인슐린은 당과 지방 태우기를 멈추고 이를 저장하라는 신호를 보낸다.

당과 지방을 태우는 이 정상적인 과정은 우리가 먹는 것을 멈춰(또는 금식을 시작해) 몸에 에너지원이 필요할 때 발생한다. 우리는 특정 음식을 의도적으로 제한하거나 의료 절차 전, 종교 휴일과 같이 먹는 것을 일절 삼가는 기간을 설명할 때 단식이라는 단어를 사용하지만, 단식은 간식이나 식사 사이에 음식을 먹지 않는 시간을 모두 의미한다. 단식하는 동안 우리 몸은 저장된 에너지에 의존하는데, 이는 글리코겐과 지방이 분해된다는 의미다.

| 그림 5.1 | 음식 에너지는 당이나 지방으로 저장된다

음식 섭취 ⟶ 인슐린 증가 ⟶ 간에 당 저장
간에 지방 생성

　식사 후 몇 시간이 지나면 혈당이 떨어지고 인슐린 수치가 낮아지기 시작한다. 간은 에너지를 제공하기 위해 저장된 글리코겐을 포도당 분자로 분해하여 혈류로 방출한다. 이는 글리코겐이 저장되는 과정의 역순이다. 밤에 먹지 않는다고 가정하면, 이런 일은 거의 매일 밤 일어난다.

　글리코겐은 쉽게 얻을 수 있지만 양이 제한적이다. 단기 단식(24시간에서 36시간) 중에는 글리코겐이 정상적인 신체 기능에 필요한 모든 포도당을 제공한다. 장기 단식 중에는 간이 저장된 체지방으로부터 새로운 포도당을 생산한다. 포도당신생합성이라는 이 과정은 문자 그대로 '새로운 당을 만든다'는 의미이다. 기본적으로 지방이 타면 에너지가 방출된다. 이 과정은 지방이 저장되는 과정의 역순이다.

| 그림 5.2 | 포도당신생합성 : 글리코겐 저장 과정의 역순

간에 저장된 당을 태운다
간의 지방을 태운다 ⟵ 인슐린 감소 ⟵ 음식을 먹지 않는 '단식'

에너지를 저장하고 내보내는 이 과정은 매일 일어난다. 잘 설계되고 균형 잡힌 이 체계는 보통은 저절로 조절된다. 먹으면, 인슐린이 올라가고 글리코겐과 지방이 에너지로 저장된다. 단식하면, 인슐린이 떨어지고 저장된 글리코겐과 지방이 사용된다. 단식(저인슐린)과 음식 섭취(고인슐린)가 균형을 이루면 지방이 쌓이지 않는다.

인슐린은 저장과 관련해 또 다른 역할을 한다. 간에 글리코겐이 가득 차면 지방신생합성(DNL)으로 새로 생성된 지방이 들어갈 공간이 없다. 이 중성지방 분자는 간에서 만들어져 초저밀도지단백질(VLDL)이라고 하는 특수 단백질과 결합하여 혈중으로 방출된다. 인슐린은 지단백질지방분해효소(LPL)를 활성화하여 멀리 있는 지방세포에 신호를 보낸 뒤, VLDL에 포함된 중성지방을 꺼내 지방세포 내에 장기 저장하게 한다. 이러한 방식으로 여분의 탄수화물과 단백질은 체지방으로 장기간 저장될 수 있다.

과도한 인슐린은 지방 축적과 비만을 유발한다. 왜 그럴까? 음식 섭취 기간이 단식 기간보다 길다면 인슐린이 많아져 지방 축적으로 이어진다. 인슐린이 너무 많아지면 포도당을 계속 받으라고 간에 신호를 보냄으로써 지방신생합성을 통해 새로운 지방이 더 많이 생성된다. 일반적으로 높은 인슐린(섭취) 기간과 낮은 인슐린(단식) 기간이 번갈아 나타나면 체중이 안정적으로 유지된다. 인슐린 수치가 계속 높게 유지되면, 신체는 음식 에너지를 체지방으로 저장하라는 신호를 계속 받는다.

인슐린 : 체중 증가와 비만의 원인

인슐린은 제1형과 제2형 당뇨병에서 혈당을 낮추기 위해 처방된다. 인슐린을 사용하는 거의 모든 환자와 처방하는 모든 의사가 주요 부작용으로 체중 증가가 뒤따른다는 것을 잘 알고 있다. 이는 혈중 인슐린 수치가 높은 고인슐린혈증이 직접 체중 증가를 일으킨다는 강력한 증거이다. 이를 확증하는 다른 증거도 있다.

인슐린종은 인슐린을 지속해서 과다 분비하는 희귀 종양이다. 이로 인해 혈당이 낮아지고 체중이 계속 증가하므로 인슐린의 영향력을 또 한 번 체감할 수 있다. 이 종양을 수술로 제거하면 체중이 감소한다. 마찬가지로, 설포닐유레아(sulfonylurea : 인슐린 분비를 촉진하여 혈당을 낮추는 약물로 글리메피리드, 글리벤클라미드, 글리클라지드, 글리피지드 등의 성분을 가진 약물이다—감수자)는 몸이 자체 인슐린을 더 많이 생산하도록 자극하는 당뇨병 약물이다. 인슐린 자극 요법으로 나타나는 주요 부작용은 체중 증가이다. 제2형 당뇨병을 치료하는 데 사용되는 티아졸리딘디온(TZDs) 약물 등급은 인슐린 수치를 높이지 않지만 인슐린 효과를 증대시킨다. 그 결과 혈당이 낮아지고 체중도 증가한다.

그러나 당뇨병 치료로 반드시 체중이 증가하는 건 아니다. 현재 메트포르민은 전 세계적으로 가장 널리 처방되는 제2형 당뇨병 약물이다. 이 약은 인슐린을 증가시키지 않고 그 대신 간에서 포도당을 생성(포도당신생합성)하지 못하게 하여 혈당을 감소시킨다. 인슐린 증가 없이 제2형 당뇨병을 성공적으로 치료하므로 체중을 증가시키지 않는다.

인슐린 수치가 과도하게 높으면 체중 증가로 이어지지만, 인슐린 수치가 과도하게 낮으면 체중 감소가 발생한다. 제1형 당뇨병을 치료하지 않으면 병적으로 낮은 인슐린 수치가 나타나며 칼로리를 아무리 많이 섭취해도 체중을 늘릴 수 없다. 인슐린 수치가 정상 이하인 제1형 당뇨병 환자들은 음식 에너지를 적절하게 사용하거나 저장할 수 없으므로, 병을 치료하지 않으면 야위어 사망한다. 이 환자들이 인슐린을 대체하면 다시 체중이 증가한다.

인슐린을 늘리면 체중이 증가한다. 인슐린을 줄이면 체중이 감소한다. 이는 그저 상관관계가 아니라 직접적인 인과관계다. 인슐린을 비롯한 호르몬들이 궁극적으로 체중과 체지방 수준을 설정한다. 비만은 칼로리 불균형이 아니라 호르몬 불균형임을 기억하라.

탄수화물-인슐린 가설

고인슐린혈증은 비만을 유발한다. 이 점이 중요한 이유는 비만을 성공적으로 치료하려면 인슐린 수치를 낮추는 일이 관건임을 명백히 알려 주기 때문이다. 잘 알려졌듯이, 설탕, 밀가루, 빵, 파스타, 머핀, 도넛, 쌀, 감자와 같이 고도로 정제되고 가공된 탄수화물은 혈당 증가와 인슐린 생산을 촉진한다. 고도로 정제된 탄수화물이 고인슐린혈증의 주요 원인이라면 체중 증가의 주요 원인이기도 할 것이다. 이 비만 이론은 탄수화물-인슐린 가설로 알려져 있다. 이는 앳킨스 다이어트와 같은 많은 저탄수화물 다이어트의 합리적인 토대가 된다. '살을 찌우는' 탄수화물을 많이 제거함으로써 인슐린 수치를 낮추고 체중 증가를 방지할 수 있다.

| **그림 5.3** | 호르몬성 비만 I : 고인슐린혈증은 비만을 유발한다

살찌는 탄수화물 ⟶ 고인슐린 ⟶ 비만

앞으로 나올 장들을 읽으며 그림 5.4, 6.3, 7.2, 8.1, 9.1, 9.2, 9.3, 9.4의 '호르몬성 비만' 그림들이 어떻게 변화하는지 살펴보라. 순서대로 나오는 이 그림들을 보면 대사증후군의 구성 요소가 시간이 지나면서 어떻게 쌓이는지 알 수 있다.

최초의 저탄수화물 식단은 19세기 중반으로 거슬러 올라간다. 1864년 영국 장의사인 윌리엄 밴팅(William Banting)은 세계 최초의 다이어트 책으로 여겨지는 「대중에게 부치는 비만에 관한 편지(Letter on Corpulence, addressed to the public)」[1]라는 소책자를 출간했다. 체중이 91.6kg였던 밴팅은 덜 먹고 더 운동을 해서 체중을 줄이려고 애썼다. 하지만 오늘날의 다이어터들처럼 그는 실패했다.

밴팅은 외과 의사의 조언에 따라 새로운 방식을 시도했다. 그가 이전에 먹던 식단의 상당 부분을 차지했던 빵과 우유, 맥주, 과자, 감자를 대폭 줄이자 체중이 줄었고 그 체중이 성공적으로 유지되었다. 다음 세기의 대부분 동안에 사람들은 정제된 탄수화물이 적은 식이요법을 비만의 표준 치료법으로 여겼다.

저탄수화물 식단이 비만을 성공적으로 치료한다는 탄수화물-인슐린 가설은 불완전한 채로 남아 있다. 정제된 탄수화물은 분명히 고인슐린혈증에 큰 영향을 주지만, 유일한 원인은 아니다. 다른 중요한 요인이 많다. 가장 큰 요인 중 하나는 인슐린 저항성이다.

| **그림 5.4** | 호르몬성 비만 Ⅱ : 인슐린 저항성이 고인슐린혈증을 유발한다

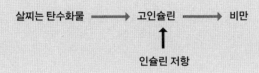

앞에서 설명했듯이 인슐린은 포도당이 세포 안으로 들어가는 문을 여는 열쇠처럼 작용한다. 그러나 때로 인슐린 저항성 상태에서는 일반적인 수준의 인슐린으로는 포도당이 세포로 들어갈 수 없어서 혈류에 포도당이 쌓인다. 이를 보상하기 위해 신체는 저항을 극복하고 혈당을 강제로 세포에 집어넣기 위해 인슐린을 더 많이 생산한다. 결국 정상적인 혈당 수치를 회복하지만, 그 대가로 고인슐린혈증이 지속된다. 우리가 인슐린 저항성에 매우 신경을 쓰는 이유는 이 보상성 고인슐린혈증이 전반적인 체중 증가를 유도하기 때문이다. 하지만 백만 달러짜리 질문은 이것이다. 인슐린 저항성은 처음에 어떻게 발생할까?

6

인슐린 저항성 : 넘침 현상

비만은 보통 제2형 당뇨병이 진단되기 10년도 더 전에 나타난다. 비만이지만 그 외에는 정상인(비당뇨병) 환자들은 날씬한 환자들에 비해 인슐린 저항성이 상당히 증가했다. 기본적인 인슐린 저항성을 반영하는 공복 인슐린은 비만과 전당뇨 단계, 제2형 당뇨병 전체 범위에서 증가한다(그림 6.1을 보라)[1].

이 사실로 비만이 인슐린 저항성의 근본 원인이 될 수 있음을 엿볼 수 있다. 그러나 수백만 달러를 들여 호르몬이 비만과 인슐린 저항성의 중간 역할을 하는지 수십 년간 집중적으로 연구했는데도 인과관계를 확인할 수 없었다. 비만이 인슐린 저항성을 유발한다면, 어떻게 정상 체중인 제2형 당뇨병 환자가 생길 수 있을까? 그리고 왜 그렇게 많은 비만인에게 제2형 당뇨병이 발병하지 않는 걸까?

| **그림 6.1** | 비만이 제2형 당뇨병으로 진행되며 나타나는 인슐린 수치 변화[2]

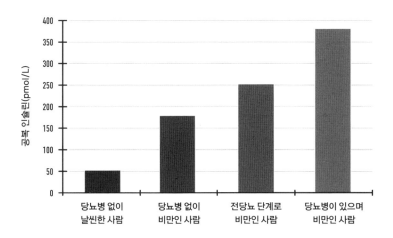

대개 비만이 인슐린 저항성보다 먼저 나타나기 때문에 인슐린 저항성이 비만을 일으킨다는 생각은 받아들이기 힘들다. 유일하게 남아 있는 가능성은 어떤 X 요인이 비만과 인슐린 저항성의 근본 원인이라는 것이다. 앞으로 살펴보겠지만, 원인은 과도한 인슐린이다. X 요인은 고인슐린혈증이다.

| **그림 6.2** | 고인슐린혈증 : 비만과 인슐린 저항성을 유발하는 X 요인

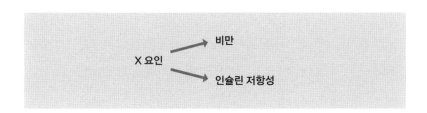

방어기제로서의 저항

인체는 항상성이라는 기본적인 생물학 원리를 따른다. 몸이 한 방향으로만 과하게 변화하면 몸은 스스로 방향을 반대로 바꿔 원래 상태로 돌아가려고 한다. 예를 들어, 몹시 추우면 체온을 더 발생시키려고 몸이 떨린다. 매우 더우면 땀을 흘려 스스로 체온을 낮춘다. 이러한 적응력은 생존을 위한 전제 조건이며, 모든 생물이 일반적으로 지닌 것이다.

저항성은 적응력의 또 다른 말에 불과하다. 안락한 범위를 벗어나 변화가 발생하면 몸은 적응을 통해 저항한다. 노출은 저항을 만든다. 어떤 것이 과도하게 높거나 장기간 유지되면 신체의 저항을 유발한다. 이는 정상적인 현상이다. 다음 이야기를 들어 보자.

로라는 불과 25세에 인슐린종을 진단받았다.[3] 인슐린종은 다른 심각한 질병이 없는데도 비정상적으로 많은 양의 인슐린을 분비하는 희귀 종양이다. 이 병에 걸리면 포도당이 세포로 억지로 들어가 반복적으로 저혈당이 발생한다. 그 결과 로라는 끊임없이 배가 고팠고, 인슐린이 비만의 주요 원인이므로 곧 체중이 증가하기 시작했다.[4] 포도당 수치가 너무 낮아 뇌 기능을 제대로 유지하지 못해 집중력과 신체 협응력에 문제가 생겼다. 어느 날 밤, 운전하던 중에 그녀는 발을 제어하지 못해 사고를 낼 뻔했다. 그리고 저혈당으로 인한 발작을 경험하기도 했다.

로라의 증상이 심각해 보일 수 있지만, 그녀의 몸이 보호조치를 취하지 않았다면 훨씬 더 심했을 것이다. 인슐린 수치가 높아지면서 인슐린 저항성도 함께 증가했다. 인슐린 저항성이 없었다면 인슐린 수치가 높아지면서 혈당이 극도로 낮아져 사망에 이르렀을 것이다. 몸은 죽기를 원하지 않기 때문에(우리도 마찬가지다) 인슐린 저항성을 일으켜 항상성을 드러내며 스스로 보호한다. 이 저항은 비정상적으로 높은 인슐린 수치를 막기 위해 자연적으로 발생한다. 인슐린은 인슐린 저항성을 일으킨다. 다행히도 로라는 곧 정확한 진단을 받아 인슐린종 제거 수술을 받았다. 종양이 제거되자 인슐린 저항성이 극적으로 회복되었고 관련 질환도 나았다.[5]

높은 인슐린 수치가 회복되면 인슐린 저항성이 회복된다. 노출이 저항을 만든다. 자극을 제거하면 저항도 제거된다. 이 희귀병은 인슐린 저항성의 원인을 이해하는 중요한 단서를 제공한다.

저항은 어떻게 작용하는가

항상성은 생존의 근본이기 때문에 몸은 저항성을 개발하는 여러 가지 방법을 찾는다. 생존은 저항에 달려 있다. 몇 가지 다른 저항 메커니즘을 살펴보자.

소음 저항

누군가에게 소리치면 상대는 놀라서 주의를 기울인다. 하지만 끊임없이 고함을 치면 곧 그 효과가 사라진다. 기본적으로 상대에게 저항이 생긴 것이다. "늑대야!"를 외쳤던 양치기 소년은 곧 마을 사람들이 그 효과에 저항하게 되었다는 걸 알게 되었다. 노출이 저항을 만든다.

자극을 제거하면 저항이 제거된다. 고함을 멈추면 무슨 일이 일어날까? 한 달 동안 소년이 "늑대야!"를 외치지 않으면 마을 사람들은 다시 그의 말을 듣기 시작할 것이다. 긴 침묵은 높아진 저항을 복구한다. 다음 번에 소년이 "늑대야!"를 외치면, 곧바로 효과를 낼 것이다.

붐비고 시끄러운 공항에서 자는 아기를 본 적이 있는가? 주변 소음이 매우 크지만, 일정하므로 아기는 쌔근쌔근 잘 잔다. 소음에 저항했기 때문이다. 같은 아기가 조용한 집에서 잘 때는 마루의 삐걱거리는 소리에도 깨어날 수 있다. 이는 모든 부모에게 가장 끔찍한 악몽이다. 저항이 없으므로 아기는 작은 소음에도 매우 민감하다. 아기는 즉시 울음을 터뜨리고 실망스럽게도 부모는 잠에서 깨어난다.

항생제 내성(저항)

새로 만든 항생제는 거의 모든 박테리아를 제거한다. 시간이 흐르면서 대부분 박테리아는 이 항생제를 대량 투여해도 살아남는 능력을 길러 약물 내성 '슈퍼박테리아'가 된다. 슈퍼박테리아가 증식하고 더 널리 퍼지면 항생제의 효과가 떨어진다. 이는 전 세계 많은 도시의 병원에서 점점 더 발생하는 큰 문제이다. 모든 항생제는 저항 때문에 효과를 상실했다.

항생제 내성은 새로운 현상이 아니다. 스코틀랜드의 생물학자 알렉산더 플레밍은 1928년에 페니실린을 발견했으며, 이 약은 제2차 세계대전 중에 사용하기 위해 미국과 영국 정부의 자금으로 1942년에 대량 생산이 시작되었다. 1945년 노벨상 수상 연설에서 플레밍 박사는 첫 번째 사례가 보고되기 2년 전에 저항의 출현을 정확하게 예측했다.

플레밍 박사는 어떻게 이 현상을 자신 있게 예측했을까? 그는 항상성이라는 기초 생물학 원리를 알고 있었다. 방해받는 생물 체계는 원래 상태로 되돌아가려고 한다. 항생제를 점점 더 많이 사용하면, 항생제에 저항하는 유기체가 자연적으로 생존하고 번식하도록 선택된다. 결국 이러한 저항성 유기체가 우세하면 항생제는 쓸모없게 된다. 항생제를 지속해서 많이 사용하면 항생제 내성이 생긴다. 노출이 저항을 만든다.

자극을 제거하면 저항이 제거된다. 불행히도 많은 의사가 정반대로 대응한다. 저항성을 극복하기 위해 항생제를 더 많이 처방하면 역효과가 나서 저항성이 더욱 커진다. 항생제 내성을 방지하려면 항생제 사용을 엄격하게 제한해야 한다. 그래서 많은 병원이 오직 생명이 위태로운 상황에서만 항생제를 사용함으로써 가장 강력한 항생제의 효과를 보존하는 관리 프로그램을 개발하게 되었다. 박테리아의 항생제 노출을 줄이면 저항성이 낮아져 생명을 구할 수 있다.

바이러스 저항

디프테리아나 홍역, 수두, 소아마비와 같은 바이러스에 대한 저항성은 감염 자체에서 발생한다. 백신이 개발되기 전에는 의도적으로 바이러스에 노출하기 위해 감염되지 않은 아이들과 감염된 아이들을 함께 놀게 하는 '홍역 파티' 또는 '수두 파티'가 인기를 끌었다. 파티에서 홍역에 걸리는 것이 그리 즐거운 일은 아니지만, 한번 걸린 아이는 평생 홍역이 걸리지 않는다. 노출이 저항을 만든다.

백신(예방접종)은 정확히 이 원리에 기초한다. 영국 시골에서 환자를 봤던 젊은 의사 에드워드 제너(Edward Jenner)는 우유를 짜는 사람들이 흔히 가벼운 우두 바이러스에 걸림으로써 치명적인 천연두 바이러스에 저항성을 얻는다는 이야기를 들었다. 1796년에 그는 의도적으로 어린 소년에게 우두를 감염시켜 유사한 바이러스인 천연두에 어떻게 걸리지 않는지 관찰했다. 죽은 바이러스나 약해진 바이러스를 접종받으면, 실제로 질병에 걸리지 않으면서 면역력이 생긴다. 다시 말해 바이러스가 바이러스 저항성을 유발한다.

약물 저항

코카인 같은 약물을 처음 복용하면, 강렬하게 반응해 황홀감이 최고조에 이른다. 약물을 계속 사용할 때마다 황홀감은 점점 줄어든다. 약물 남용자는 전과 같은 황홀감을 얻기 위해 복용량을 늘리기도 한다. 반복적이고 장기적인 노출을 통해 신체는 약물 효과에 저항성을 갖게 된다. 이를 내성이라고 한다. 마취제, 마리화나, 니코틴, 카페인, 알코올, 벤조디아제핀(진정제), 니트로글리세린을 비롯한 다양한 유형의 약물에 저항성이 생길 수 있다. 다시 말하지만, 노출이 저항을 만든다.

　자극을 제거하면 저항이 사라진다. 약물 민감성을 다시 얻기 위해서는 일정 기간 약물 사용을 줄여야 한다. 1년 동안 술을 마시지 않으면 1년 후에 처음으로 먹는 술이 또다시 완전한 효과를 발휘한다.

　이러한 예들의 공통점이 무엇일까? 소음의 경우, 자극 피로가 저항의 기제이다. 인간의 귀는 절대적인 소음 수준보다는 변화에 반응한다. 항생제의 경우, 저항하는 유기체의 자연 선택이 기제이다. 약물에 적응하는 박테리아는 생존하고 번식한다. 바이러스의 경우, 항체의 개발이 저항의 기제이다. 약물 내성의 경우 세포 수용체의 수 감소가 기제이다. 기제는 제각기 다를 수 있지만, 최종 결과는 언제나 똑같다. 그것이 핵심이다. 항상성은 생존의 강력한 기반이므로 생명체는 항상성을 회복할 방법을 찾는다. 노출이 저항을 만든다.

이 사실로 인슐린 저항성에 관해 무엇을 알 수 있을까? 인슐린은 인슐린 저항성을 일으킨다.

인슐린이 인슐린 저항성을 일으킨다

인슐린 같은 호르몬들은 저항에 관해서는 약물과 매우 비슷하게 작용한다. 호르몬과 약 모두 세포 표면 수용체에 작용하며, 같은 저항 현상을 보인다. 인슐린의 경우, 이 호르몬에 장기간 과도하게 노출되면(고인슐린혈증) 인슐린 저항성이 발생한다. 이를 실험으로 증명하는 일은 매우 간단하다. 건강한 지원자들을 모집해 많은 양의 인슐린을 계속 투여한 후 저항성이 생기는지 보면 된다. 다행히 모든 실험이 이미 끝났다.

한 연구에서 건강한 젊은이들에게 40시간 동안 지속해서 인슐린을 주입하자 인슐린 저항성이 15% 증가했다.[6] 비슷한 실험에서 건강한 젊은이들에게 96시간 동안 인슐린을 지속해서 주입하자 인슐린 저항성이 20~40% 증가했다.[7] 이 결과의 의미는 그야말로 굉장하다. 건강한 젊은이들에게 정상적인 양의 인슐린을 지속해서 투여했더니 인슐린 저항성이 생겼다. 인슐린이 인슐린 저항성을 일으킨다. 다시 말해, 나는 누구라도 인슐린 저항성이 생기게 할 수 있다. 인슐린을 충분히 투여하기만 하면 된다.

제2형 당뇨병 환자에게 다량의 인슐린을 투여하자 인슐린 저항성이 증가했다. 한 연구에서 인슐린을 사용하지 않던 환자들에게 하루에 최대

100단위의 인슐린을 투여했다.[8] 인슐린 투여량이 많을수록 인슐린 저항성이 높아졌다. 몸과 그림자를 떼어 낼 수 없듯이 연관성이 확실했다. 혈당 수치가 좋아졌는데도 당뇨병이 점점 악화하고 있었다. 인슐린이 인슐린 저항성을 일으킨다.

하지만 단지 호르몬 수치가 높다고 해서 저항이 발생하는 건 아니다. 그렇다면 우리 모두 곧바로 심각한 저항을 일으킬 것이다. 몸은 호르몬을 단발적으로 분비함으로써 자연적으로 저항을 막는다. 특정 시간에 호르몬이 대량 방출되어 특정 효과가 발생한다. 그런 후에 수치가 빠르게 떨어져 매우 낮게 유지된다. 이것이 24시간 생체리듬이다. 호르몬이 낮은 수준을 장기간 유지하면 저항이 발생하지 않는다.

예를 들어, 취침과 기상 주기를 조절하기 위해 송과샘이 생산하는 멜라토닌 호르몬은 낮에는 사실상 감지되지 않는다. 밤이 되면 증가해서 이른 아침 시간에 최고조에 이른다. 스트레스를 조절하는 부신이 생산하는 코르티솔은 깨어나기 직전에 최고조에 이른 후에 낮은 수준으로 떨어진다. 뇌하수체에서 생산된 성장 호르몬은 세포 재생을 돕는데, 주로 깊은 수면 중에 분비된 다음 낮에는 감지할 수 없는 수준으로 떨어진다. 뼈 대사를 조절하는 부갑상샘 호르몬은 이른 아침에 최고조에 달한다. 이러한 호르몬들과 다른 호르몬들이 주기적으로 분비되어야 저항이 방지된다.

호르몬 수치는 일반적으로 매우 낮게 유지된다. 종종 24시간 생체리듬에 의해 짧게 자주 분비되는 특정 호르몬이 방출되어 최대 효과를 낸다. 이 호르몬 방출이 지나가면 수치가 다시 매우 낮아진다. 짤막한 호르몬 분비는 저항성이 생기기 훨씬 전에 끝난다. 몸은 "늑대야!"를 계속 외치지 않는다. 가끔 외쳤을 때 효과를 제대로 보니까 말이다.

| **그림 6.3** | 호르몬성 비만 III : 높은 인슐린 → 저항성 → 더 높은 인슐린

저항성이 생기려면 두 가지 필수 요소가 있어야 한다. 높은 호르몬 수준과 일정한 자극이다. 대개 인슐린은 갑작스레 폭발하듯 방출되므로 인슐린 저항성이 발생하지 않는다. 하지만 인체가 인슐린에 끊임없이 폭격을 당하면 저항성이 생긴다.

이 시점에서 분명히 짚고 넘어갈 내용이 있다. 저항성은 높고 지속적인 자극에 반응하여 발생하므로 용량을 늘리면 저항이 더 많이 발생한다. 노출이 저항을 만들면서 악순환이 점점 확대되는 것이다. 저항은 노출을 늘리고 노출이 많아지면 저항도 증가한다. 높은 수준의 인슐린이 끊임없이 포도당에게 세포에 들어가라고 '소리친다면', 점차 효과가 떨어진다(인슐린 저항성). 인체의 반사 반응은 인슐린을 훨씬 더 많이 만들어 더 크게 소리치는 것이다. 소리가 클수록 효과가 떨어진다. 고인슐린혈증(hyperinsulinemia)은 악순환을 일으킨다. 고인슐린혈증은 인슐린 저항성을 유발해 고인슐린혈증을 악화시킨다.

이 악순환은 계속되고, 몸의 인슐린 수치가 극도로 높아져서 체중 증가와 비만을 유발한다. 악순환이 이어질수록 상황은 더 나빠진다. 그래서 비만과 인슐린 저항성에서는 기간이 매우 중요하다. 사람들은 수십

| **그림 6.4** | 고인슐린혈증 : 비만과 당뇨병의 연관성

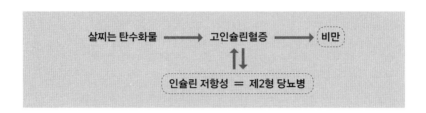

년 동안 이 악순환에 갇혀 상당한 인슐린 저항성이 생길 수 있다. 저항성이 생기면 식단과는 별개로 또다시 인슐린 수치가 높아진다.

하지만 상황은 점점 더 나빠진다. 인슐린 저항성은 공복 인슐린 수치를 높인다. 공복 인슐린 수치는 낮은 게 정상이다. 야간 수면(공복) 후에 낮은 인슐린이 아닌 높은 인슐린으로 하루를 시작한다고 상상해 보라. 결과는 끔찍하다. 지방이 더 늘어난다. 인슐린 저항성이 점점 더 커다란 문제로 떠오르면서, 실제로 높은 인슐린 수치의 주요 동인이 될 수 있다. 비만이 비만을 부른다.

인슐린 저항성이 보상성 고인슐린혈증으로 이어진다는 사실은 오랫동안 인정받아 왔다. 그러나 고인슐린혈증 또한 인슐린 저항성을 일으킨다는 새로운 개념이 서서히 받아들여지고 있다. 2011년, 보스턴대학교 의과대학이 수여하는 밴팅상(Banting Medal)을 수상한 의사 바바라 코키(Barbara Corkey)는 "고인슐린혈증은 인슐린 저항성, 비만, 당뇨병의 근본 원인"이라고 말했다.[9] 밴팅상은 미국당뇨병협회의 최고 과학상이므로, 코키 박사의 생각은 비주류가 아니다.

제2형 당뇨병의 특징은 인슐린 저항성이 높다는 점이다. 비만과 제2형 당뇨병은 같은 근본 문제인 고인슐린혈증의 징후이다. 비만과 당뇨의 밀접한 관련성 때문에 둘이 같은 질병임을 암묵적으로 인정하는 '당뇨비만'이라는 용어가 생겼다.

고인슐린혈증과 넘침 현상

인슐린 저항성은 포도당을 밀어넣으려는 인슐린에 세포가 저항함으로써 정상 또는 높은 인슐린 수준에도 불구하고 혈당이 상승할 때 발생한다. 하지만 어떻게 고인슐린혈증이 이런 현상을 일으킬까?

현재 인정받는 자물쇠 – 열쇠 이론에서는 열쇠(인슐린)가 자물쇠(세포 표면 수용체)를 열어 포도당을 넣으므로, 열쇠(인슐린)를 제거하면 혈당이 세포에 들어갈 수 없다고 암시한다. 인슐린 저항성은 자물쇠와 열쇠가 들어맞지 않는 상태라고 볼 수 있다. 열쇠가 자물쇠를 다 열지 않으면 세포가 쉽게 열리지 않아 정상적으로 들어가지 못한 포도당이 혈액에 쌓인다. 포도당이 적게 들어간 세포는 기아 상태에 빠지고 몸은 인슐린을 더 많이 생산한다. 각 열쇠가 덜 효율적으로 작동하기 때문에 몸이 열쇠를 더 만들어 보상하는 것이다. 이 고인슐린혈증 덕에 세포에 포도당이 충분히 들어가 에너지 요구가 충족된다. 이는 멋지고 깔끔한 이론이지만, 안타깝게도 실제적인 근거가 없다.

열쇠(인슐린)가 문제일까, 자물쇠(인슐린 수용체)가 문제일까? 둘 다 아니다. 제2형 당뇨병 환자의 인슐린과 인슐린 수용체의 분자 구조는 완전히 정상이다. 따라서 뭔가가 자물쇠-열쇠 기전을 망치는 게 분명하다. 연구자들이 수십 년간 맹렬히 연구했지만 그럴듯한 원인이 확실히 밝혀지지 않았다.

음식을 먹으면 인슐린이 올라가고, 섭취한 음식 에너지를 저장하는 데는 주로 간이 도움을 준다. 이때 인슐린은 간에게 두 가지 일을 지시한다.

1. 저장된 음식 에너지를 태우지 마라(예: 체지방).
2. 들어오는 음식 에너지를 글리코겐으로 저장하거나 지방신생합성 (DNL)을 통해 새로운 지방을 만들어라.

세포가 인슐린에 확실히 저항해서 굶주리면 이 두 작용이 동시에 둔해져야 한다. 인슐린의 첫 번째 작용은 확실히 둔해진다. 인슐린은 간에게 새로운 포도당을 만들지 말라고 소리 지르지만, 간은 여전히 계속해서 포도당을 만들어 포도당이 혈액으로 흘러나온다.

그러나 인슐린의 두 번째 작용은 반대로 향상된다. 포도당이 세포에 들어가지 못해 기아 세포가 발생하면, 간에 새로운 지방을 생성하는 기본 물질이 없어 지방신생합성이 중단되어야 한다. 포도당이 없는데 간이 어떻게 포도당으로 새로운 지방을 만들 수 있을까? 이는 벽돌 없는 벽돌집을 지으려고 하는 것과 같다. 건설 노동자가 있다고 해도 집을 지을 수 없다.

그런데 인슐린 저항성이 있으면 실제로는 지방신생합성이 증가해서 인슐린 효과가 둔해지기는커녕 가속화된다. 새로운 지방이 너무 많이 생성되어 들어갈 곳이 없어진다. 새로 만들어진 과도한 양의 지방은 간에 축적되는데, 간에는 보통 지방이 전혀 없어야 한다. 인슐린 저항성이 있으면 간의 지방 수치가 이론상 낮아야 한다. 하지만 제2형 당뇨병이 있으면 거의 언제나 간에 지방이 과도하게 쌓인다.

간은 어떻게 인슐린의 효과 중 하나에만 선택적으로 저항하면서 다른 하나는 가속화할 수 있을까? 그것도 똑같은 인슐린 수용체를 지닌 똑같은 세포에서, 똑같은 수준의 인슐린에 반응하면서 말이다. 수십 년간 수백만 달러를 들여 연구를 진행했지만, 세계 최고의 연구자들은 이러한 인슐린 저항성의 중대한 모순을 어떻게 이해해야 할지 몰라 쩔쩔맸다. 결국 그들은 인슐린 저항성과 세포 굶주림을 설명하는 오래된 자물쇠-열쇠 가설이 정확하지 않다는 것을 깨달았다. 중요한 실마리는 인슐린 자체가 인슐린 저항성을 일으킨다는 점이다. 다시 말해, 근본 문제는 인슐린 저항성이 아니라 이를 일으키는 고인슐린혈증이다.

인슐린 저항성은 같은 양의 인슐린이 포도당을 세포로 옮기기 더 어렵다는 의미이다. 만약 포도당이 이미 넘쳐서 세포에 들어갈 수 없다면? 인슐린 저항성을 '넘침 현상'으로 이해하면 중대한 모순이 해결된다.

넘침 현상의 원리
- - - - - - - - - - - - - - - - - - - -

출퇴근 시간의 붐비는 지하철을 상상해 보라. 열차가 역에 정차하면 차장의 명확한 신호에 따라 문이 열려 승객들이 들어간다. 모든 승객이 어려움 없이 탑승하면 열차가 떠나고 승차장에는 아무도 남지 않는다.

세포는 지하철, 인슐린은 차장, 포도당 분자는 승객과 같다. 인슐린이 적절한 신호를 주면 열차의 문이 열리고, 포도당은 큰 어려움 없이 질서

정연하게 세포로 들어간다. 인슐린에 저항하는 세포가 있으면 인슐린이 세포에 문을 열라고 신호를 보내도 들어가는 포도당이 없다. 포도당은 세포에 들어가지 못하고 혈액 속에 쌓인다. 무슨 일이 있었던 걸까?

앞의 지하철 비유를 생각해 보라. 전철이 역으로 들어가면 문을 열라는 차장의 신호를 받지만, 승객은 탑승하지 않는다. 이것이 '차장' 저항이다. 지하철이 떠나갈 때 많은 승객은 여전히 승차장에 서 있다. 무언가가 자물쇠-열쇠 기제를 방해하고 있어 차장의 신호로도 지하철 문이 충분히 열리지 않았기 때문이다. 승객들은 열차 문으로 들어갈 수 없어서 빈 열차가 멀어지는 동안 승차장에 남겨진다.

넘침 현상은 다른 가능성을 제시한다. 지하철이 역으로 들어오지만, 이미 이전 정류장의 승객들로 가득 차 있다. 차장이 문을 열라고 신호를 보내도 열차가 이미 가득 차 승차장에서 기다리는 승객이 탑승할 수 없다. 밖에서 보는 우리는 승객들이 열차에 들어가지 못하는 모습만 보이므로 문이 열리지 않았다고 결론 내릴 수 있다.

간세포에서도 같은 상황이 발생한다. 높은 인슐린 수치로 이미 간세포가 포도당으로 가득 찼다면, 인슐린이 문을 열더라도 더는 들어갈 수 없다. 밖에서 보는 우리는 포도당을 내부로 밀어넣으려는 인슐린에 저항한다고만 말할 수 있다.

지하철 비유에서, 더 많은 사람을 태우는 한 가지 방법은 '지하철 푸셔'를 고용하는 것이다. 1920년대 뉴욕에서는 사람들을 만원 지하철에 힘껏 밀어넣었다. 북미에서는 이 관행이 사라졌지만, 일본에는 여전히 존재한다. 승객들이 승차장에 서 있으면 '승객 배치 직원'이 사람들을 전철 안으로 더 밀어넣는다.

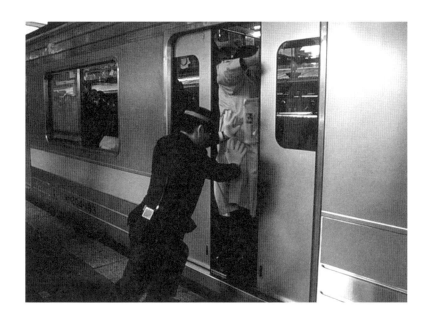

　고인슐린혈증은 인체의 지하철 푸셔다. 푸셔는 이미 꽉 찬 세포에 포도당을 밀어넣는다. 포도당이 밖에 남겨지면 몸은 인슐린을 더 생성하여 더 많은 포도당을 세포 안에 강제로 밀어넣는다. 이 전술은 처음에는 먹히지만, 꽉 찬 세포 안으로 점점 더 많은 포도당을 강제로 밀어넣어야 하므로 더 많은 힘이 필요하다. 인슐린 저항성은 보상성 고인슐린혈증을 유발한다. 하지만 애초의 원인은 무엇일까? 고인슐린혈증이다. 이것이 악순환이다.

　간세포를 생각해 보자. 처음에는 세포(열차)가 비어 있다. 같은 양의 포도당(승객)이 들어가고 나간다면 모든 것이 정상으로 작동한다. 섭취(고인슐린)와 금식(저인슐린) 기간이 균형을 이루면 인슐린 저항성이 발생하지 않는다.

　고인슐린혈증이 지속되면, 포도당(승객)이 세포(열차)에 계속 들어가고

| 그림 6.5 | 과도한 당 → 지방간 → 인슐린 저항성

정상	인슐린 저항성

포도당

세포

세포 굶주림 가설

넘침 가설

내리지 않는다. 시간이 지나면서 세포(열차)가 넘치고 포도당(승객)은 세포 표면 수용체(문)가 열려도 들어갈 수가 없다. 세포는 이때 인슐린에 저항하고 있다. 이를 보상하기 위해 몸은 더 많은 인슐린(지하철 푸셔)을 생성하여 더 많은 포도당을 강제로 밀어넣지만 시간이 지나면서 인슐린 저항성이 높아지며 상황은 더 나빠질 뿐이다.

인슐린 저항성은 고인슐린혈증을 일으키며, 역으로도 마찬가지이다. 악순환이 계속된다. 세포는 기아 상태에 있지 않다. 오히려 포도당으로 넘쳐난다. 포도당이 세포 밖으로 넘치면 혈당 수치가 증가한다.

그러면 지방신생합성(DNL)은 어떻게 될까? 세포에 포도당이 가득 차므로 DNL이 줄지 않는다. 세포는 포도당의 내부 체증을 해소하기 위해 새로운 지방을 최대한 많이 생산한다. 내보내는 지방보다 새로운 지방이 더 많이 생성되면 지방 저장 기능이 없는 간에 지방이 쌓인다. 그 결과가 지방간이다. 넘침 현상은 자물쇠-열쇠 가설의 중대한 모순을 완벽하게 설명한다.

혈당을 보면, 세포가 인슐린에 저항하는 것처럼 보인다. DNL을 보면, 세포가 인슐린에 민감한 것처럼 보인다. 같은 인슐린 수치와 같은 인슐린 수용체를 지닌 간세포에서 이 같은 일이 발생한다. 이 모순은 인슐린 저항성의 새로운 패러다임을 이해함으로써 해결되었다. 세포는 굶주리기는커녕 포도당이 넘쳐난다. 넘치는 포도당이 DNL을 통해 지방으로 변해 세포를 꽉 채운 모습은 간에 침투한 지방에서 볼 수 있다.

인슐린 저항성은 대개 꽉 들어찬 지방간에 포도당이 넘쳐서 생기는 문제이다. 섭취된 영양소 대사를 위한 첫 번째 역이라고 할 수 있는 간은 자연스레 과도한 섭취로 인한 건강 문제의 진원지가 된다. 인슐린 저항성은 주로 포도당과 과당을 많이 섭취해 간에 지방이 과하게 침투해서 발생한다. 다시 말해, 그림 6.5에서 보듯이 당이 너무 많으면 인슐린 저항성의 핵심 문제인 지방간이 생긴다.

필립

46세의 필립은 당뇨병성 발 궤양이 낫지 않아 정맥 내 항생제를 투여받기 위해 입원했다. 궤양이 시작된 건 10개월 전이었고, 성형외과 의사가 지속해서 드레싱과 치료를 했는데도 감염이 발생했다. 당시 제2형 당뇨병을 5년간 앓고 있었던 그는 혈당을 조절하기 위해 시타글립틴과 메트포르민을 복용하고 있었다. 나는 필립과 그의 아버지에게 상황이 얼마나 심각한지 이야기했다. 궤양이 낫지 않으면 발이 썩어 결국 절단해야 했기 때문이다.

필립이 항생제 치료를 마치고 퇴원하자 나는 그에게 IDM 프로그램에 참여하라고 권했다. 그리스 정교회 신자로서 정기적으로 단식을 했던 그는 우리 프로그램의 논리를 신속하게 이해했다. 그는 일주일에 한 번 48시간 단식을 시작했고, 한 달 이내에 혈당 수치가 정상으로 돌아와 두 가지 혈당 약을 중단할 수 있었다. '불치의 만성' 궤양도 한 달 안에 나았다.

필립은 1년 동안 IDM 프로그램에 참여하면서 약을 먹지 않고 있다. 궤양이 재발하지 않았고, 9kg이 빠졌으며, 약을 먹을 때 7.2%였던 당화혈색소는 6.5%로 떨어졌다.

시빌

69세의 시빌은 10년간 제2형 당뇨병을 앓고 있었으며 고혈압, 심장
마비, 뇌졸중이 있었고 혈관우회로술을 세 번이나 받았다. 처음 시빌
을 만났을 때 그녀는 5년 동안 인슐린을 사용하고 있었는데, 혈당을
억제하는 시타글립틴과 메트포르민 이외에도 매일 70단위가 필요했
다. 그녀의 체중은 92kg, 허리둘레는 117cm, BMI는 35.8이었다.

　IDM 프로그램에서 그녀는 이틀에 한 번 24시간과 36시간 단식을
번갈아 실시하며 저탄수화물, 건강한 지방 다이어트를 시작했다. 담
당 의사는 고혈당과 저혈당을 피하고자 인슐린 사용량을 신중하게
관리하고 전반적인 건강을 주의 깊게 관찰했다. 두 달 만에 그녀는 인
슐린과 시타글립틴을 모두 끊을 수 있었다. 프로그램을 시작하고 6개
월이 지나자 체중이 14kg 빠지고 허리둘레가 13cm 줄었다. 그녀는
여전히 당뇨병 치료제를 완전히 끊으려고 노력하고 있다. 하지만 아
직 당화혈색소가 6.2%로 나와 메트포르민 복용량을 줄이는 중이다.

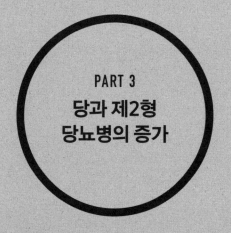

PART 3
당과 제2형
당뇨병의 증가

당뇨병, 이중의 질병

영국의 수도사이자 철학자인 윌리엄 오컴(William of Ockham)은 '오컴의 면도날(Ockham's razor)'로 알려진 근본적인 문제 해결 원리를 창안한 사람으로 인정받는다. 이 원리에 따르면, 가정이 가장 적은 가설이 사실이다. 달리 말해, 가장 단순한 설명이 대개 정확하다. 아인슈타인의 말을 인용하면 "모든 것은 최대한 단순하게 만들어야 한다. 더 단순하게 만드는 것이 아니라."

제2형 당뇨병은 주로 인슐린 저항성이 심한 질병으로 여겨지지만, 실제로 별개의 두 가지 생리학적 결함을 나타낸다. 첫째, 넘침 현상인 인슐린 저항성은 간과 근육에 지방이 침투해서 발생한다. 인슐린 저항성은 일반적으로 제2형 당뇨병이 진단되기 10여 년 전 질병 초기 단계에 발생하지만, 췌장 베타세포가 인슐린 생산을 점차 증가시키므로 혈당이 비교적 정상으로 유지된다. 이 보상성 고인슐린혈증이 생기면 포도당이 세포

| **그림 7.1** | 제2형 당뇨병에 이르기까지의 혈당 변화[1]

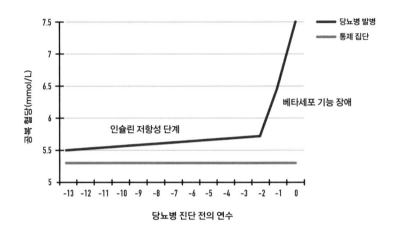

로 억지로 들어가 혈당 수치가 정상으로 유지된다.

식단을 조절하지 않으면 인슐린 저항성은 거의 항상 두 번째 문제인 베타세포 기능 장애로 이어진다. 게다가 거의 인슐린 저항성만이 베타세포 기능 장애를 유발한다. 전통적으로 의학계에서는 인슐린을 생산하느라 지친 세포에 흉터가 생겨 이러한 기능 장애가 발생한다고 여긴다. 즉, 인슐린 저항성과 베타세포 기능 장애라는 두 가지 현상이 완전히 다른 이유로 발생한다는 뜻이다. 그러나 이 두 현상은 상호 배타적이면서 밀접하게 관련되므로, 오컴의 면도날은 이 두 가지 결함이 분명히 같은 근본 원인에 의해 발생했을 거라고 시사한다.

인슐린 생산이 저항성 증가를 따라가지 못할 때만 제2형 당뇨병 진단을 받을 만큼 혈당이 높아진다. 따라서 이 병의 근본적인 전제 조건은 인슐린 저항성 증가와 베타세포 기능 장애이다. 병을 진단받기 몇 년 전부터 혈당 수치가 높아지면서 이 두 단계, 즉 두 가지 이상 현상이 뚜렷이 나타난다.[2]

1단계 : 고인슐린혈증 / 인슐린 저항성

그림 7.1에서 볼 수 있듯이 인슐린 저항성은 제2형 당뇨병보다 평균 약 13년 전부터 나타난다. 인슐린 저항성이 증가하면 보상성 고인슐린혈증이 혈당이 더 빠르게 상승하는 것을 막아 혈당이 오랫동안 점진적으로 증가한다. 혈당은 10년 이상 비교적 정상으로 유지된다. 어린이와 청소년의 경우는 이 단계가 빨라질 수 있다. 일부는 21개월 안에 발병한다.[3]

장기와 장기 주변에 쌓인 내장지방은[4] 높은 인슐린 저항성의 주요 원인이다. 인슐린 저항성이 드러나기 전에 많은 경우 간에 처음으로 지방이 쌓이기 시작한다.

지방간

앞서 살펴봤듯이 간은 음식 에너지의 저장과 생성을 연결하는 기관이다. 음식물이 내장을 통해 흡수되면 문맥순환을 통해 영양소가 간에 직접 전달된다. 체지방은 본래 음식 에너지를 저장하는 수단이므로, 당연히 지방 저장과 관련한 질병은 간과 직결된다.

모든 지방이 같은 방식으로 만들어지는 건 아니다. 과도한 식이지방은 간을 거치지 않고 인체 어느 곳에나 저장될 수 있다. 피부 밑에 있는 지방(피하지방)은 체중과 체질량지수에 영향을 주지만, 건강에 미치는 영향은 미미하다. 피하지방은 외관상으로 좋아 보이지는 않지만 대사에는 해가 없어 보인다.

과도한 식이 탄수화물과 단백질은 우선 간에 글리코겐으로 저장된다. 글리코겐 저장고가 가득 차면 지방신생합성(DNL)을 통해 간이 포도당을 지방으로 전환하여 복부 기관 안팎의 지방 저장고를 포함해 전신으로 내보낼 수 있다. 간에서 내보내는 지방이 새로 만드는 지방의 양을 따라가지 못하면 지방이 간에 쌓여 내장비만이 되어 건강 상태가 위험해진다. 아주 오랜 시간 당과 인슐린이 과도하면 지방간이 된다.[5]

결국 지방이 과하게 차면 간이 더는 포도당을 받아들이지 못해 인슐린 저항성이 발생한다. 앞서 살펴보았던 것처럼 인슐린 저항성은 넘침 현상이다. 그림 7.2에서 보듯이 다음과 같은 악순환이 이어진다.

1. 고인슐린혈증이 지방간을 유발한다.
2. 지방간은 인슐린 저항성을 유발한다.
3. 인슐린 저항성은 보상성 고인슐린혈증으로 이어진다.
4. 이 순환이 계속된다.

전신 비만보다는 간 속 지방이 인슐린 저항성과 당뇨병을 일으키는 중요한 발판이다. 지방간은 비만에서 전당뇨 단계, 당뇨병에 이르기까지 인슐린 저항성의 모든 단계와 관련한다. 그리고 이 연관성은 모든 인종과 민족에 적용된다.

지방간은 고인슐린혈증과 인슐린 저항성이 발생하고 있다는 가장 초

| **그림 7.2** | 호르몬성 비만 Ⅳ : 고인슐린 → 지방간 → 인슐린 저항성

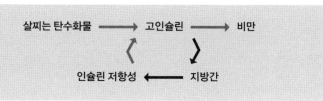

기 징후 중 하나이다. 지방간은 제2형 당뇨병을 진단받기 10여 년 전에
나타난다.[6] 간에 지방이 서서히 쌓이면 인슐린 저항성이 점점 증가한다.
지방간은 초음파로 확인할 수 있지만, 허리둘레 또는 허리/키 비율의 증
가는 지방간의 중요한 단서이다. 혈액검사에서 간 손상이 나타나는 것도
종종 지방간이 느리게 진행되고 있다는 표시이며, 이 단계를 '간이 내뱉
는 길고 조용한 비명'이라고 부른다.

　지방간 질환에는 두 가지 주요 유형이 있다. 알코올성 간 질환과 비알
코올성 지방간 질환이다. 첫 번째는 이름에서 알 수 있듯이 과음과 관련
이 있다. 대부분 알코올은 간에서만 대사되기 때문에 너무 많이, 그리고
너무 자주 마시면 몸이 억지로 이를 처리해야 한다. 그 결과 지방간이 생
긴다. 하지만 다수의 지방간 질환과 당뇨병 환자는 알코올 중독자가 아
니며, 최근에서야 과학자들이 그 원인을 이해하기 시작했다.

비알코올성 지방간 질환
빈대학교의 알프레트 프뢸리히(Alfred Fröhlich) 박사는 1890년에 비만이
신경호르몬과 관련이 있다는 의견을 처음으로 내놓았다. 그는 갑자기 비

만이 시작된 어린 소년의 사례를 발표했다. 이 소년은 결국 뇌의 시상하부 손상을 진단받았는데, 이것이 만성적인 체중 증가의 원인이었다. 이를 계기로 시상하부가 에너지 균형을 조절하는 핵심 부위라는 점이 밝혀졌다.

쥐 실험 결과에 따르면 뇌의 시상하부가 손상을 입으면 식탐이 생겨 비만으로 이어질 수 있다. 연구자들은 재빨리 다른 사실을 알아차렸다. 비만한 동물은 모두 간 손상의 특징을 보였는데, 때로는 간이 모두 망가질 정도로 심각한 상태였다. 유전적으로 비만한 쥐들에게도 같은 간 병변이 있었다. 간이 비만과 어떤 연관성이 있을까?

캔자스주 토피카에 소재한 재향군인병원의 의사 새뮤얼 젤먼(Samuel Zelman)은 1952년에 처음으로 이 연관성을 밝혀냈다.[7] 알코올 중독은 지방간을 일으킨다고 알려져 있었지만, 그는 술이 아니라 하루에 코카콜라를 스무 병 넘게 마시는 병원 직원이 지방간이라는 점에 주목했다. 당시는 비만이 (지방간과) 유사한 간 손상을 일으킬 수 있다는 사실을 전혀 모르던 시절이었다. 쥐 실험 결과를 알고 있던 젤먼은 그 후 몇 년 동안 간 질환의 증거를 가진 비만한 비알코올성 환자 20명을 추적해서, 그들이 모두 탄수화물이 풍부한 식단을 선호한다는 사실을 발견했다.

거의 30년이 지난 후 메이오클리닉의 위르겐 루트비히(Jürgen Ludwig) 박사는 비알코올성 지방간 질환(Non-alcoholic fatty liver disease : NAFLD) 환자 20명의 사례를 발표했다.[8] 이 환자들 역시 모두 비만과 당뇨병과 같은 비만 관련 질병을 앓고 있었다. 간 손상의 증거도 다양했다. 혈액검사에서 간 손상을 보인 NAFLD 환자는 비알코올성 간염(Non-alcoholic steatohepatitis : NASH)이 있었다고 한다. NASH는 NAFLD보다 더 심각한 병이다.

1980년에 이를 발견할 당시 루드비히 박사는 NAFLD 때문에 의사들이 '환자와 대화하면서 생기는 당혹감(혹은 더 나쁜 것)'을 면하게 되었다고 썼다. 달리 말해, 알코올이 없어도 지방간이 생길 수 있다는 사실이 밝혀지면서 음주에 관해 거짓말한다고 의사들에게 줄기차게 비난받던 환자들이 누명을 벗을 수 있었다. 더 중요하게는 NAFLD를 새롭게 인식함으로써 비만, 고인슐린혈증/인슐린 저항성, 지방간의 매우 밀접한 연관성을 확인할 수 있었다. 하나를 발견하면 거의 항상 다른 것을 발견하게 된다.

비만한 사람은 지방간이 생길 확률이 5~15배 크다. 제2형 당뇨병 환자의 85%가 지방간을 앓는다.[9] 당뇨병 없이 인슐린 저항성만 있는 사람은 간 지방 수치가 더 높다.[10] 비알코올성 지방간은 비만 환자의 3분의 2 이상에 영향을 미친다고 추정된다.[11] 게다가 어린이와 성인의 NAFLD 발병률은 비만과 제2형 당뇨병과 매우 유사하게 놀라운 속도로 증가하고 있다.[12]

간에 지방이 쌓이는 지방간은 인슐린 저항성의 가장 중요한 지표 중 하나다.[13] 비만 아동의 경우, 간 손상의 중요한 혈액 지표인 알라닌 트랜스아미나아제(ALT) 수치가 상승하면[14] 인슐린 저항성과 제2형 당뇨병 발병에 직접 영향을 준다. 지방간의 심각도는 당뇨병, 인슐린 저항성, 베타 세포 기능의 손상과 서로 관련이 있다. 또한, 간염(NASH)은 간경변증으로 알려진 말기 간 질환의 주요 원인 중 하나이며, 서구 세계에서 간 이식의 주요 징후 중 하나이다. 북미에서는 전체 인구의 23%가 간염을 앓는다고 추산된다.[15]

| **그림 7.3** | 간 지방과 함께 증가하는 인슐린 저항성[17]

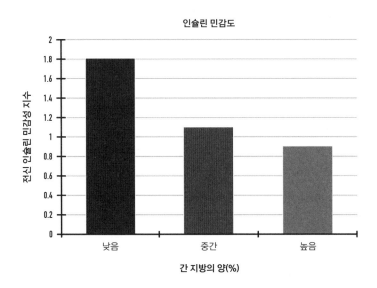

이는 정말로 무서운 전염병이다. 한 세대 동안 이름조차 없고 전혀 알려지지 않았던 비알코올성 지방간 질환이 한 세대가 흐르면서 서구 세계에서 비정상적인 간 효소와 만성 간 질환의 가장 흔한 원인으로 떠올랐다.[16] 이 병은 간 질환의 록키 발보아다.

손상의 증거 없이 간에 심각한 지방 침투가 일어나는 사람이 있고 지방은 적은데 손상이 심각한 사람이 있지만, 차이의 이유는 알려지지 않았다.

간에 천천히 지방이 쌓이면서 인슐린 저항성이 꾸준히 증가한다. 제2형 당뇨병 환자의 경우, 간 지방의 양과 필요한 인슐린 사용량의 관련성이 밀접해[18] 인슐린 저항성을 증가시킨다. 간단히 말해 간에 지방이 많을수록 인슐린 저항성이 높아진다. 따라서 인슐린 저항성을 이해하기 위해서는 먼저 지방간이 어떻게 생기는지 알아야 한다.

지방간이 생기는 과정

아주 놀라운 사실을 말해 주겠다. 나는 당신의 몸에 지방간을 만들어 줄 수 있다. 사실 누구에게나 지방간을 만들어 줄 수 있다. 제2형 당뇨병으로 가는 이 중요한 첫 단계는 3주밖에 걸리지 않는다!

포도당과 인슐린이 과하게 많으면 지방이 새로 생성된다(DNL). 간이 지방세포를 내보내는 속도보다 지방이 생기는 속도가 빠르면 간에 지방이 쌓인다. 당분이 많은 간식만 많이 먹어도 이 상태가 될 수 있다. 짠! 하고 지방간 질환이 생기는 것이다.

연구자들은 과체중인 실험 지원자들에게 매일 단 간식을 1,000Cal씩 더 먹게 했다.[19] 1,000Cal가 많은 양 같지만, 하루에 작은 사탕 봉지 두 개와 주스 한 잔, 코카콜라 두 캔을 더 섭취하는 것이었다. 3주 후, 체중은 비교적 소소하게 2% 증가했다. 그러나 간 지방은 DNL 비율 증가로 인해 27%나 증가했다. 간 손상의 혈액 지표가 거의 30% 증가했으므로 이 지방간은 전혀 소소하지 않았다. 하지만 전혀 희망이 없는 건 아니었다. 지원자들이 평소 식단으로 돌아오자 체중과 간 지방, 간 손상의 지표가 모두 완전히 회복되었다. 체중이 4% 감소한 것만으로 간 지방이 25% 감소했다.

지방간은 완치할 수 있다. 간에서 여분의 포도당을 없애 인슐린 수치를 떨어뜨리면 간이 정상으로 회복된다. 고인슐린혈증은 지방간 질환의 주요 결정 요인인 지방신생합성(DNL)을 유도한다. 인슐린 수치를 정상으로 되돌리면 지방간이 회복된다. 인슐린을 많이 증가시키는 정제된 탄수화물은 식이지방보다 훨씬 더 해롭다. 탄수화물 섭취량이 많으면 DNL이 10배 증가할 수 있지만, 지방을 많이 먹고 탄수화물 섭취량을 줄이면 간의 지방 생성이 눈에 띄게 변화하지 않는다.[20]

특히 포도당보다는 인슐린 반응을 일으키지 않는 과당이 주요 원인이다.[21] 다음 장에서 그 이유를 자세히 설명한다. 반면에 제1형 당뇨병 환자의 경우에는 인슐린 수치가 극도로 낮으면 간 지방이 감소한다.[22]

동물의 지방간을 만들기도 쉽다. 고급 요리인 푸아그라는 오리나 거위의 지방간이다. 거위는 다가올 긴 이동에 대비해 에너지를 저장하기 위해 자연적으로 지방간을 크게 키우지만, 이집트인들은 4천 년 전에 위관 영양법(gavage)이라는 기술을 개발했다. 의도적으로 영양을 과다 공급하는 이 방식은 원래 수작업이었지만, 지금은 더욱 현대적이고 효율적인 방법으로 관리된다. 탄수화물이 높은 다량의 삶은 옥수수 사료가 거위 또는 오리의 소화기에 하루에 여러 번 튜브를 통해 직접 공급된다. 10~14일 만에 간에 지방이 많아져 부피가 커진다.

동물 푸아그라를 만드는 과정은 인체의 지방간이 만들어지는 과정과 기본적으로 같다. 의도적으로 탄수화물을 과다 공급해 지방간을 만들려면 인슐린 수치가 높아야 한다. 1977년, 미국 식단 권장안은 지방을 적게 먹고 빵과 파스타 같은 탄수화물을 더 많이 먹으라고 강력히 권고했다. 그 결과는 어땠을까? 인슐린 수치가 급격히 증가했다. 근본적으로 인간 푸아그라를 만들고 있다는 사실을 우리는 알지 못했다.

지방간은 인슐린 저항성을 예고하지만, 이는 시작일 뿐이다. 골격근과 췌장을 포함한 다른 기관 내의 지방도[23] 제2형 당뇨병에서 주도적인 역할을 한다.

지방 근육

골격근은 팔다리를 움직이기 위해 사용하는 이두근, 삼두근, 사두근, 몸통, 둔부 근육과 같은 큰 근육들을 한꺼번에 일컫는 말이다. 골격근은 대개는 임의로 통제할 수 없는 심장이나 횡격막과 같은 평활근과 구별된다. 골격근은 식사 후에 생기는 포도당 대부분을 태우고 나중에 에너지를 빠르게 공급하기 위해 (근육에) 글리코겐을 저장한다. 이 근육 글리코겐은 신체의 다른 기관에서 사용할 수 없다. 보통 골격근에는 지방이 거의 없다. 지방세포는 지방 저장을 전담하지만 근육세포는 그렇지 않다.

고인슐린혈증이 있고 당이 과다할 때 간은 DNL로 새로운 지방을 생성해 이 중성지방을 온몸에 보낸다. 지방세포(지방 저장 세포)가 꽉 차면 골격근에도 지방이 들어가 결국 근섬유 사이에 지방이 쌓이게 된다. 전문용어로는 근세포 내 지질 축적이지만 쉽게 지방 근육이라고 부를 수 있다.

근섬유 사이에 지방이 쌓이는 과정은 농장에서 자란 소에서 더 확실히 관찰할 수 있다. 이렇게 지방이 쌓이면 고기가 더 맛있다고 한다. 지방은 근육과 지방이 섞인 마블링으로 뚜렷이 드러난다. 고기를 익힐 때 지방이 녹아서 기름을 두르기 때문에 쇠고기가 더 부드럽고 촉촉하며 풍미가 있다. 이런 이유로 마블링이 잘 된 쇠고기는 웃돈을 줘야 한다. 일본의 최고급 진미인 고베 쇠고기는 고도의 마블링으로 높이 평가받는다. 미국 농무부는 마블링 정도에 따라 쇠고기 등급을 매긴다. 가장 높고 비싼 등급인 프라임 쇠고기에 마블링이 가장 많다.

목장주들은 마블링이 거의 전적으로 소의 먹이에 달려 있음을 안다.

소는 반추동물이므로 대개는 풀을 먹어 마블링이 생기지 않는다. 그 결과 맛은 더 좋지만 덜 부드러운 스테이크가 된다. 그러나 소가 곡물을 많이 먹으면 마블링뿐만 아니라 성장률이 높아진다. 이런 이유로 원하는 지방 근육, 즉 마블링을 만들기 위해 풀을 먹였던 많은 소에게 옥수수를 먹이게 되었다. 탄수화물을 많이 먹으면 지방 근육이 생긴다. 마블링 쇠고기에는 특별한 비밀이 있는 게 아니다. 사람도 마찬가지다.

지방간은 간에 인슐린 저항성을 일으킨다. 같은 방식으로 지방 근육은 골격근에 인슐린 저항성을 일으킨다. 고인슐린혈증이 있으면 골격근 안에 과다한 지방과 포도당을 강제로 밀어넣는다. 골격근이 꽉 차면 인슐린이 더는 안으로 밀어넣지 못한다. 이것도 앞에서 설명했던 것과 같은 넘침 현상이다. 골격근은 크기가 매우 커서 몸 전체의 인슐린 저항성에 크게 영향을 미친다.[24]

골격근에 침투한 지방과 비만, 인슐린 저항성의 정도는 밀접한 관련이 있다.[25] 비만한 피험자의 근육은 날씬한 피험자와 같은 속도로 지방산을 흡수하지만, 태우는 속도는 절반으로 줄어 근육 안에 쌓이는 지방이 증가한다. 체중을 감량하면 이 문제를 어느 정도 바로잡을 수 있다.

근육은 왜 이 지방을 태울 수 없는 걸까? 그 답은 랜들 회로라는 생화학적 과정에서 찾을 수 있다.

랜들 회로

필립 랜들(Philip Randle) 박사는 1963년에 포도당-지방산 회로, 즉 랜들 회로(Randle cycle)를 처음으로 설명했다.[26] 분리된 심장과 골격근 세포의 표본을 바탕으로 랜들은 포도당을 태우는 세포는 지방을 태울 수 없고 그 반대도 마찬가지라는 사실을 증명했다. 또한, 이 현상에는 인슐린이나 다른 호르몬의 도움이 필요하지 않았다. 몸은 두 가지 연료를 동시에 사용할 수 없다. 당이나 지방 중 하나를 태울 수 있지만, 둘 다 태울 수는 없다.

대부분 세포는 에너지를 얻기 위해 지방을 직접 사용할 수 있지만, 특정 핵심 세포, 특히 뇌는 그렇게 할 수 없다. 금식 상태에서는 간, 심장, 췌장, 골격근과 같은 큰 장기가 지방을 태움으로써 뇌가 사용할 수 있는 소량의 포도당을 보존한다. 이 기본적인 생존 기제는 인간이 먹지 않고 생존할 수 있는 시간을 최대한 늘린다. 간은 포도당신생합성 과정을 통해서만은 전신에 필요한 충분한 포도당을 생산할 수 없으므로, 랜들 회로가 가장 필요한 곳을 위해 포도당을 보존하는 데 도움이 된다. 간은 또한 지방에서 뇌의 에너지 요구량의 75%를 제공하는 케톤체를 생산하며 포도당을 보존한다.

지방산에 의존해 포도당 사용을 차단하는 몸의 능력을 생리학적 인슐린 저항성이라고도 한다. 매우 낮은 탄수화물 식단이나 단식과 같이 몸이 주로 지방을 태우고 있을 때는 포도당을 태울 수 없다. 따라서 탄수화물을 먹기 시작하면 세포는 일시적으로 포도당 부하를 처리할 수 없어 혈당 수치가 상승한다. 이 현상은 인슐린 저항성처럼 보이지만 전혀 같은 기전이 아니다. 곧 인슐린이 증가하면서 몸이 다시 포도당을 태우게 되어 혈당 수치가 떨어진다.

그 반대도 마찬가지다. 몸이 포도당을 태울 때는 지방을 태울 수 없다. 하지만 나중에 쓰기 위해 지방을 저장한다. 골격근 세포에 포도당이 꽉 찼을 때, 랜들 회로로 인해 골격근 세포가 쉽게 여분의 지방을 태우지 못한다. 골격근 세포는 지방이 아니라 포도당을 태우므로, 지방은 쌓인다. 자, 지방 근육과 인슐린 저항성이 보이는가?

지방 근육과 지방간은 인슐린 저항성을 증가시켜 혈당을 정상으로 유지하려는 보상성 고인슐린혈증으로 이어진다. 하지만 앞에서 보았듯이, 랜들 회로로 인해 결국 전형적인 자가보강 순환 속에서 인슐린 저항성이 더 증가한다. 시간이 흐르면서 인슐린 수치가 인슐린 저항성처럼 끊임없이 높아진다. 결국 사태가 매우 급박해진다. 2단계로 진입한다.

2단계 : 베타세포 기능 장애

인슐린 생산을 담당하는 췌장 베타세포가 증가하는 인슐린 저항성을 따라갈 수 없을 때 혈당은 빠르게 상승한다. 이 보상 메커니즘이 더 이상 작동하지 않으면 본격적인 제2형 당뇨병이 진단되기까지 1~2년밖에 걸리지 않는다. 시간이 흐르면서 인슐린 생산이 최고조에 달하고 결국 감소하기 시작한다.[27] 인슐린 생산이 점진적으로 줄어드는 것을 베타세포 기능 장애 또는 췌장 소진이라고 부른다. 그런데 소진이 왜 일어나는 걸까?

많은 연구자가 고혈당이 베타세포를 파괴한다고 제안한다. 하지만 이 가설에는 분명하고 극복할 수 없는 문제가 있다. 인슐린 저항성이 증가하면서 혈당도 비교적 통제된다. 혈당 수치가 크게 상승하는 건 베타세포가 망가지고 나서이다. 베타세포 기능 장애는 고혈당을 유발하지만, 그 반대는 일어나지 않는다.

일반적인 가설은 베타세포가 매우 오랫동안 인슐린을 과다 생산한 탓에 마모된다는 것이다. 여러 번 뜯어고친 낡은 엔진처럼 만성적인 과로로 돌이킬 수 없는 손상이 발생했다는 이야기다. 그러나 췌장이 장기적으로 계속 손상된다는 생각에는 세 가지 큰 문제가 있다.

첫째, 베타세포 기능은 완전히 회복될 수 있다고 입증되었다. 영국 뉴캐슬대학교의 로이 테일러(Roy Taylor) 박사는 초저탄수화물 식단으로 췌장 기능이 회복될 수 있음을 입증했다.[28] 체중을 감량해서 제2형 당뇨병을 고칠 수 있다면 베타세포 기능이 회복될 수 있다는 의미이기도 하다. 간단히 말해서, 베타세포는 소진되지 않는다.

둘째, 과도하게 사용했을 때 몸은 기능 저하가 아니라 기능 향상으로 반응한다. 근육 운동을 하면 근육이 강해진다. 근육은 소진되지 않는다. 과도하게 분비하는 분비샘은 대개 줄지 않고 커진다. 생각과 공부를 많이 하면 지식이 는다. 뇌는 소진되지 않는다. 인슐린 생성 세포도 마찬가지다. 세포는 작아지지(위축) 않고 더 커진다(비대).

마지막으로, 베타세포 소진설은 오랫동안 과도하게 사용했을 때만 손상이 발생한다는 전제를 깔고 있다. 흉터와 섬유증이 생기려면 수십 년 동안 과도하게 활동해야 한다. 어린이와 청소년의 제2형 당뇨병 확산으로 이 가설이 틀렸음이 분명히 입증된다. 3세 어린아이들이 제2형 당뇨병을 진단받는 상황에서 아이들 몸의 어떤 부분도 벌써 소진되었다고는 생각할 수 없다.

베타세포 기능 장애를 일으키는 원인은 무엇일까? 이 결함은 자연스럽게 인슐린 저항성 뒤에 발생하므로, 오컴의 면도날에 비추어 보건대 베타세포 기능 장애와 인슐린 저항성은 기본적으로 메커니즘이 같다. 특히 문제는 장기에 지방이 침투하는 것인데, 최근 연구 결과에 의하면 이

것이 원인인 것 같다. 1단계에서 지방간과 지방 근육은 인슐린 저항성을 증가시킨다. 2단계에서 지방 췌장은 베타세포 기능 장애를 일으킨다. 췌장은 소진되는 게 아니라, 지방으로 막힐 뿐이다.

지방 췌장

고인슐린혈증으로 지방간이 생기며, 이 체중을 풀기 위해 새로 생성된 지방이 몸의 다른 부분으로 방출된다. 그중 일부는 지방세포로 가고 일부는 골격근으로 간다. 췌장에도 지방이 심하게 침투한다.

췌장의 무게와 체중의 관련성은 1920년에 처음 언급되었다. 비만한 시체의 췌장은 마른 시체의 췌장보다 지방이 거의 두 배나 많았다.[29] 1960년대에 비수술 영상 기술이 발전하면서 췌장 지방을 직접 측정할 수 있게 되자, 지방 췌장, 비만, 고중성지방, 인슐린 저항성의 연관성이 확고히 밝혀졌다. 거의 모든 지방 췌장 환자들에게 지방간이 있었다.

가장 중요하게 지방 췌장은 제2형 당뇨병과 분명히 관련이 있다.[30] 제2형 당뇨병 환자는 비당뇨병 환자보다 췌장과 간에 지방이 더 많다.[31] 췌장에서 지방이 많이 발견될수록 인슐린 분비량이 적다.[32] 간단히 말해서 지방 췌장과 지방간으로 제2형 당뇨병과 비당뇨병이 구별된다.

그 차이는 위를 축소하거나 소장을 우회하는 비만대사 수술(체중 감량이 목적)을 할 때 분명히 나타난다(13장에서 더 자세히 설명한다). 이 수술은 대사에 긍정적인 영향을 주지 않는 지방 흡입처럼 지방을 직접 제거하는 수술이 아니다.[33] 당뇨병이 없는 비만 환자는 췌장 지방이 정상이며, 수술 후에 체중이 줄어도 췌장 지방의 양이 변하지 않는다.

비만한 제2형 당뇨병 환자는 췌장 지방이 과도하지만 비만대사 수술로 이 지방이 줄고 정상적인 인슐린 분비 능력이 회복된다. 그 결과 여전히 수백 kg이 나가는 과체중이더라도 수술 후 몇 주 이내에 제2형 당뇨병이 성공적으로 회복된다. 과도한 췌장 지방은 제2형 당뇨병 환자에게서만 발견된다. 췌장 베타세포는 분명히 소진되지 않는다. 지방으로 막힐 뿐이다. 췌장 지방 0.6g만 제거해도 제2형 당뇨병이 성공적으로 회복된다. 비만대사 수술 후 8주가 지나면 간 지방도 인슐린 저항성처럼 정상으로 돌아온다.

비만대사 수술로만 이러한 혜택을 얻는 건 아니다. 대조 연구에서[34] 급격하고 심하게 칼로리를 제한했더니 몇 주 이내에 췌장의 지방량이 감소하고 인슐린을 분비할 수 있는 능력이 돌아왔다.

지방세포가 아닌 곳에 쌓이는 이소성 지방은 인슐린 저항성이 생기는 데 중요한 역할을 한다. 여기에는 지방간, 지방 근육, 지방 췌장이 포함된다. 심한 비만 환자도 이소성 지방이 쌓이지 않으면 인슐린 저항성이 나타나지 않는다.[35] 이는 비만인의 20%가 인슐린 저항성 없이 대사 상태가 정상인 이유를 설명한다.[36] 반대로 체중이 정상이더라도 지방세포가 아닌 장기에 지방이 쌓이면 제2형 당뇨병이 생길 수 있다. 지방세포 안의 지방은 괜찮지만, 장기 안의 지방은 그렇지 않다.

1950년대에 처음으로 알려진[37] 내장비만(복부비만이라고도 함)은 대사에 해를 끼친다. 인슐린이 없으면 이소성 지방이 쌓이지 않아 인슐린 저항성이 발생할 수 없다.[38] 실제로 쌓인 지방은 인슐린 수치가 지속해서 낮으면 녹아 버린다. 과도한 열량을 지방으로 전환하고 이 지방을 유지하려면 인슐린이 필요하다.

제2형 당뇨병에 걸리면 체지방이 늘 뿐만 아니라 장기 안에 지방이 쌓인다. 문제는 지방이 아니라 이소성 지방이다. 지방간과 지방 근육은 제2형 당뇨병의 1단계에서 볼 수 있는 인슐린 저항성을 유발한다. 지방 췌장은 2단계에서 볼 수 있는 베타세포 기능 장애를 유발한다. 제2형 당뇨병이 일으키는 두 가지 결함은

- 지방간과 지방 근육으로 인한 인슐린 저항성과
- 지방 췌장으로 인한 베타세포 기능 장애이다.

중요한 사실은 이 두 가지 근본적인 결함을 일으키는 기전이 완전히 다르지 않다는 것이다. 이들은 모두 과도한 포도당과 과당으로 인해 발생하는 고인슐린혈증이 내장지방을 쌓이게 한다는 표시이다. 기본적으로 과도한 당분이 제2형 당뇨병을 일으킨다. 이 대답이 가장 단순하고 직관적이며 정확하다. 오컴의 면도날이 혼란을 뚫어 낸다.

이중 순환 : 요약

간 순환과 췌장 순환이라는 두 개의 악순환이 제2형 당뇨병을 지속시킨다. 간 순환이 먼저 일어난다. 포도당과 과당을 과도하게 섭취하면 고인슐린혈증, 지방간, 인슐린 저항성이 발생한다. 악순환의 시작이다. 높은 인슐린 저항성은 고인슐린혈증을 자극하여 이 순환을 영속시킨다. 이 순환이 계속되면서 점점 악화한다.

간 순환은 췌장 순환이 시작되기 수년 전부터 계속될 수 있다. 지방간

| **그림 7.4** | 간 순환(인슐린 저항성)

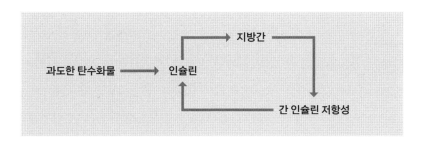

은 골격근과 췌장을 포함한 다른 기관에 새로 생성된 초저밀도지단백질(VLDL)을 내보냄으로써 스스로 압력을 줄인다. 지방 근육이 생기면서 전신의 인슐린 저항성이 더욱 증가한다. 췌장이 지방으로 막히면 인슐린을 정상적으로 분비할 수 없게 된다. 고혈당에 반응해 높아졌던 인슐린 수치는 떨어지기 시작한다.

이 '보상 메커니즘(인슐린을 높여서 고혈당을 잡는 보상 작용)'이 작동하지

| **그림 7.5** | 췌장 순환(베타세포 기능 장애)

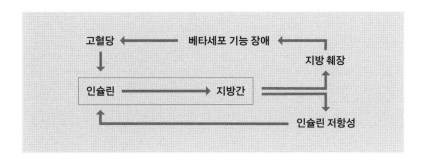

않아 혈당이 급격히 상승하고 결과적으로 제2형 당뇨병이 진단된다. 인슐린이 떨어질지라도 여전히 고혈당으로 인해 인슐린이 최대한 자극받는다. 곧 살펴보겠지만, 이는 악순환을 멈추려는 인체의 시도이다.

간(인슐린 저항성) 순환과 췌장(베타세포 기능 장애) 순환은 함께 악의적인 이중 순환을 형성해 제2형 당뇨병을 일으킨다. 하지만 두 순환의 기전은 같다. 과도한 인슐린은 이소성 지방의 생성과 장기 침투를 유도한다. 줄줄이 이어지는 제2형 당뇨병의 진행 과정은 근본적으로 고인슐린혈증 때문이다. 이는 주로 포도당과 과당과 같은 당을 섭취해서 발생한다. 간단히 말해서 제2형 당뇨병은 순전히 당을 너무 많이 먹어 생기는 질병이다. 확실히 이해하려면 과당의 치명적인 영향을 알아야 한다.

8

과당과 인슐린 저항성의 연관성

2009년, 캘리포니아대학교 샌프란시스코 캠퍼스의 소아 내분비학자 로 버트 러스티그(Robert Lustig) 박사는 〈당: 쓰라린 진실〉이라는 제목으로 90분짜리 강연을 했다. 대학은 의학 교육 시리즈의 일부로서 강연을 유 튜브에 올렸다. 그런데 재미있는 일이 벌어졌다. 동영상이 바이러스처럼 퍼져 나간 것이다. 이것은 고양이 영상이나 아빠의 사타구니에 야구공을 던지는 어린아이의 영상이 아니었다. 생화학과 복잡한 그래프로 가득 찬 영양학 강의였다.

이 특별한 강연은 전 세계적으로 관심을 끌어, 현재 조회 수가 700만 이 넘었다. 이 영상의 메시지는 무엇일까? 당이 유독하다는 것이다.

당을 너무 많이 섭취하면 위험하다고 경고한 의사는 러스티그 박사 가 처음이 아니었다. 1957년 영국의 유명한 영양학자 존 유드킨(John Yudkin) 박사는 당이 심장 질환 증가에 중요한 역할을 한다고 경고했다.

그러나 전 세계는 지방이 해롭다고 주장한 앤셀 키스(Ancel Keys) 박사의 이론(지질 가설)을 선택했다. 학문적 의학에 이별을 고한 유드킨은『순수하고 희고 치명적인』(한국어판 제목『설탕의 독』)이라는 섬뜩할 만치 선견지명 있는 책을 썼지만[2], 그의 경고는 대체로 무시당했다.

1977년 미국 식단 권장안은 일반 대중에게 당을 과하게 섭취하면 위험하다고 분명히 경고했지만, 이 메시지는 뒤따른 반(反)지방 집단 히스테리 속에서 길을 잃었다. 식이지방은 으뜸가는 공공의 적이었고, 과도한 당에 대한 우려는 마지막 석양빛처럼 사라져 버렸다. 1977년에서 2000년까지 당 섭취가 꾸준히 증가했으며 유사하게 비만율도 증가했다. 10년 후, 제2형 당뇨병이 개구쟁이 동생처럼 끈질기게 뒤를 따라왔다.

비만 하나만으로는 최근의 당뇨병 증가를 완전히 설명하지 못한다. 비만율이 낮은 나라 중에는 당뇨병 발병률이 높은 국가도 있지만, 그 반대인 국가도 있다.[3] 스리랑카의 비만율은 2000년에서 2010년 사이에 0.1% 밖에 증가하지 않았지만, 당뇨병 발병률은 3%에서 11%로 증가했다. 같은 기간 뉴질랜드에서는 비만율이 23%에서 34%로 증가했지만, 당뇨병 발병률은 8%에서 5%로 감소했다. 이러한 차이는 대부분 당 섭취에서 비롯한다고 볼 수 있다.

당의 기초

탄수화물은 당분으로 단일 분자(단당류라고도 함) 또는 당 사슬(다당류라고도 함) 형태로 존재한다. 포도당과 과당은 단당류에 속한다. 자당

(sucrose)으로 알려진 설탕은 포도당과 과당 분자를 하나씩 함유하므로 이당류에 속한다.

자연적으로 발생하는 탄수화물은 정제되거나 가공되지 않은 것이다. 여기에는 과일과 채소, 생곡물에서 발견되는 당이 포함된다. 정제된 탄수화물은 가공된 것이다. 예를 들어, 밀을 가루로 만든 밀가루, 찌고 끓이기 쉽도록 껍질을 벗겨 손질한 쌀, 산과 효소로 처리해 시럽으로 만든 옥수수 시럽 등이 있다.

5장에서 설명했듯이 포도당은 혈액에서 발견되는 주요 당이다. 혈당과 혈중 포도당이라는 용어를 혼용할 수 있다. 몸의 모든 세포는 포도당을 사용할 수 있으며, 포도당은 전신을 자유롭게 돈다. 근육세포는 에너지를 빨리 높이기 위해 혈액에서 포도당을 걸신들린 듯 빼내 온다. 적혈구 같은 특정 세포는 에너지를 얻기 위해서만 포도당을 사용할 수 있다.

과당은 과일에 든 천연 당이면서 가장 달콤한 맛이 나는 천연 탄수화물이다. 오직 간만 과당을 대사할 수 있으며 과당은 혈액을 자유롭게 돌지 않는다. 뇌와 근육, 기타 조직은 과당을 에너지로 직접 사용할 수 없다. 과당은 당 분자가 달라서 신체의 혈당 수준을 크게 변화시키지 않는다. 또한, 인슐린 반응을 직접 일으키지도 않는다.

자당은 과당 한 분자에 연결된 포도당 한 분자로 구성되고 포도당과 과당이 반반이다. 화학적으로 고과당 옥수수 시럽은 자당과 유사하며 과당 55% 포도당 45%로 구성된다. 순수한 과당은 보통 직접 먹을 일이 없지만 일부 가공식품의 성분으로 들어 있을 수 있다.

감자, 밀, 옥수수, 쌀의 주요 탄수화물인 녹말은 긴 사슬 포도당이다. 식물로 만든 녹말은 에너지 저장소 역할을 한다. 뿌리채소처럼 땅 밑에서 자라는 채소도 있고, 옥수수와 밀처럼 땅 위에서 자라는 것도 있다. 중량을 기준으로 녹말은 대략 아밀로펙틴 70%와 아밀로오스 30%(둘 다 포도당 사슬의 종류)로 구성된다. 인간을 포함한 동물은 녹말 대신 글리코겐으로 포도당 분자를 엮는다.

우리가 녹말을 먹으면 녹말의 포도당 사슬이 개별 포도당 분자로 분해되어 장에 흡수된다. 밀가루와 같이 정제된 탄수화물은 빠르게 소화되는 반면, 콩과 같이 가공되지 않은 탄수화물은 훨씬 오래 걸린다. 4장에서 설명했듯이, 혈당지수(또는 당지수)는 다양한 탄수화물 식품이 혈당을 올리는 정도를 나타낸다. 순수한 포도당은 혈당을 가장 많이 올리므로 혈당지수가 최대 기준값인 100이다. 이를 기준으로 다른 모든 식품의 혈당지수를 측정한다.

과당이나 유당(우유에서 발견되는 당)과 같이 다른 식이 당은 혈당 수치를 눈에 띄게 상승시키지 않으므로 혈당지수가 낮다. 자당은 포도당과 과당이 반반이므로 혈당지수가 중간이다. 자당의 포도당 부분만 혈당을 눈에 띄게 높인다.

혈당이나 인슐린을 높이지 않는 과당은 수년 동안 다른 감미료에 비해서 해가 없다고 여겨졌다. 혈당지수를 올리지 않는 과일로 만든 천연 감미료는 분명히 건강해 보인다. 하지만 과당에는 수십 년 동안 밝혀지지 않은 어두운 면이 있었다. 혈당만 봐서는 과당의 해로움이 드러나지 않았지만, 간에 지방이 서서히 쌓이면서 분명히 드러났다.

양이 많으면 독이 된다

현대 독물학의 창시자로 여겨지는 스위스-독일 의사 파라셀수스는 가장 기본적인 원리 중 하나를 '양이 많으면 독이 된다'로 깔끔하게 요약했다. 산소는 높은 수준의 독성을 지닐 수 있다. 물도 높은 수준의 독성을 지닐 수 있다. 과당도 다르지 않다.

1900년 이전에 보통 사람은 하루에 15~20g의 과당을 섭취했다. 모두 생과일에서 비롯되었을 것으로 추측되는 이 양은 식단에 소량의 과당을 제공했다. 예를 들어, 사과는 100g에 7.6g, 자몽은 고작 1.2g의 당이 들어 있다. 제2차 세계대전 중에 사람들은 대형 농장에서 키운 사탕수수와 사탕무를 가공해 자당을 만들었다. 자당은 유례없이 저렴하고 양도 많았다. 전쟁 후에 매년 1인당 과당 소비량이 하루 24g으로 증가했으며 1977년에는 하루 37g에 이르렀다.

1960년대에는 자당의 액상 형태인 고과당 옥수수 시럽(HFCS)이 개발되어 판도를 바꿔 놓았다. 미국 중서부에서 엄청나게 생산되는 값싼 옥수수를 가공한 옥수수 시럽은 다른 형태의 당보다 생산 비용이 훨씬 낮았다. 이윤을 높이려는 대기업들은 앞다퉈 자당 대신에 이 저렴한 대체품을 사용했다. 곧 옥수수 시럽은 피자 소스, 수프, 빵, 쿠키, 케이크, 케첩, 스프레드 등 상상할 수 있는 거의 모든 가공식품에 들어갔다.

과당 섭취량은 급증했다. 1994년이 되자 1인당 하루에 평균 55g을 섭취했다. 마침내 2000년에 정점을 찍어, 그때까지 100년 동안 섭취량이 5배 증가했다. 특히 청소년들은 하루 열량의 25%를 72.8g의 첨가당으로 섭취하고 있었다. 1970년대 후반과 2006년 사이에 가당 음료의 1인당 섭취량은 거의 2배로 늘어 하루 141.7Cal를 차지하게 되었다. 옥수수 시럽을 많이 사용하는 국가는 그렇지 않은 국가에 비해 당뇨병 발병률이 20% 증가했다. 미국은 옥수수 시럽에 관해서는 타의 추종을 불허하는 헤비급 챔피언으로, 1인당 소비량이 거의 25kg에 이른다.[4] 양이 많으면 독이 된다.

과당과 지방간
- - - - - - - - - - - - - - - - -

과당은 비만과 당뇨병에 포도당에 비해 더 깊이 관련이 있다. 영양학적으로 과당과 포도당에는 모두 필수 영양소가 들어 있지 않다. 감미료로서 두 당은 유사하지만, 과당은 몸이 과당을 대사하는 독특한 방식으로 인해 포도당보다 건강에 특히 해롭다.

인체의 모든 세포가 포도당을 에너지로 사용할 수 있지만, 어떤 세포도 과당을 사용할 수는 없다. 오직 간만이 과당을 대사시킨다. 남은 포도당은 몸 전체에 흩어져 에너지로 사용될 수 있지만 과당은 유도 미사일처럼 간을 표적으로 삼는다.

녹말 같은 포도당을 많은 양 섭취하면 당이 모든 세포를 돌며 흩어진다. 간 이외의 세포는 섭취된 포도당의 80%를 대사한다. 식사 시간에 심장과 폐, 근육, 뇌, 신장은 이 포도당 뷔페를 맘껏 먹고 20%만 남긴다. 그러면 간이 이를 남김없이 먹어[5] 글리코겐으로 전환해 저장한다.

한편 우리가 과당을 많이 섭취하면 다른 세포가 사용하거나 대사할 수 없으므로 과당이 간으로 곧장 향한다. 체중이 77kg 나가는 보통 성인 남성에게 이것이 어떤 의미인지 생각해 보자. 자당은 같은 양의 포도당과 과당을 제공한다. 77kg 나가는 몸이 포도당을 대사할 때, 2kg 나가는 간은 씩씩하게 같은 양의 과당을 대사해야 한다.

게다가 간은 과당을 제한 없이 포도당, 유당, 글리코겐으로 대사시키므로 과당을 많이 먹을수록 대사량이 많아진다. 그리고 탄수화물에 자연적으로 든 단백질과 섬유질, 지방이 정제 과정에서 제거되어 이러한 영양소가 주는 포만 효과가 사라진다. 예를 들어, 구운 감자 1,000Cal는 상당한 포만감을 주지만 콜라 1,000Cal는 그렇지 않다. 둘 다 대부분 탄수화물임에도 말이다. 하나는 가공되지 않고 다른 하나는 고도로 가공되기 때문이다.

그 결과 우리는 옥수수 시럽 같은 정제된 탄수화물을 더 빨리 소화시키며, 포만감을 느끼지 않기 때문에 더 많이 먹게 되어 혈당이 증가한다. 제한된 글리코겐 저장고가 가득 차면 지방신생합성(DNL)을 통해 과당이 간 지방으로 곧바로 바뀐다.

과당을 과다 섭취하면 DNL을 5배 증가시킬 수 있으므로[6], 포도당을 같은 칼로리의 과당으로 대체하면 간 지방이 8일 이내에 38%나 증가한다. 지방간은 인슐린 저항성이 생기는 데 중요한 역할을 한다. 지방간을 일으키는 과당의 특성은 탄수화물 중에서도 독특하다. 또한, 고혈당을 유발하거나 혈중 인슐린 수치에 큰 변화를 주지 않으면서도 과당이 이러한 악영향을 미칠 수 있다. 과당은 인슐린 저항성에서 딱 한 걸음 떨어진 지방간 질환을 일으키는 데 초고속 열차만큼 효율적으로 기능한다.

지방간과 이로 인한 인슐린 저항성이 고인슐린혈증과 비만의 주요 원인이기 때문에 과당이 포도당보다 훨씬 위험하다. 어림잡아 계산해서,

| **그림 8.1** | 호르몬성 비만 Ⅴ : 과당, 지방간, 인슐린 저항성

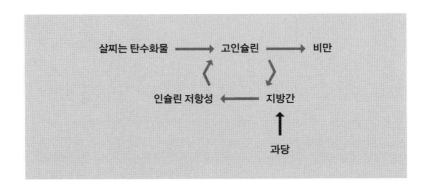

체중이 77kg(170파운드) 나가는 보통 성인 남성의 경우 과당이 지방간을 유발해 비만과 인슐린 저항성을 일으킬 가능성이 약 34배(170을 5로 나눈 값)이다.

몸이 에탄올(알코올)을 대사하는 방식도 매우 유사하다. 알코올을 섭취하면 인체 조직이 알코올의 20%만 대사하기 때문에 80%는 간으로 직행한다.[7] 간은 이를 아세트알데히드로 대사시켜 DNL을 자극하므로 알코올은 과당처럼 간 지방이 된다.[8] 이는 알코올 섭취가 지방간 질환 발생에 큰 영향을 미친다는 사실을 설명한다.

과당과 인슐린 저항성

과당을 너무 많이 섭취하면 인슐린 저항성을 유발할 수 있다는 사실은 1980년대부터 실험을 통해 알려졌다. 건강한 피험자들이 하루에 1,000Cal를 과당으로 섭취하자 단 7일 만에 인슐린 민감성이 25%나 저하했다. 반면에 피험자들이 포도당을 많이 섭취했을 때는 이와 유사한 악영향이 전혀 나타나지 않았다.[9]

2009년의 연구 결과로 과당이 건강한 실험 지원자들에게 인슐린 저항성을 매우 쉽게 유발한다는 점이 더욱 확실해졌다.[10] 피험자들은 포도당이나 과당으로 단맛을 낸 쿨에이드(Kool-Aid, 미국의 청량음료 분말—옮긴이)로 하루 칼로리의 25%를 섭취했다. 양이 심하게 많아 보이지만, 다수의 사람이 이 정도로 당을 많이 섭취한다. (포도당군이 아닌) 과당군은 인슐린 저항성이 너무 높아져 병원에서 전당뇨 단계로 분류되었다. 그들은 과당을 과도하게 섭취한 후 단 8주 만에 전당뇨 단계로 진입했다.

놀랍게도 과당을 1주일만 많이 먹어도 인슐린 저항성이 발생한다. 전당뇨 단계로 진행되는 데는 8주밖에 걸리지 않는다. 수십 년 동안 과당을 많이 섭취하면 무슨 일이 일어날까? 그 결과가 당뇨병이라는 재앙이다. 바로 지금 우리가 겪고 있는 질병이다.

과당과 전 세계적인 당뇨병 유행

175개 국가의 자료를 검토해 보면 비만과 무관하게 당 섭취는 당뇨병과 불가분한 관련이 있다. 예를 들어, 북미의 당 소비량은 안정되거나 감소해 왔지만 아시아는 연간 거의 5%씩 증가하고 있다. 그 결과 당뇨병 쓰나미가 몰려왔다. 2013년에 중국 성인의 11.6%가 제2형 당뇨병을 앓고

| **그림 8.2** | 중국의 전통 식단: 탄수화물을 많이 먹지만 설탕을 적게 먹어 당뇨병이 없다[13]

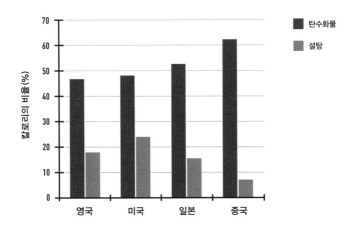

있었다고 추정된다.[11] 하지만 당뇨병 진단을 받은 중국인의 평균 체질량 지수는 이상적인 범위에 속하는 23.7에 불과하다. 대조적으로 미국 당뇨병 환자의 평균 체질량지수는 과체중 범위에 속하는 28.7이다.

1980년에 중국인의 1%만이 제2형 당뇨병을 앓고 있었다는 사실을 떠올려 보자. 중국인은 전통적으로 백미 위주의 식단을 먹기 때문에 이 상황은 확실히 역설적이다. 정제된 탄수화물을 매우 많이 섭취하는데도 중국인들은 비만이나 제2형 당뇨병을 거의 겪지 않았다. 이렇듯 명백하게 병을 막을 수 있었던 이유는 그림 8.2에서 알 수 있듯이 설탕을 거의 먹지 않았기 때문이다. 흰쌀과 같이 정제된 탄수화물은 긴 사슬 포도당으로 구성되지만, 설탕에는 포도당과 과당이 반반씩 들어 있다.

1990년대 말에 인터맵 연구는 영국, 미국, 일본, 중국의 식단을 비교

| 그림 8.3 | 통곡물을 고과당 옥수수 시럽으로 대체한 미국[18]

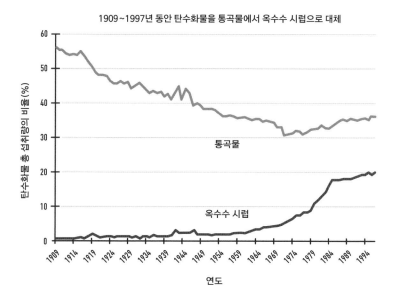

1909~1997년 동안 탄수화물을 통곡물에서 옥수수 시럽으로 대체

했다.[12] 중국의 당 소비량은 이 연구 이후 꾸준히 증가했고, 당뇨병 발병률도 꾸준히 증가했다. 원래 고탄수화물 식품을 많이 섭취하는 식습관과 합쳐져 중국인은 지금 당뇨병 재앙을 맞고 있다.

　정도는 조금 약하지만 미국도 같은 과정을 거쳤다. 미국인들은 곡물로 탄수화물을 섭취하다가 점차 옥수수 시럽의 형태로 설탕을 섭취하게 되었다.[14] 그림 8.3을 보자. 1970년대 말부터 곡물과 과당의 섭취가 모두 증가하자 비만과 제2형 당뇨병이 유행하기 시작했다.

　설탕을 먹으면 다른 정제된 탄수화물보다 살이 더 찌고 특히 제2형 당뇨병이 생긴다. 1인당 하루에 설탕 150g을 더 먹을 때마다 당뇨병이

1.1%씩 증가한다.[15] 탄산음료를 매일 340g씩 더 섭취하면 당뇨병 위험은 25%, 대사증후군의 위험은 20% 증가한다.[16] 지방이나 단백질 같은 다른 식품군은 당뇨병과 유의미한 관련이 전혀 없다고 밝혀졌다.

당뇨병은 어떤 칼로리 공급원보다 설탕과 관련이 깊다. 과당을 과도하게 섭취하면 곧바로 지방간이 자극받아 인슐린 저항성이 일어난다. 설탕과 화학 구성이 거의 같은 고과당 옥수수 시럽을 섭취해도 역시 당뇨병과 깊은 관련성이 나타난다.[17]

과당의 과다 섭취에는 뭔가 불길한 면이 있다. 설탕은 다른 고정제 탄수화물과 뭐가 다를까? 질병과 공통적인 연관성은 무엇일까? 과당이다. 로버트 러스티그 박사가 옳았다. 양이 많으면 독이 된다. 현재 우리의 섭취량을 보면 설탕은 독이다.

과당의 독성

과당은 몇 가지 이유 때문에 유해하다. 첫째, 앞서 설명했듯이 간만이 과당을 대사할 수 있으므로 섭취한 모든 과당은 사실상 새로 생성된 지방으로 저장된다. 간 지방이 지나치게 많으면 인슐린 저항성이 곧바로 발생한다.

둘째, 간은 과당을 무제한으로 대사한다. 섭취된 과당이 많을수록 인슐린과는 별도로 간이 지방신생합성(DNL)을 더 해 간 지방이 늘어난다. 과당은 음식 섭취를 제한하는 자연적인 포만감 경로를 활성화하는 데 거의 도움이 되지 않고 새로운 지방의 과잉 생산을 늦추는 자연 브레이크가 존재하지 않는다. 우리가 식사를 마친 후에도 달콤한 디저트를 먹을 수 있는 이유다.

셋째, 과당은 다른 유출 경로가 없다. 간은 과도한 포도당을 안전하고 쉽게 글리코겐으로 저장하여 몸에 에너지가 필요할 때 포도당으로 분해한다. 반면에 몸은 과당을 직접 저장할 수 없다. 몸에 필요한 만큼 에너지가 충분할 때 간은 과당을 지방으로 대사시키며, 포도당의 경우처럼 이 과정을 반대로 돌리기는 힘들다. 따라서 몸은 아주 적은 양의 과당만 처리할 수 있다. 적은 양의 과당도 독을 만들 수 있다는 것을 기억해야 한다.(포도당은 글리코겐으로 저장했다가 필요할 때 다시 꺼내 쓸 수 있다. 하지만 과당은 간에서만 대사하기 때문에 에너지가 남아돌면 과당은 지방간을 만드는 쪽으로만 가지, 에너지로 다시 빼서 쓸 수 없다.—감수자)

하지만 이 유해성은 쉽게 드러나지 않는다. 단기적으로 과당은 혈당이나 인슐린 수치에 영향을 미치지 않기 때문에 위험이 뚜렷하게 나타나지 않는다. 대신 지방간과 인슐린 저항성에 장기적인 영향을 미침으로써 독성을 발휘하며, 이는 수십 년이 걸릴 수 있다. 단기 연구는 인슐린과 혈당, 칼로리에 초점을 맞추기 때문에 단기 흡연 연구가 장기적인 암 위험을 놓치듯이 장기적인 영향을 간과한다.

따라서 포도당과 과당이 대략 반반씩 들어 있는 자당이나 고과당 옥수수 시럽은 비만과 제2형 당뇨병에서 이중 역할을 한다. 단순히 영양가 없는 열량에 그치지 않는 포도당은 인슐린 생산을 자극하며, 정제된 탄수화물이어서 다량 섭취하면 지방간을 유발한다.

한편, 과당을 과하게 섭취하면 혈당이나 인슐린 수치가 눈에 띄게 변하지는 않지만 지방간과 인슐린 저항성이 곧바로 발생한다. 과당은 지방간을 일으킬 가능성이 포도당보다 몇 배 높아서 악순환을 일으킨다. 인슐린 저항성은 고인슐린혈증을 유발하여 인슐린 저항성을 더 증가시킨다.

그래서 포도당이자 과당인 설탕은 단기, 장기적으로 인슐린 생산을 자극한다. 이렇듯 자당(설탕)은 밀가루의 아밀로펙틴처럼 포도당만 든 녹말보다 훨씬 위험하다. 포도당의 효과는 혈당지수로 분명히 알 수 있으나, 과당의 효과는 전혀 드러나지 않아 과학자들은 오랫동안 비만을 일으키는 설탕의 역할을 대수롭지 않게 여겼다.

얼핏 식단의 과당을 인공 감미료로 대체하면 문제가 분명히 해결될 것처럼 보인다. 인공 감미료의 생화학적 구성 성분을 이 책에서 논할 필요는 없겠지만, 이 물질은 과도한 과당 섭취를 만족스럽게 해결하지 못한다. "길고 짧은 것은 재어 봐야 안다"라는 격언이 있다. 우리는 음식에 이 감미료를 점점 많이 사용해 봤지만, 당뇨병은 사라지지 않았다. 그러니 인공 감미료가 왜 효과가 있어야 하는지 토론할 수는 있지만, 결론은 효과가 없다는 것이다.

그래서 2009년 러스티그 박사가 저 외로운 연단에 올라가 설탕이 독이라고 선언했을 때, 세상 사람들은 열광적인 관심을 가지고 귀를 기울였다. 설탕에 문제가 없다는 낡은 생각과 맹신에도 불구하고 이 내분비학 교수는 우리가 이미 본능적으로 알고 있는 것을 말하고 있었다. 양이 충분하다면 어떤 형태이든 설탕은 독이다. 양이 많으면 독이 된다.

대사증후군과의 연관성

원래 증후군 X라고 불렸던 대사증후군(metabolic syndrome)을 발견한 일은 지난 30년간에 이룬 훌륭한 의학 발전 가운데 하나이다. 2005년 전국 콜레스테롤 교육 프로그램(NCEP)의 성인 치료 프로그램 III(ATP III)은 다음 다섯 가지 조건 중에 세 가지가 충족되면 대사증후군으로 본다.[1]

1. 허리둘레로 측정한 복부비만 : 남성은 40인치 이상, 여성은 35인치 이상

2. 낮은 고밀도지단백질(HDL) : 남성은 40mg/dL 미만, 여성은 50mg/dL 미만, 또는 약물 복용자

3. 높은 중성지방 : 150mg/dL 이상, 또는 약물 복용자

4. 고혈압 : 수축 혈압이 130mmHg 이상이거나 이완 혈압이 85mmHg 이상, 또는 약물 복용자

5. 공복 혈당 : 100mg/dL 이상, 또는 약물 복용자

북미 성인 인구의 거의 3분의 1이 대사증후군을 앓고 있으며[2], 이와 관련한 일군의 문제들로 인해 심장 질환 위험이 거의 300% 증가한다.

대사증후군은 뇌졸중, 암, 비알코올성 지방 간염(NASH), 다낭성 난소 증후군(PCOS), 폐쇄성 수면 무호흡의 위험도 증가시킨다. 더욱 걱정스러운 점은 아이들의 대사증후군 진단이 나날이 늘고 있다는 사실이다.[3]

그렇다면 대사증후군이 당뇨병과 무슨 상관이 있을까? 많은 것 같다.

대사증후군 이해하기

1988년, 스탠퍼드대학교의 제럴드 리븐(Gerald Reaven) 박사는 당뇨병학 분야에서 가장 유명한 학술 연설 중 하나인 밴팅상 수상 연설에서 어떠한 단일 증후군의 개념을 소개했다.[4] 그는 수많은 문제를 일으키는(하지만 알지 못하는) 단일 변수를 나타내기 위해 이를 '증후군 X'라고 불렀다. 그렇다면 이 X인자는 무엇이었을까?

우리가 대사증후군을 처음 알게 된 것은 1950년대였다. 당시 연구자들은 높은 중성지방 수치와 심혈관 질환의 밀접한 연관성을 밝혔다. 놀랍게도 고중성지질혈증은 과다한 지방 섭취가 아닌 과다한 탄수화물 섭취와 그로 인한 고인슐린혈증이 원인이었다.[5]

같은 시기에 초기 인슐린 분석 결과, 상대적으로 혈당 상승이 적은 다수가 심한 고인슐린혈증을 앓고 있다고 밝혀졌다. 연구자들은 이를 높은 인슐린 저항성에 대한 보상 기전이라고 이해했다. 1963년에 리븐 박사는 심장마비 환자에서 높은 중성지방과 고인슐린혈증이 흔히 나타나며[6],

이 두 질병의 연관성이 확실하다는 사실을 관찰했다.

연구자들은 1966년 초에 고혈압과 고인슐린혈증의 연관성을 지적했다.[7] 1985년에는 특별한 원인이 밝혀지지 않은 본태성 고혈압의 상당 부분이 높은 인슐린 수치와도 밀접한 관련이 있다는 연구 결과가 나왔다.[8]

대사증후군이 있는 환자군은 원인이 모두 같은 위험 요인들을 공유한다는 점을 기억하라. 인슐린 저항성 증가, 복부비만, 고혈압, 비정상적인 지질로 인한 고혈압은 모두 하나의 근본적인 문제를 가리킨다.[9] 그리고 대사증후군의 요인이 하나씩 늘 때마다 미래에 심혈관 질환이 발생할 위험이 커진다. 실제로 심장병과 암, 당뇨병과 같은 21세기의 주요 질병은 모두 대사증후군과 그 공통 원인인 X인자와 관련이 있다. 밝혀진 바, X 인자는 고인슐린혈증이다.[10]

체질량지수로 측정할 수 있는 비만은 일반적으로 대사증후군과 관련이 있지만, 포도당 내성 수준이 정상이며 비만이 아닌 사람의 약 25%에서도 대사증후군이 발견될 수 있다. 이 사실로 문제는 비만 자체가 아니라 복부비만이라는 점이 다시 주목받는다. 마찬가지로 저밀도지단백질(LDL, 또는 '나쁜' 콜레스테롤) 수치는 대사증후군을 일으키는 기준이 아니다. 현재 우리는 스타틴 약물로 LDL 콜레스테롤을 낮춰야 한다는 강박감을 느끼지만, 높은 LDL은 대사증후군의 구성 요소가 아니며 원인도 다를 수 있다.

최근의 연구들이 원인이 같은 이 증후군의 개념을 뒷받침하고 확장했다. 이 질환이 어떻게 생기는지 한번 살펴보자.

지방간에서 대사증후군까지

지금까지 살펴보았듯이, 간은 특히 탄수화물과 단백질의 대사와 영양소의 흐름을 연결한다. 장을 통해서 흡수된 영양소는 문맥순환 중에 혈액으로 들어가 간으로 직접 전달된다. 대표적인 예외인 식이지방은 유미입자(킬로미크론, chylomicrons)를 통해 림프계로 곧바로 흡수된다. 이 유미입자는 간을 통과하지 않고 혈류로 흘러 들어간다.

에너지를 저장하고 분배하는 주요 장기인 간은 본래 인슐린 호르몬이 작용하는 주된 장소이다. 탄수화물과 단백질이 흡수되면, 췌장은 인슐린을 방출한다. 인슐린은 간으로 가는 고속도로인 문맥을 지난다. 포도당과 인슐린의 농도는 다른 신체 부분에서보다 종종 문맥계의 혈액과 간에서 10배 더 높다.

인슐린은 나중에 사용할 식량 에너지를 저장하도록 촉진한다. 이 기전 덕분에 인류 역사에 항상 있었던 기근의 시기에 우리가 생존할 수 있었다. 포도당은 쉽게 갖다 쓸 수 있는 에너지 형태이므로 간은 긴 글리코겐 사슬에 여분의 포도당을 저장하는 것을 선호한다. 하지만 간에는 글리코겐이 들어갈 공간이 제한된다. 우리는 냉장고(글리코겐)에 음식(포도당)을 쉽게 넣었다 다시 꺼낼 수 있다. 글리코겐 저장소가 가득 차면 간은 여분의 포도당을 저장할 다른 저장 형태를 찾아야 한다. 간은 지방신생합성(DNL)을 통해 이 포도당을 새로 생성된 중성지방 분자(체지방)로 바꾼다.

고중성지방혈증

새로 만들어진 이 중성지방은 먹은 지방에서 생기는 것이 아니라 바로 포도당으로부터 만들어진다(지방간은 식이지방 때문이 아니라 당 때문에 생긴다는 매우 중요한 지적—감수자). 이러한 구별이 중요한 이유는 DNL로 만들어진 지방은 고도로 포화되기 때문이다. 식이 포화지방이 아니라 식이 탄수화물이 혈중 포화지방 수치를 올린다. 식단이 아니라 혈중 포화지방이 심장 질환과 관련이 있다.

체지방의 중성지방 분자는 필요할 때 3개의 지방산으로 분해될 수 있으며, 대부분의 장기가 에너지를 얻기 위해 이를 직접 사용한다. 이 지방을 에너지로 다시 전환하는 과정은 글리코겐을 사용하는 것보다 훨씬 더 번거롭다. 그러나 지방 저장고는 무제한의 저장 공간이라는 독보적인 이점이 있다. 지하실에 상자형 냉동고가 있다고 생각해 보라. 우선 냉동고(지방세포)는 멀리 있어 음식(중성지방)을 넣고 꺼내는 일이 번거롭지만, 훨씬 커서 더 많은 양을 저장할 수 있다. 필요하다면 지하실에 두 번째 또는 세 번째 냉동고를 설치할 공간도 충분히 있다.

이 두 가지 형태의 저장소는 보완적으로 서로 다른 역할을 한다. 저장된 포도당, 즉 글리코겐(냉장고)은 쉽게 갖다 쓸 수 있지만, 용량이 제한적이다. 저장된 체지방, 즉 중성지방(냉동고)은 접근이 어렵지만, 용량이 무제한이다.

지방신생합성을 부추기는 두 가지 주요 요인은 인슐린과 과도한 과당이다. 탄수화물을 많이 섭취하고 단백질을 적게 섭취하면 인슐린 분비가 자극되어 DNL의 기반이 마련된다. DNL이 완전히 진행되면 많은 양의 지방이 새로 생성된다. DNL이 과도하면 다 내보낼 수가 없어 간에 새로운 지방이 비정상적으로 쌓일 수 있다.[11] 간에 지방이 점점 더 많이 쌓이면 눈에 띄게 울혈이 생겨 지방간처럼 초음파로 진단된다. 새로운 지방을 저장하기에 간이 적절한 장소가 아니라면, 지방은 어디로 가야 할까?

첫째, 몸이 이 지방을 태워 에너지로 사용하려고 할 수 있다. 그러나 식사 후에는 포도당이 충분하므로 몸이 새로운 지방을 태울 이유가 없다. 당신이 코스트코에 가서 음식을 너무너무 많이 사 와서 냉장고에 다 넣을 수 없다고 상상해 보라. 음식을 다 먹기엔 너무 많아서 그럴 수가 없다. 당신이 음식을 없애지 못한다면, 대부분은 싱크대 위에서 썩을 것이다. 따라서 이 선택은 현실적으로 가능하지 않다.

글리코겐 '냉장고'는 가득 차 있다. 따라서 유일하게 남은 선택은 새로 만든 지방(과도한 음식)을 다른 곳으로 보내는 것이다. 이 기전은 지질 운반의 내인성 경로로 알려져 있다. 기본적으로 중성지방은 초저밀도지단백질(VLDL)을 통해 혈류로 방출되어 체증에 걸린 간을 푸는 데 도움을 준다.[12]

포도당과 과당을 더 섭취하는 것은 지방신생합성이 더 많이 발생한다는 의미이며, 이는 곧 초저밀도지단백질이 더 많이 방출된다는 의미다.[13, 14] 중성지방이 많은 VLDL 입자의 대량 방출은 높은 혈장 중성지방 수치의 주요 원인이며,[15] 콜레스테롤 측정을 위한 모든 표준 혈액검사에서 발견할 수 있다. 결국 포도당과 과당을 과하게 섭취하면 이렇듯 고중성지방혈증이 발생한다.

고탄수화물 식단은 초저밀도지단백질 분비를 늘리고 혈중 중성지방 수치를 30~40% 증가시킨다.[16] 탄수화물 유도 고중성지방혈증이라는 이 현상은 5일 정도만 고탄수화물 식단을 섭취해도 발생할 수 있다. 리븐 박사는 혈중 중성지방 수치의 상승은 대부분 고인슐린혈증과 과당 때문임을 밝혔다.[17] 간단히 말해서, 인슐린 수치가 높고 과당 섭취가 많을수록

| **그림 9.1** | 호르몬성 비만 VI : 높은 중성지방의 영향

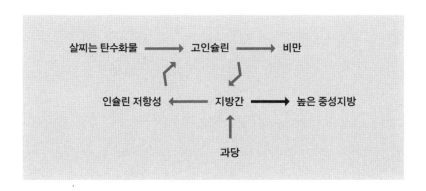

혈중 중성지방 수치가 높아진다. 당이 너무 많은 것이다.

낮은 고밀도지단백질(HDL)

초저밀도지단백질이 혈류를 돌 때 인슐린은 근육과 지방세포, 심장의 작은 혈관에서 발견되는 호르몬인 지단백질 지방분해효소(LPL)를 자극한다. LPL은 중성지방을 안전하게 저장하기 위해 혈액에서 꺼내 지방세포로 운반한다.

초저밀도지단백질이 중성지방을 방출하면 입자가 작아지고 밀도는 높아진다. VLDL 찌꺼기(remnant)라고 불리는 이것을 간이 재흡수한다. 결과적으로 간은 이 찌꺼기를 저밀도지단백질(LDL)로서 혈류로 다시 방출한다. LDL은 표준 혈중 콜레스테롤 검사로 측정되며 전통적으로 '나쁜' 콜레스테롤로 간주한다.

의사와 환자가 가장 많이 우려하는 지표인 LDL 못지않게, 높은 혈중 중성지방 수치만으로도 심혈관 질환을 강력히 예측할 수 있다.[18] 고중성지방혈증은 심장병의 위험을 최대 61% 높이며[19], 1976년 이후 미국의 평균 중성지방 수치는 거침없이 상승하고 있다. 미국 성인의 31%가 중성지방 수치가 높아졌다고 추산된다.[20] 하지만 중성지방 수치를 낮추는 약을 먹어도 심혈관 질환의 위험이 줄지 않는 것으로 보아 고중성지방혈증 자체가 심장병을 일으키는 건 아닌 것 같다.[21]

높은 LDL 수치는 대사증후군을 일으키는 원인 중 하나가 아니라는 점을 강조하고 싶다. 그보다는 대사증후군과 관련한 다른 콜레스테롤 성분인 고밀도지단백질(HDL, '좋은' 콜레스테롤)에 주목할 필요가 있다. 역사적인 프레이밍햄 연구는 낮은 HDL 수치가 심장 질환과 깊이 연관되어[22], LDL 수치보다 훨씬 더 강력히 심장 질환을 예측한다고 입증했다.

낮은 HDL 수치는 높은 중성지방 수치와 밀접한 관련이 있다고 밝혀졌다. HDL이 낮은 환자의 50% 이상이 중성지방 수치가 높다. 중성지방이 높으면 효소인 콜레스테롤 에스테르 전달 단백질(CETP)이 활성화되어 HDL 수치가 내려간다. 이렇듯 중성지방과의 밀접한 관련성을 고려하면, 저탄수화물 식단이 체중 감량과는 별개로 HDL을 높인다는 점은 놀랄 일이 아니다.[23] 중성지방과 마찬가지로 낮은 HDL은 심장병을 직접 일으키지 않지만 강력한 지표이다.[24]

하지만 명백한 사실은 대사증후군의 전형적인 지질 특성, 즉 높은 중성지방과 낮은 HDL이 초저밀도지단백질 과다에서 비롯된다는 것이다.[25] 이는 결국 고인슐린혈증이 원인으로, 포도당과 과당을 과하게 섭취한 데서 기인한다. 다시 말하지만, 당이 너무 많아서다.

| **그림 9.2** | 호르몬성 비만 VII : 지방간 → 낮은 HDL

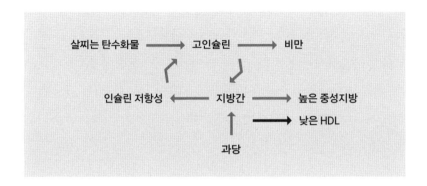

복부비만

지방세포가 중성지방을 흡수해 저장하면 세포가 커진다. 지방세포는 지방을 저장하도록 설계되었기 때문에 이는 인체에 특별히 위험하지 않다. 하지만 살이 오른 동물은 잡아먹히므로, 진화론적으로 살이 너무 찌는 건 위험하다.

지방세포는 렙틴 호르몬을 방출해서 너무 커지지 않도록 스스로 방어한다. 이때 뇌의 시상하부에 지방을 줄여야 한다는 신호가 전달된다. 우리가 먹는 것을 멈추면, 인슐린이 감소해 살이 빠진다. 이런 식으로 비만은 고인슐린혈증을 막는 첫 번째 방어선 역할을 한다.

인슐린은 지방을 저장하려고 하지만, 렙틴은 지방 저장을 줄이려고 애쓴다. 렙틴이 확실히 더 강력하다면 체중과 지방량이 감소한다. 이 음성 되먹임 고리(NFL: negative feedback loop) 덕분에 우리가 이상적인 체중을 유지한다. 그렇다면 어떻게 비만이 될까? 비만은 인슐린 저항성 상태에서 일반적인 과도한 인슐린이 너무 오래가면 발생한다.

체지방이 너무 많으면 렙틴이 방출되어 음식 섭취를 줄인다. 인슐린이 감소해 살이 빠진다. 인슐린 저항 상태에서는 인슐린 수치가 끈질기게 높아져 몸에 지방을 계속 저장하도록 지시한다. 따라서 렙틴도 지속해서 높은 상태를 유지한다. 모든 호르몬과 마찬가지로 노출은 저항을 만들므로, 렙틴이 계속 높게 유지되면 일반적인 비만에서 발견되는 렙틴 저항성이 생긴다. 이는 인슐린과 렙틴이 줄다리기하는 것과 같다. 당을 너무 많이 섭취하면 결국 인슐린이 이긴다.

인슐린은 포도당이 혈액에서 세포로 이동하게 한다. 고인슐린혈증이 계속되면 간에 포도당이 잔뜩 채워져 새로운 지방이 생성된다. 고인슐린혈증이 지속되면 새로운 지방이 급속도로 생겨나 지방세포를 압도한다. 지방의 지원을 받아 지방간이 발생한다. 과당은 간 지방으로 바로 전환되고 다음 단계인 인슐린 저항성으로 이어진다.

이 과정이 이어지면 과하게 채워진 간이 부풀어 손상될 것이다. 간세포는 더 이상 포도당을 안전하게 처리할 수 없지만 인슐린은 여전히 포도당을 더 밀어넣기 위해 온 힘을 다한다. 간이 선택할 수 있는 유일한 방법은 포도당을 거부하는 것이다. 이것이 바로 인슐린 저항성이며, 고인슐린혈증을 막는 인체의 두 번째 방어선이다.

간은 중성지방을 내보내서 꽉 막힌 지방을 풀어내려고 안간힘을 쓰고, 대사증후군의 전형적인 징후로 혈중 중성지방 수치가 증가한다. 이소성 지방이 췌장, 신장, 심장, 근육과 같은 다른 기관에 쌓인다. 복부 지방은 늘어난 허리둘레로 알 수 있는데, 이를 '맥주 똥배' 또는 요즘에는 '밀가루 똥배'라고도 한다. 이 복부 지방 또는 내장지방은 대사증후군의 가장 중요한 예측 요인이다.[26] 수술로 복부 지방을 제거하면 인슐린 저항성이 회복되지만[27] 피하지방은 제거해도 인체 대사에 아무런 도움이 되지 않는다.[28]

고혈당

지방은 복부뿐만 아니라 지방 저장 기능이 없는 기관에도 쌓인다. 췌장이 인슐린을 증가시켜 혈당 수치를 비교적 정상적으로 유지하더라도, 간과 골격근이 지방으로 부풀면 인슐린 저항성이 증가한다. 하지만 이야기는 여기서 끝나지 않는다.

이소성 지방이 췌장을 막아 정상 기능을 방해하면 인슐린 수치가 떨어진다. 지방 췌장이 보상성 고인슐린혈증을 일으키지 못하면 신장의 당 배출 한계(신역치라고 함-옮긴이)를 넘을 정도로 혈당이 급증하고 증상이 나타난다. 포도당이 소변으로 쏟아져 나오며, 과도한 배뇨, 갈증, 체중 감량과 같은 전형적인 당뇨병 증상이 나타난다.

고혈압

고혈압은 증상이 없어서 종종 '침묵의 살인자'라고 불리며 심장마비와 뇌졸중의 발병에 큰 역할을 한다. 대부분의 경우는 특별한 원인을 알 수 없어 본태성 고혈압이라고 하지만, 고인슐린혈증이 핵심적인 역할을 한다.

50년 전에 연구자들은 고혈압 환자의 혈중 인슐린 농도가 과도하게 높다는 사실을 처음으로 보고했다.[29] 그 이후로 유럽 인슐린 저항성 집단 연구와 같은 여러 연구가 이 연관성을 확인했다.[30] 인슐린 수치가 높거나 상승 중이면 고혈압이 발생할 위험이 2배 높았다.[31] 모든 연구를 조사한

| 그림 9.3 | 호르몬성 비만 VIII : 고인슐린혈증과 고혈압

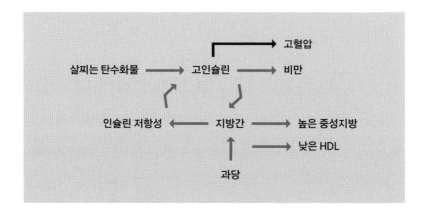

결과, 고인슐린혈증이 고혈압의 위험을 63% 높인다고 추정된다.[32]

　인슐린은 여러 기전을 통해 혈압을 높인다.[33] 인슐린은 심장박출량(심장이 1분간에 박출하는 혈액의 리터 단위 분량)을 증가시키며,[34] 신장의 나트륨(염) 재흡수 능력을 높여 혈액 순환량을 늘린다. 게다가 인슐린은 항이뇨호르몬의 분비를 자극하여 신체가 물을 재흡수하는 데 도움을 준다. 체내 소금과 물을 유지하는 이 기전은 혈액량을 증가시켜 혈압을 높인다. 인슐린은 또한 혈관을 수축시켜 혈관 내부의 압력을 증가시킨다.[35]

왜 대사증후군이 문제일까?

높은 중성지방, 낮은 HDL, 복부 지방, 고혈당, 고혈압과 같은 대사증후

군의 구성 요인들은 모두 심장마비, 뇌졸중, 말초 혈관 질환, 제2형 당뇨병, 알츠하이머병, 암과 같은 현대인의 대사 질환의 위험을 크게 높인다. 우리는 이러한 증상들을 하나의 그룹으로 취급하지만, 모든 사람에게 이것들이 다 나타나는 것은 아니다. 중성지방이 낮은 사람이 있는가 하면, 인슐린 저항성으로 혈당이 높은 사람, 또는 고혈압을 앓는 사람도 있다. 그러나 근본 원인은 모두 같으므로 이 중 한 가지 질환을 앓고 있다면 다른 질환이 생길 가능성이 크다.

일반적인 환자의 경우, 체중이 2kg만 늘어도 일단 고인슐린혈증/인슐린 저항성을 의심할 수 있으며, 그다음으로 낮은 HDL 콜레스테롤 수치가 나타난다. 다음에는 고혈압, 지방간, 높은 중성지방이 거의 동시에 나타난다. 가장 마지막 증상은 일반적으로 제2형 당뇨병의 진단을 확정 짓는 고혈당이다.

서부 스코틀랜드 연구에서[36] 지방간과 중성지방이 제2형 당뇨병이 진단되기 전에 나타난다는 사실이 확인되었다. 지방간은 대사증후군 초기에 나타난다. 대사증후군을 앓는 거의 모든 환자가 지방간이 있지만, 그 반대는 사실이 아니다. 지방간이 있는 환자의 소수만이 상당히 진행된 대사증후군을 앓는다(그림 9.4를 보라).

인슐린 저항성과 제2형 당뇨병은 대사증후군의 일부이므로 대사증후군을 일으킬 수 없다. 대사증후군을 일으키는 원인은 고인슐린혈증이다. 문제의 핵심은 과도한 과당과 포도당, 특히 과당 섭취로 인한 고인슐린혈증이다. 비만과 제2형 당뇨병이 핵심인 대사증후군은 짐작하다시피 결국 당이 너무 많아서 생긴다.

비만, 인슐린 저항성, 베타세포 기능 장애는 모두 방어기전이다. 비만

| 그림 9.4 | 호르몬성 비만 IX : 완전히 진행된 대사증후군

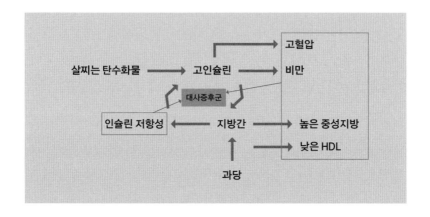

은 새로 생성된 지방을 지방세포에 안전하게 저장함으로써 지방신생합성(DNL)이 간을 장악하는 것을 막으려는 시도이다. 이를 알 수 있는 예로, 지방 이상 발육 증후군(지방세포가 없는 병)이라는 희귀 유전질환을 앓는 환자들은[37] 체중 증가 없이도 지방간, 중성지방, 인슐린 저항성 등 대사증후군의 모든 증상을 보인다. 이 병을 앓는 쥐들을 실험한 결과, 지방이 없는 쥐에 지방세포를 이식하자 대사증후군이 완전히 치료되었다.

지방세포는 사실 대사증후군을 유발하는 게 아니라 예방한다. 지방세포가 없으면 지방이 기관 내에 저장되어야 해서 대사증후군이 발생한다. 지방이 지방세포 안에 저장될 수 있다면 대사 손상이 발생하지 않는다. 비만은 고인슐린혈증과 인슐린 저항성의 근본 문제를 막는 첫 번째 방어선이다.

마찬가지로 인슐린 저항성은 들어오는 지방을 제지해 지방이 내부 기관에 쌓이는 것을 막으려는 인체의 시도이다. 이미 과도하게 채워진 간은 포도당이 더 들어오는 것을 거부하고, 두 번째 방어선인 인슐린 저항성이 나타난다.

마지막 방어선은 췌장의 인슐린 생산이 멈추는 것이다. 혈당이 신장이 감당할 수 있는 한계치 이상으로 빠르게 상승해 흔한 당뇨병 증상들을 모두 유발한다. 하지만 이 유독한 포도당은 몸에서 안전하게 배출되므로 더는 대사 손상을 일으킬 수 없다. 과도한 포도당과 인슐린이라는 핵심 문제는 해결되었지만, 그 대가로 당뇨 증상이 발생한다. 과도한 당이 가장 중요한 문젯거리이므로 몸이 필사적으로 소변을 통해 당을 버리게 된다.

비만, 인슐린 저항성, 베타세포 기능 장애 등 우리가 문제라고 생각했던 모든 질환은 실은 하나의 근본 원인에 대응하는 인체의 해결책이다. 그리고 이 근본 원인을 이해하면 제2형 당뇨병을 비롯한 모든 문제의 해답이 곧바로 분명해진다. 우리는 당을 없애 인슐린을 줄여야 한다.

과도한 당과 과도한 인슐린, 이소성 지방이라는 문제를 제거하지 못하면 병이 만성화되고 점점 악화한다. 근본 원인을 해결하고 나면 제2형 당뇨병, 그리고 대사증후군을 실제로 전부 완치할 수 있다.

브루노

75세의 브루노는 30년 동안 제2형 당뇨병을 앓아 만성 신장 질환이 있는 데다 눈과 신경이 손상되었다. 그는 통풍, 말초 혈관 질환, 고혈압도 있었다. 4년 전에 처음 만났을 때, 그는 몸무게가 97kg이었고 매일 68단위의 인슐린을 사용하고 있었다.

IDM 프로그램을 시작한 브루노는 이틀에 한 번 36시간 단식과 함께 저탄수화물, 건강한 지방 식이요법을 시작했다. 4주 이내에 인슐린 사용을 완전히 중단할 수 있었고 그 후로는 인슐린이 필요하지 않았다. 그는 20년 넘게 인슐린을 사용했기 때문에 아직도 놀라워한다. 게다가 이제 혈압 약이나 콜레스테롤 약이 전혀 필요하지 않다. 그의 최근 당화혈색소는 6.1%에 불과하며 당뇨병이 아닌 전당뇨 단계에 속한다.

브루노는 새로운 식단과 단식 요법에 빨리 적응했으며 몇 년이라도 쉽게 실천할 수 있다고 말한다. 그는 지난 4년 동안 22kg을 감량했고 허리둘레가 24cm 줄었다.

라비

현재 40세인 라비는 28세에 제2형 당뇨병 진단을 받았다. 혈당강하제를 복용한 이래 그는 복용량을 계속 늘려야 했으며, 결국 살기 위해 인슐린을 처방받아야 한다는 말을 들었다. 게다가 고콜레스테롤과 고혈압이 발생했다. 그는 카나글리플로진과 메트포르민 외에도 매일 102단위의 인슐린을 사용하고 있었다. 약물을 엄청난 양으로 복용했지만, 그의 당화혈색소는 여전히 10.8%였다. 이는 그의 몸이 혈당을 전혀 통제할 수 없다는 의미였다.

IDM 프로그램을 시작한 라비는 저탄수화물, 건강한 지방 식단으로 바꾸고 일주일에 세 번 36시간 단식을 시작했다. 2주 안에 인슐린을 끊을 수 있었고 혈당 수치는 유례없이 양호했다. 2개월 만에 콜레스테롤과 혈압이 정상으로 돌아오자 메트포르민 복용을 중단했고, 담당 의사는 콜레스테롤 약과 혈압 약을 이전 복용량의 4분의 1로 낮추었다. 게다가 그는 10kg을 감량했고 허리둘레는 18cm 줄었다. 프로그램을 시작한 지 10개월이 된 지금 (인슐린이 아닌) 약물 한 가지를 계속 복용하지만, 당화혈색소가 7.4%이며 수치가 꾸준히 개선되고 있다.

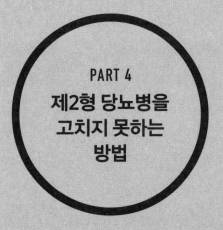

PART 4
제2형 당뇨병을
고치지 못하는
방법

인슐린 : 고치지 못한다

오랫동안 의사들은 인슐린 주사로 제1형과 제2형 당뇨병을 치료하는 것을 당연히 여겼다. 현대 약학의 위대한 승리 중 하나인 인슐린은 실험실에서 만들 수 있으며, 편리하게 주사할 수 있게 포장되어 나온다. 20세기 초중반의 연구 대부분은 심각한 인슐린 부족이 원인인 제1형 당뇨병에 초점을 맞췄다. 인슐린 주사를 맞지 못하면 세포가 포도당을 사용할 수 없어 굶주리게 되므로, 살이 빠져 결국 사망한다. 이전에는 치명적이었던 이 질병을 이제 관리할 수 있게 되었지만, 인슐린 주사는 합병증을 동반한다.

혈당이 정상 범위를 과하게 벗어나면 합병증이 발생하기 때문에 인슐린 투여량과 음식 섭취량, 특히 탄수화물의 양을 조절하는 일이 매우 중요하다. 인슐린을 과소 투여하면 고혈당(고혈당증)이 유발되고 과다 투여하면 저혈당(저혈당증)이 유발된다. 가벼운 저혈당 반응으로 환자가 땀을 흘리고 몸을 떨 수 있지만, 발작, 실신, 사망처럼 더 심각한 반응이 나타날 수도 있다. 2014년에는 거의 10만 건의 응급실 방문과 3만 건의 입원이 저혈당과 직접 관련이 있었다.[1]

혈당이 극도로 높으면 제1형 당뇨병에서는 당뇨병성 케톤산증, 제2형 당뇨병에서는 비케톤성 고삼투압 혼수상태가 발생할 수 있지만, 이러한 합병증은 비교적 드물다. 한편, 1990년대 초반까지는 약간 높은 혈당이 위험한지 아닌지도 확실치 않았다. 그래서 수십 년 동안 의학계에서는 혈당 수치를 약간 높게 유지하되 신장이 감당할 수 있는 한계치인 10mmol/L를 넘지 않게 하는 것이 관행이었다. 이 정도 수치에서는 신장이 포도당을 완전히 재흡수하므로 소변으로 유출되지 않아, 전형적인 당뇨병 증상인 과도한 배뇨와 갈증이 나타나지 않는다. 그리고 혈당 수치가 정상 수준보다 약간 높게 유지되면 저혈당과 고혈당 증상이 모두 나타나지 않는다. 과거에는 이 범위가 해롭다는 확실한 증거가 없었기 때문에 이 절충안이 수용되었다. 이 관점은 1993년에 돌이킬 수 없는 대전환을 맞이한다.

인슐린과 당독성

1983~1993년에 이루어진 제1형 당뇨병 환자의 대규모 무작위 대조 실험인 '당뇨병 조절과 합병증 실험(Diabetes Control and Complications Trial, DCCT)'[2]에서 혈당 수치의 엄격한 관리를 포함한 집중적인 인슐린 요법이 극적이고 유익한 결과를 가져올 수 있음이 입증되었다. 주의 깊

| 그림 10.1 | 집중적인 인슐린 치료가 뚜렷한 체중 증가를 불러온다[4]

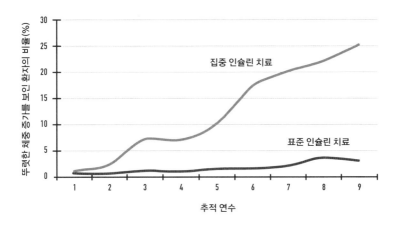

은 관리를 통해 혈당 수치를 최대한 정상에 가깝게 유지하고 매일 인슐린 주사를 여러 번 투여한 결과, 고혈당과 관련된 장기 손상을 예방할 수 있었다. 당뇨병성 안구 질환은 76%, 신장 질환은 50%, 신경 손상은 60% 가 감소했다.

2005년, 연구자들은 '당뇨병 예방과 합병증의 역학(Epidemiology of Diabetes Interventions and Complication, EDIC)'이라는 후속 연구를 발표했다.[3] 그들은 DCCT 연구에 참여했던 환자의 90% 이상을 17년 동안 추적했고, 집중적인 인슐린 치료로 심혈관 질환이 놀랍게도 42% 감소했다는 사실을 발견했다. 이 두 연구로 당독성(glucotoxicity) 이론, 즉 고혈당이 제1형 당뇨병에 유독하다는 사실이 분명해졌다.

그러나 일부 환자는 대가를 치렀다. DCCT 연구에서 집중 인슐린 치료군이 표준 인슐린 치료군보다 저혈당 증상이 3배 더 많이 발생했다. 다른 환자들은 체중이 크게 늘었다. 9년 동안 집중 치료군의 피험자 중 거의 30%가 체중이 상당량 증가했는데, 이는 체질량지수가 5 이상 증가한 것으로 간주한다. 이 결과는 일반적인 인슐린 요법이 환자에게 미치는 영향을 훨씬 넘어선 것이었다. 집중 치료군의 4분의 1은 체질량지수가 24(정상 체중)에서 31(비만)로 증가했다. 비만이 건강에 미치는 영향을 고려할 때 가벼운 문제가 아니었다. 다른 위험 신호들도 나타났다. 체중 증가는 복부에 집중되어 있었는데, 복부비만은 미래의 심혈관 질환을 예측하는 강력한 징후로 알려져 있다. 다른 주요 위험 요인인 혈압과 혈중 콜레스테롤도 증가했다.

시간이 지나면서 체중과 허리둘레, 인슐린 투여량이 가차 없이 계속 증가했다. 집중 인슐린 치료가 대사증후군을 일으킨 것이다. 체중 증가가 가장 컸던 제1형 당뇨병 환자는 관상동맥 석회화(CAC)와 경동맥 내막 내측 두께(CIMT) 점수 역시 가장 높았다.[5] 따라서 높은 인슐린 투여량은 이러한 후기 죽상동맥경화증을 확실하게 예측했다.[6] 혈당을 줄이기 위해 인슐린을 과도하게 투여하면 비만, 대사증후군, 죽상동맥경화증 등 과도한 인슐린으로 인한 문제가 많이 발생했다. 이러한 부작용은 있었지만, 제1형 당뇨병에서만큼은 심혈관 이점이 밝혀졌으므로 집중 인슐린 투여 실험은 해 볼 가치가 있었다.

하지만 높아진 혈당이 말초 기관 손상의 주요 원인이라는 당독성 이론은 제1형과 제2형 당뇨병에서 모두 인정되었다. 제2형 당뇨병에서는 아직 확실히 입증되지 않았지만, 단지 시간문제로 보인다. 치료법은 논리적으로 인슐린 또는 다른 약물을 충분히 투여해 혈당을 정상으로 유지하는 것이었다. 오늘날까지도 대부분 의사는 부츠 밑창에 붙은 껌처럼 입증되지 않은 이 제2형 당뇨병 치료에 집착한다. 이 방법이 효과가 있을까?

당독성과 제2형 당뇨병

획기적인 DCCT 실험으로 제1형 당뇨병에서의 당독성 이론이 확립되었다. 1970년대에 시작된 '영국 당뇨병 예측 연구(United Kingdom Prospective Diabetes Study, UKPDS)'는 제2형 당뇨병에서 혈당을 집중적으로 조절하면 유익할 것이라고 예상했다.[7] 연구자들은 치료에 관한 두 가지 사실을 알아내려고 했다. 첫째, 집중적인 포도당 조절이 합병증을 줄일 수 있는지, 둘째, 다양한 약물 간에 차이가 있는지였다. 이 연구에서는 인슐린, 설포닐유레아(SUs), 메트포르민 등 이용 가능한 약물을 사용하여 새로 진단받은 제2형 당뇨병 환자 약 4,000명을 표준 또는 집중 치료에 무작위로 배정했다.

1998년에 발표된 UKPDS 결과는 충격 그 자체였다. 다시 말해, 집중 치료로 유의미한 효과가 나타나지 않았다. 물론 평균 혈당을 성공적으로 낮추었지만, 약물 복용량이 많을수록 체중이 늘어서 평균 2.9kg가 증가했다. 특히 인슐린 집단은 평균 4kg이 증가했다. 저혈당 반응도 많이 증가했지만 이러한 부작용은 예상된 것이었다. DCCT 실험에서처럼 중대한 치료 효과는 없었고 안구 질환을 줄이는 데 약간의 효과가 있었다. 10년 동안 혈당을 엄격히 조절했지만, 심혈관 질환 개선에 도움이 되지 않았다. 심장마비나 뇌졸중이 줄지 않았다. 예상과 다른 결과에 충격을 받았지만, 사람들은 여전히 믿기 어려워했다.

메트포르민은 과체중인 제2형 당뇨병 환자에 초점을 맞춘 UKPDS 하위 연구 34[8]에서 따로 연구되었다. 메트포르민은 당화혈색소 수치를 8.0%에서 7.4%로 낮췄다. 좋은 결과였지만, 더 강력한 인슐린과 설포닐유레아 약물로 볼 수 있는 결과만큼 좋지는 않았다. 그러나 혈당 감소는 보통이었지만 심혈관 결과는 훌륭했다. 메트포르민은 놀랍게도 당뇨병 관련 사망을 42%, 심장마비 위험을 39%로 줄여, 더 강력한 혈당강하제들보다 효력이 훨씬 높았다. 다시 말해, 어떤 종류의 당뇨병 약을 복용했는지가 큰 차이를 만들었다. 메트포르민은 다른 약과 달리 생명을 구할 수 있었지만, 혈당 저하 효과와는 거의 또는 전혀 관련이 없었다. 제1형 당뇨병에서 입증된 당독성 이론은 제2형에서 처참히 실패했다.

존경받는 독립 의사·연구자 집단인 코크레인 그룹은 이후에 포도당 조절이 심혈관 질환 위험에 미치는 영향은 5~15%에 불과하다고 추정했다.[9] 하지만 이야기는 여기서 끝나지 않았다. 온갖 논쟁에 지친 데다 여전히 제2형 당뇨병의 당독성 이론을 확신하는 미국 국립보건원은 1999년에 시작한 대규모 '당뇨병의 심장병 위험을 통제하기 위한 행동(Action to Control Cardiac Risk in Diabetes, ACCORD)' 연구에[10] 자금을 지원했다.

ACCORD 연구는 북미 전역에서 심장마비와 뇌졸중 위험이 큰 성인 당뇨병 환자 10,000여 명을 모집했다. 이 실험의 목적은 혈당 조절 약물을 집중적으로 복용하면 심장마비, 뇌졸중, 심혈관 질환으로 인한 사망 및 기타 심혈관 질환의 위험을 감소시킬 수 있는지 알아내는 것이었다.

한 집단의 환자들은 표준 치료를 받았고, 다른 집단은 혈당을 최대한 정상에 가깝게 줄이기 위해 다량의 약물과 인슐린을 투여받았다. 2008년에 발표된 ACCORD 연구의 첫 번째 결과는 집중적인 약물 치료가 당화혈색소를 감소시킬 수 있음을 입증했다. 훌륭하다. 이것이 건강에 영향을 미쳤을까? 확실히 그랬다. 집중 치료가 사람들을 죽이고 있었다. 기대와는 정반대로 집중 치료를 받은 환자는 치료에도 불구하고, 혹은 치료 때문에 표준 치료 그룹보다 22% 더 빨리 죽어 가고 있었다. 이는 환자 95명마다 1명이 더 사망한다는 이야기다. 이 연구는 윤리적인 이유로 진행이 중단되었다.

비슷한 연구들이 거의 동시에 마무리되었다. 당뇨병 환자에서 집중적인 혈당 조절과 혈관 질환을 조사한 '당뇨병 및 혈관 질환의 작용 무작위 대조 평가(Action in Diabetes and Vascular Disease Controlled Evaluation, ADVANCE)' 실험 결과가 ACCORD 결과와 동시에 발표되었다.[11] 혈당 강하 전략은 여전히 심혈관 질환을 개선하지 못했다. 대조적으로 혈압 강하제는 예상대로 심혈관 질환을 감소시켰다. 따라서 특정 약물은 제2형 당뇨병 환자에게 도움이 되었지만, 혈당을 내리는 약물은 그렇지 않았다.

곧바로 이어진 두 개의 무작위 대조 실험이 이 실망스러운 결과를 확인했다. '재향 군인 당뇨병 실험(Veterans Affairs' Diabetes Trial, VADT)'에서는 집중적인 의학 치료가 심장, 신장, 안구 질환에 유의미한 이점을 제공하지 못한다고 밝혀졌다.[12] 'ORIGIN(The Outcome Reduction with an Initial Glargine Intervention)' 실험에서는 초기에 인슐린 투여를 시작해 전당뇨 단계를 치료했다〔글라진(Glargine)은 상품명 란투스라고 불리는 아주 강력한 인슐린 제제 중 하나이다—감수자〕.[13] 심장병이나 뇌졸중, 안구 질환, 말초 혈관 질환도 줄지 않았고 측정할 수 있는 어떠한 건강 이점도 없었다. 인슐린, 메트포르민, 티아졸리딘디온(TZDs), 설포닐유레아(SUs)를 포함한 전통적인 제2형 당뇨병 약물은 건강을 개선하지 못했다.

ACCORD, ADVANCE, VADT 실험은 모두 오랜 기간 환자를 추적해 장기 결과를 발표했지만[14] 새로운 정보는 거의 없었다. 모든 실험은 약물을 이용한 집중적인 혈당 조절이 생명을 구하지 못하고, 도움이 되더라도 미미하다는 데 동의했다. 게다가 저혈당 반응의 위험이 증가하는 등 심각한 부작용이 있었다. 가장 명백하게 우려할 점은 이미 비만한 환자에게 체중 증가를 일으킨다고 잘 알려진 설포닐유레아와 티아졸리딘디온, 인슐린의 성향이었다. 이는 어느 시점에 심혈관 문제가 일어날 수 있다는 의미이기도 하다. 인슐린 수치를 올리지 않는 메트포르민은 비만을 일으키지 않는데, 이는 중요한 차이점이었다.

1999년의 동료 심사 논평을 보면 이미 인슐린 수치가 높은 환자의 고인슐린혈증 악화와 같은 실질적인 문제에 대한 우려가 이미 확산되고 있었음을 알 수 있다. 영국 노팅엄대학교의 리처드 도넬리 박사는 "인슐린과 설포닐유레아가 비만에 똑같이 해롭다고 해석할 수 있다"라고 썼다.[15]

제1형 당뇨병에서는 혈중 인슐린이 적기 때문에 인슐린을 투여하는 것이 논리적이다. 제2형에서는 혈중 인슐린이 높으므로 인슐린을 더 투여하는 것이 문제가 되는 것 같다. 결국 알코올 중독자에게 술을 더 주는 건 이기는 전략이 아니다. 열사병 피해자에게 뜨거운 담요를 덮어 주는 건 이기는 전략이 아니다. 햇볕에 탄 피부를 치료하려고 태양 빛을 더 쪼이는 건 이기는 전략이 아니다. 인슐린이 너무 많은 사람에게 인슐린을 더 주는 건 이기는 전략이 아니다. 논리적으로, 제2형 당뇨병을 효과적으로 치료하려면 포도당과 인슐린을 낮추는 접근법이 필요하므로 당독성과 인슐린 독성을 최소화해야 한다.

인슐린 독성과 이중의 당뇨병

인슐린을 이용한 집중적인 혈당 조절은 제1형과 제2형 당뇨병 환자 모두에게 체중 증가와 대사증후군을 유발했으며, 제1형 당뇨병 환자는 체내에서 인슐린이 생산되지 않기 때문에 고인슐린혈증은 의사의 부주의 (치료로 인한) 때문일 수 있다. 많이 들어 본 소리인가? 고인슐린혈증은 인슐린 저항성을 유발한다. 제1형 당뇨병 환자의 경우 인슐린이 과하면 제2형 당뇨병과 똑같은 문제가 발생한다. 달리 말해, 제1형 당뇨병 환자에게 인슐린을 과다 투여하면 제2형 당뇨병이 발생한다. 이 환자들은 기본적으로 이른바 이중 당뇨병을 앓는다. 그들은 인슐린을 생산하지 못하지만, 인슐린 주사로 인해 고인슐린혈증의 문제를 겪는다. 인슐린이 과하면 인슐린 독성이 생긴다.

제1형 당뇨병 환자는 제2형 당뇨병 환자와 같은 질병을 앓았지만, 고혈당증이 원인은 아니었다. 원인은 고인슐린혈증이었다. '유럽 당뇨병 예측 합병증 연구(The European Diabetes Prospective Complications Study, EURODIAB)'[16]는 제1형 당뇨병 환자의 사망 위험을 예측하는 요인을 알아내려고 했다. 그 결과, 당화혈색소로 측정한 당독성은 중요한 위험 요소가 아님이 밝혀졌다. 대신 조절할 수 있는 가장 중요한 위험 요소는 허리/엉덩이 비율(복부 지방을 측정하는 방법), 혈압, 콜레스테롤이었다. 모두 대사증후군과 고인슐린혈증의 지표였다.

다른 많은 연구가 이 연구의 결과를 입증했다. 예를 들어, '황혼기 집단 연구(Golden Years Cohort Study)'[17]는 50년 이상 제1형 당뇨병을 앓았던 환자 400명을 추적했다. 그들은 역경을 딛고 살아남았다. 그들의 비밀은 무엇이었을까? 엄격한 혈당 조절은 확실히 아니었다. 그들의 평균 당화혈색소는 7.6%, 일부는 8.5~9.0%로 일반적으로 권장하는 수치인 7.0%를 훌쩍 뛰어넘었다. 사실 황혼기 집단 환자의 당화혈색소는 정상 범위가 아니었으므로 당독성은 주요 요인에서 제외되었다. 황혼기까지 생존한 이 집단은 모두 혈당 관리가 변변치 않았지만 건강은 매우 양호했다. 공통 요인은 낮은 인슐린 투여량이었다. 특히 비만과 고혈압, 기타 고인슐린혈증이 발생하지 않았다.

여기에서 작용하는 독성은 두 가지다. 제1형 당뇨병 초기에는 당독성이 가장 우려된다. 제1형 당뇨병 환자는 몸에서 인슐린이 충분히 생산되지 않기 때문이다. 제2형 당뇨병 환자의 경우, 인슐린 저항성이 영향을 미친다. 그러나 제1형이나 제2형 어느 쪽이든 혈당을 낮추기 위해 인슐린을 계속 투여하면 당독성이 낮아지는 대신 인슐린 독성이 높아진다. 시간이 지나면서 인슐린 독성은 생존의 중요한 결정 요인이 된다. 대사증후군과 그 후유증, 심혈관 질환, 암으로 이어지기 때문이다. 최적의 치료 전략은 혈당과 인슐린을 동시에 낮추는 것이다.

제2형 당뇨병 마을 이야기

6장에 나왔던 지하철 푸셔를 기억하는가? 그들은 이미 꽉 찬 지하철에 어떻게 사람들을 더 밀어넣을 수 있었을까? 이는 얼마나 터무니없는 해결책인가? 그런데도 인슐린을 이용해 제2형 당뇨병을 치료하면 바로 이런 일이 벌어진다.

제2형 당뇨병 환자에게 그들의 몸에서 무슨 일이 일어나고 있는지 설명할 때, 나는 조금 다른 비유를 사용한다. 인체 세포나 지하철을 탄 승객 대신에, 당신이 당뇨병 마을이라는 동네의 간 거리(Liver Street)에 살고 있다고 상상해 보라. 마을 사람들은 모두 친절해서 문을 열어 둔 채 산다. 인슐린 씨는 하루에 세 번 차를 몰아 모든 집에 작은 포도당 한 컵씩을 배달한다. 삶은 순탄하고 모든 사람이 행복하다.

시간이 흐르면서 인슐린 씨는 점점 더 자주 찾아오고, 곧 포도당을 한 양동이씩 쏟아 내기 시작한다. 매일 밤 그는 포도당 트럭을 비워야 한다. 그렇지 않으면 일자리를 잃기 때문이다. 한동안 당신은 집에 많은 양의 포도당을 저장하는 생활을 지속한다. 하지만 마침내 당신의 집은 포도당으로 가득 차서 썩은 내가 나기 시작한다. 당신은 인슐린 씨를 설득하려고 하지만 소용이 없다. 간 거리의 모든 집이 같은 문제를 안고 있다.

이제 당신은 어떻게 할까? 몹시 화가 나서 "이제 그 해로운 포도당은 필요 없어요! 이미 차고 넘쳐서 더는 필요 없다고요"라고 외친다. 당신은 인슐린 씨가 독성 물질을 집에 쑤셔 넣지 못하도록 현관문을 잠근다. 포도당 한 컵은 괜찮았지만, 한 양동이는 터무니가 없다. 양이 많으면 독이 된다. 당신은 단지 집을 보호하려고 인슐린 씨가 퍼붓는 독성 포도당에 저항한다. 이것이 인슐린 저항이다.

인슐린 씨는 이제 포도당 화물을 배달하는 일이 점점 더 어려워짐을 깨닫고 해고당할까 걱정한다. 그래서 형제들에게 도움을 청한다. 그들은 문을 부수고 포도당을 삽으로 퍼 넣는다. 당신은 현관문의 저항성을 높이기 위해 철제 울타리를 설치한다. 그래서 인슐린 씨와 그 형제들, 그리고 당신 사이에 경쟁이 벌어진다. 인슐린이 많을수록 저항성이 높아지고, 저항성이 높을수록 인슐린이 더 많아진다.

집 안에 저장된 포도당이 너무 많으면 당신은 이를 지방으로 바꾸어 포장한 다음 췌장 거리, 골격근 거리 같은 곳에 있는 친구들에게 보낸다. [이 시점에 세포 속 포도당은 인슐린을 자극해 간이 넘쳐 버린다. 간은 지방신생합성 (DNL)을 활성화해 포도당을 새로운 지방 분자로 바꿔 놓는다. 간에 지방이 과하게 축적되어 손상을 일으키므로, 간은 이 지방을 췌장과 골격근, 복부 장기로 이동시켜 스스로 긴장을 푼다. 한편 인슐린은 여전히 포도당을 안으로 밀어넣으려고 애쓰고 간세포는 인슐린 저항성을 높여 스스로 보호한다.]

당뇨병 마을로 돌아가면 모든 문은 삼중으로 잠겨 있고 개들, 그것도 커다란 개들이 지키고 있다. 인슐린 형제들은 이제 거대한 포도당 화물을 전달할 수 없다. 포도당이 거리로 쏟아진다. 이때부터 어찌할 바 모르는 내분비과 의사가 개입한다. 그는 포도당이 유독하니 거리를 즉시 치워야 한다고 판단한다.

인슐린 일가들이 이미 떼 지어 돌아다니고 있는데도 내분비과 의사는 인슐린을 더 많이 사용하는 것이 가장 좋은 해결책이라고 결정한다. 그는 더 많은 인슐린 깡패들을 고용해서 저항하는 집들에 포도당을 더 밀어넣어 거리를 깨끗이 치운다. 그는 스스로 만족하며 말한다. "거봐, 거리가 멋지고 깨끗해졌잖아."

하지만 결국 집들이 다시 채워지자 저항도 다시 증가한다. 여분의 인슐린 패거리조차도 더는 포도당을 밀어넣을 수 없다. 내분비 의사가 포도당을 없애 버릴 수 있다고? 포도당이 도시로 들어오는 걸 막는다고? 못한다. 그는 모든 문제에 대해 하나의 해결책, 즉 인슐린을 더 많이 투여하는 방법만 배웠다. 망치를 든 사람은 모든 것이 못으로 보인다.

체내의 당이 남아도니 인슐린이 너무 많아졌다. 하지만 현재 사용되는 해결책은 훨씬 더 많은 인슐린을 처방하는 것이다. 인슐린 수치가 이미 높은데, 왜 더 처방하려 할까? 인슐린은 당을 제거하는 게 아니라 인체의 모든 기관에 당을 옮겨 놓는다. 인슐린 용량이 높을수록 인슐린 저항성이 높아질 뿐이다. 고혈당 증상이 호전되더라도 제2형 당뇨병이라는 질병은 악화한다.

우리는 혈당 수치가 높으면 위험하다는 걸 인정한다. 하지만 이런 질문은 거의 하지 않는다. 높은 포도당 수치가 혈액에 유독하다면, 세포에도 유독하지 않을까? 포도당이 세포에 들어가는 속도가 에너지로 사용되는 속도를 따라가지 못하면 포도당이 세포 내부에 쌓인다. 인슐린 저항성이 전 세계 모든 사람에게 발생하는 이유는 정확하게 이 독성 당을 막기 위한 것이다. 나쁜 게 아니라 좋은 일이다.

인슐린은 실제로 몸에서 포도당을 제거하지 않는다. 인슐린은 여분의 포도당을 혈액에서 밀어내 눈, 신장, 신경, 심장 등 장소를 막론하고 세포에 강제로 밀어넣는다. 시간이 지나면서 모든 장기는 너무 많은 포도당 때문에 썩기 시작한다. 인슐린과 같은 약물을 사용하여 인체 조직에 혈당을 숨기면 결국 몸이 망가진다. 제2형 당뇨병을 적절하게 치료하는 열쇠는 과량의 당을 제거하는 것이지, 당을 몸 전체에 옮기는 것이 아니다. 문제는 너무 많은 포도당과 너무 많은 인슐린이다.

고인슐린혈증과 인슐린 독성 그리고 질병

고인슐린혈증은 1924년에도 잠재적인 문제로 여겨졌지만[18] 최근에서야 연구자들이 자료를 자세히 살펴보기 시작했다. 증거는 널려 있다.[19] 인슐

린이 너무 많으면 인슐린 독성이 발생하는데, 이로 인해 많은 질병이 생긴다.[20]

죽상경화증과 심혈관 질환

제2형 당뇨병은 신경과 신장, 안구 손상 등 수많은 합병증을 일으키지만, 심혈관 질환과 관련한 질병 발생률과 사망률이 가장 중요하다.[21] 간단히 말해, 당뇨병 환자들 대부분은 심혈관 질환으로 사망한다. 1949년의 동물 연구에 따르면 인슐린 치료는 심장마비, 뇌졸중, 말초 혈관 질환의 전조인 초기 죽상동맥경화증(동맥경화)을 유발한다. 인슐린은 발병, 염증, 거품 세포(지방이 함유된 세포) 형성, 섬유질 플라크 형성, 진행성 병변을 포함해 질병의 진행을 나타내는 염증 경로의 모든 단계를 촉진한다.[22] 또한 섬유질 플라크에는 인슐린 수용체가 포함되는데[23], 인슐린은 플라크의 성장을 자극하여 죽상동맥경화증을 가속하고 심혈관 질환의 위험을 사실상 증가시킨다. 이 같은 실험 연구들로 과도한 인슐린을 예방하면 심혈관 질환이 호전될 수 있다고 밝혀졌다.[24]

당뇨병 약을 복용하지 않는다면 고혈당의 정도에 따라 심장병의 위험이 증가한다.[25] 인슐린이 혈당을 낮추므로 연구자들은 인슐린이 항상 질병을 막을 수 있다고 가정했다. 하지만 당독성이 심장병을 유발할 때만 맞는 이야기이므로, 이는 사실이 아니다. 당뇨병 약을 복용하지 않을 시 고혈당의 정도가 당뇨병의 중증도를 나타낸다는 점은 널리 인정받지 못했다. 당독성을 인슐린 독성과 맞바꾸는 것은 분명히 유익하지 않다.

'영국 일반 진료 데이터베이스'는 2000년에서 2010년 사이에 새로 진단된 당뇨병 환자 84,000여 명을 조사했다.[26] 인슐린 치료로 심장 질환

| **그림 10.2** | 제2형 당뇨병 환자의 인슐린 사용과 사망률 증가[29]

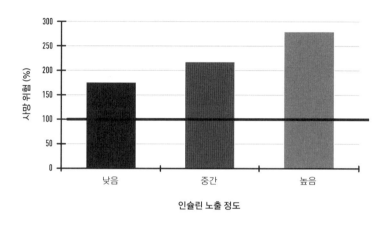

위험이 감소하지 않았다. 오히려 사망 위험이 2배 이상 증가했다. 심장마비, 뇌졸중, 암, 신장 질환도 마찬가지였다. 인슐린은 혈당을 줄일 수 있지만, 심장병이나 사망은 줄일 수 없다.[27] 혈당 관리를 훌륭히 했다고 여겨지는 당화혈색소 6.0%인 환자는 혈당 관리가 소홀하다고 여겨지는 당화혈색소 10.5% 환자만큼 결과가 좋지 않았다.[28] 궁극적으로 인슐린을 과도하게 사용하면 당독성이 감소할 수 있지만, 대신 인슐린 독성이 증가한다. 제1형 당뇨병에서와 마찬가지로 인슐린 사용량이 많으면 몸에 좋지 않고 오히려 해로웠다.

이 결과는 새로운 것이 아니었다. 1996년 퀘벡 심혈관 연구와 같은 대규모 인구 데이터베이스를 검토한 결과, 고인슐린혈증이 심장 질환의 주요 위험 요인이라는 점이 확실해졌다.[30] 캐나다 서스캐처원에서는 새로 진단받은 당뇨병 환자 12,000명을 조사한 결과, '사망 위험과 인슐린 노출 수준의 유의미하고 단계적인 연관성'이 밝혀졌다.[31] 이 역시 하찮은 결과가 아니었다. 고인슐린 집단은 인슐린을 사용하지 않은 사람들에 비해 사망 위험이 279% 더 높았다. 인슐린으로 제2형 당뇨병을 치료하는 방법은 좋기는커녕 나빴다. 간단히 말해 인슐린 투여량이 많을수록 사망 위험이 커진다.

더욱이 인슐린 치료 시간이 길수록 심혈관 질환의 위험이 크다.[32] 2011년, 한 연구에서 혈당이 낮거나 높은 경우 모두 사망 위험이 커졌다고 밝히며 인슐린 독성을 재입증했다. 반복하지만, 인슐린 사용은 놀랍게도 사망 위험을 265%나 높였다.[33]

2004년부터 2015년까지 영국 인구의 거의 10%를 조사한 카디프대학교의 한 연구에서 낮은 당화혈색소는 사망 위험과 관계가 있다고 밝혀졌다. 인슐린 사용으로 사망 위험이 53% 증가했기 때문이었다.[34] 이 연구에서 다른 약물은 사망 위험을 증가시키지 않았다. 네덜란드 자료에 따르면 매일 인슐린을 투여하면 심혈관 위험이 3배로 증가한다.[35] 심부전 환자에게 인슐린을 사용하면 사망 위험이 4배 이상 증가한다.[36]

과도한 인슐린은 특히 기준 인슐린 수치가 이미 매우 높은 제2형 당뇨병 환자에게 독이다. 인슐린을 더 투여할수록 혈당이 낮아지지만, 근본적인 고인슐린혈증은 악화한다. 당독성을 인슐린 독성과 바꿔치기 하는 건 도움이 되지 않는다.

암

비만, 전당뇨와 함께 당뇨병은 유방암, 결장암, 자궁내막암, 신장암, 방광암 등 다양한 암의 위험을 증가시킨다.[37] 이 사실은 고혈당 외 요인들

이 암 발병에 주요 역할을 하며, 더 나아가 당독성이 암의 주원인이 아님을 시사한다.[38]

성장을 촉진한다고 알려진 호르몬인 인슐린은 종양 성장을 촉진할 수 있고 인슐린 수치가 가장 높은 여성은 유방암 발병 위험이 2.4배나 높다.[39] 비만이 원인일 수도 있지만, 고인슐린혈증은 체중과 무관하게 암의 위험을 높인다. 마른 여성과 과체중 여성이 인슐린 수치가 같을 때 유방암 위험도는 같다.

인슐린과 암의 밀접한 연관성은 PTEN 종양 유전자에서 암의 위험을 크게 높이는 단점 돌연변이가 발견됨으로써 더욱 확실해졌다.[40] 어떠한 연관이 있는 걸까? 이 돌연변이는 인슐린 효과를 높인다. 돌연변이로 혈당이 낮아지고 당뇨병 위험이 줄지만 비만과 암의 위험은 커진다.

마찬가지로 인슐린 독성을 높이는 약물은 암 발병률을 높인다. 인슐린 사용은 대장암의 위험을 약 20% 증가시킨다.[41] '영국 일반 진료 데이터베이스'는 인슐린을 증가시키지 않는 포도당 강하 약물과 비교해 인슐린이 암의 위험을 42% 증가시켰다고 밝혔다.[42] 그리고 캐나다 서스캐처원의 새로 진단받은 당뇨병 환자를 검토한 결과, 인슐린 사용으로 암의 위험이 90% 증가했다고 밝혔다.[43]

인슐린 수치가 높을 때 암세포가 성장하는 이유는 간단하다. 첫째, 인슐린은 잘 알려진 호르몬 성장 인자이다. 둘째, 암세포는 대사가 매우 활발해서 증식하려면 포도당을 많이 공급받아야 한다. 인슐린은 암의 위험을 증가시키고, 암이 생기면 고혈당으로 인해 암의 성장 속도가 더 빨라진다.

경구 혈당강하제 : 고치지 못한다

2012년 기준으로, 미국 인구의 50% 이상이 당뇨병을 앓거나 전당뇨 단계이다.[1] 이 놀라운 통계는 미국 사람들이 당뇨병이나 전당뇨를 유례없이 많이 앓고 있음을 의미한다. 당뇨는 새로운 일상이다. 게다가 당뇨는 인슐린과 인슐린 유사 약물 판매업자에게 평생의 돈벌이 수단이다. 전당뇨와 제2형 당뇨병 환자에게 인슐린이 처방되는 이유도 그 때문이다.

2008년, 미국내분비학회와 미국임상내분비학협회가 발표한 공동성명은 미국 식품의약처가 아직 승인하지 않았는데도 의사들에게 전당뇨 환자의 약물 치료를 고려하라고 권고했다.[2]

2010년에는 제2형 당뇨병의 정의가 확대되어 표면상 조기 진단과 치료에 일조했다. 이 권고안을 작성한 외부 전문가 14명 중 9명이 당뇨병 약을 제조해 돈방석에 앉은 거대 제약회사들과 협력했다는 사실은 아마우연의 일치가 아닐 것이다. 전문가 한 명당 수백만 달러를 받았고, 미국

| **그림 11.1** | 당뇨병 치료제의 다양성 증가[6]

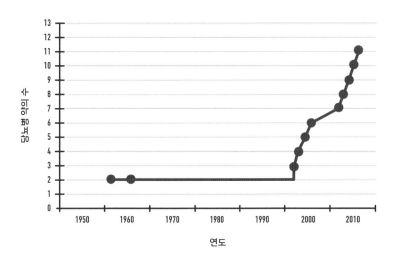

당뇨병협회는 2004년에만 제약 '파트너들'로부터 700만 달러 이상을 받았다.[3]

밴팅 박사가 1921년에 인슐린을 발견했을 때, 그는 생명을 구하는 이 기적의 약을 필요한 모든 사람에게 제공해야 한다고 굳게 믿었기 때문에 특허 없이 제약회사에 약을 허가했다. 그러나 2012년에 미국 건강보험이 인슐린(현재 다양한 형태로 판매된다)에 쓴 비용은 60억 달러로 추정된다.[4] 2010~2015년에 새로운 인슐린의 가격은 168%에서 325%로 올랐다. 2013년, 장기적으로 작용하는 인슐린인 란투스(Lantus)는 76억 달러를 벌어들여 세계에서 가장 잘 팔리는 당뇨병 치료제가 되었다. 다른 여러 인슐린은 최다 판매 10위권 안에서 6개를 차지했다.

2004~2013년에 당뇨병 신약 30여 종이 시중에 나왔다. 여러 가지 어

려움이 있었는데도 2015년 당뇨병 약 판매 수입은 230억 달러에 달해, 미국 프로미식축구리그와 메이저리그, 미국농구협회의 수입을 모두 합친 금액보다 많았다.[5]

제2형 당뇨병 치료가 언제나 혈당 강하에 초점을 맞추는 이유는 혈당이 낮아지면 건강 지표가 좋아지기 때문이다. 당화혈색소가 1% 증가할 때마다 심혈관 질환의 위험 18%, 사망 위험은 12~14%, 안구 질환이나 신장 질환 위험은 37% 증가한다.[7]

하지만 연관성이 곧 인과관계는 아니다. 식단이나 생활 습관과 달리, 약물로 혈당을 낮추는 것이 반드시 유익한 건 아니다. 당화혈색소가 똑같이 6.5%인 제2형 당뇨병 환자 둘이 있다고 하자. 한 명은 약물을 복용하지 않고 다른 한 명은 매일 200단위의 인슐린을 사용한다. 두 사람은 똑같은 상황처럼 보일지 모르지만, 그렇지 않다. 첫 번째 사람은 경증 당뇨병, 두 번째 사람은 심한 당뇨병을 나타낸다. 인슐린을 사용한다고 해서 심각한 제2형 당뇨병이 경증 제2형 당뇨병으로 바뀌지 않는다. 심혈관 위험은 전혀 다르다. 실제로 인슐린이 전혀 도움이 안 될 수 있다.

새로 나온 인슐린이 기존의 인슐린보다 더 효과적이라는 증거는 없다. 실제로 제2형 당뇨병의 건강 결과는 새로운 인슐린이 더 널리 처방되면서 악화되었다. 그리고 인슐린 주사는 이제 제1형 당뇨병에만 국한되지 않는다. 미국의 당뇨병 환자 중 3분의 1 가까이가 현재 인슐린 형태를 사용한다.[8] 미국 내 당뇨병의 90~95%가 제2형이라는 점을 고려하면, 이 통계는 약간 소름 끼친다. 인슐린의 이점이 매우 의심스럽기 때문이다.

사실 제2형 당뇨병에 다른 약물들도 사용할 수 있다. 몇 가지 약물은 수년 동안 사용할 수 있었으며, 여전히 점점 더 많은 환자에게 처방되고 있다. 이 경구 혈당강하제들은 의사들 사이에서 인기가 있지만, 역시 장기적으로는 당뇨병을 고칠 수 없다. 나는 이 약들을 인슐린과 체중에 미치는 영향에 따라 세 가지 범주로 나눈다. 일반적으로 인슐린 수치를 높일수록 체중 증가와 함께 당뇨 합병증이 많이 발생한다.

체중을 증가시키는 약물

설포닐유레아(SUs)

췌장을 자극함으로써 인슐린을 더 생산시켜 혈당을 효과적으로 떨어트린다. 설포닐유레아 계열의 약은 1942년 처음 알려지기 시작한 이후로 널리 처방되었다. 1984년에 더 강력한 2세대 설포닐유레아가 미국에 소개되었다. 이 계열에서 가장 일반적으로 사용되는 약물에는 글리부리드, 글리피지드가 포함된다.

제2형 당뇨병 연구에서, '영국 당뇨병 예측 연구(UKPDS, 10장 참조)'는 설포닐유레아 등급 약물을 이용한 집중 치료가 당뇨병의 장기 합병증을 통제하는 데 거의 도움이 되지 않는다고 밝혔다. 특히 비만 환자의 체중 증가가 심혈관 문제로 이어질 수 있다는 우려가 있었다. UKPDS 연구를 확장한 후속 연구에서는 사망률이 13% 감소해 심혈관 문제에 약간 도움이 된다고 드러났다.[9] 당독성이 제2형 당뇨병에 영향을 미친다고 밝혀지기는 했지만 거의 의미가 없다. 혈당강하제는 20년이 지나야 효과가 확실히 나타나므로 혜택이 미미했다. 체중 증가를 유발하는 인슐린이 늘어나 생기는 위험이 혈당 감소의 이점을 거의 다 상쇄시켰다.

이후에 진행된 연구들로 이러한 우려가 확인되었다. 2012년 미국 전역의 재향 군인 문제 데이터베이스에 등록된 제2형 당뇨병 신규 진단 환자 25만 명 이상을 검토한 결과, 메트포르민 대신 설포닐유레아로 치료를 시작하면 심혈관 질환 위험이 21% 높아진다는 사실이 밝혀졌다.[10] 영국과 그 외 다른 지역의 연구들은 설포닐유레아의 사용이 심장마비나 사망의 위험을 40~60% 증가시킨다고 추정했다.[11] 게다가 이런 위험은 투여량에 따라 증가한다.[12] 설포닐유레아의 투여량이 많을수록 심혈관 위험이 커진다.

증거 기반 의학의 표준인 2012년 무작위 대조 시험에서 초기 설포닐유레아 치료가 메트포르민에 비해 혈관 질환의 위험을 40% 증가시킨다고 밝혀졌다.[13] 이 연구의 중요성을 과소평가해서는 안 된다. 똑같이 혈당을 조절하는 두 약물이 심혈관 건강에 상당히 다른 영향을 미칠 수 있다. 가장 큰 차이점은 무엇일까? 하나는 인슐린을 자극해 체중 증가를 유발하는 반면, 다른 하나는 그렇지 않다는 것이다. 당독성에 대한 효과는 같으나 설포닐유레아계는 인슐린 독성을 유발한다.

티아졸리딘디온(TZDs)

1980년대와 1990년대, 제약회사들은 사용하는 환자 수가 너무 적고 효과가 의심스러워 단일 경구 혈당강하제를 개발하지 않았다. 그러나 당뇨병과 전당뇨 환자의 수가 증가하면서 당뇨병 치료제의 경제적인 측면이 송두리째 변화했다. 1999년, 미국식품의약국(FDA)은 10여 년 만에 처음으로 새로운 당뇨병 약물 등급인 티아졸리딘디온을 승인했다. 이 약물은 지방세포 수용체와 결합해 인슐린에 더 민감하게 반응하게 해 인슐린 효과를 증폭시킨다. 그래서 아반디아(Avandia)라는 상표로 판매되는 로시글리타존(rosiglitazone)과 액토스(Actos)로 판매되는 피오글리타존(pioglitazone)과 같은 티아졸리딘디온은 혈당을 낮추되 인슐린 수치는 올리지 않는다. 대신에 인체가 사용 가능한 인슐린을 보다 효과적으로 사용하는 데 도움이 된다.

예측할 수 있듯이, 티아졸리딘디온의 굉장한 효과는 긍정적이면서도 부정적이었다. 환자들의 혈당은 낮아졌지만 인슐린이 체중 증가의 주요 인이므로 3~4kg의 지방 증가가 확실히 예상되었다. 게다가 환자들의 몸에 체액이 찼는데, 특히 발목 주위나 폐에 발생해 호흡 곤란과 울혈성 심부전을 일으켰다. 하지만 더 나쁜 것이 기다리고 있었으니 이는 가벼운 편에 속했다.

2007년, 《뉴잉글랜드저널오브메디슨》은 로시글리타존이 예기치 않게 심장마비의 위험을 증가시켰다고 보도했다.[14] 미국식품의약국은 같은 해에 독립 전문가 자문위원회를 서둘러 소집했고,[15] 유럽에서도 비슷한 심의가 이루어졌다. 미국식품의약국은 로시글리타존의 안전성을 '입증'한 가장 큰 실험 중 하나인 '주거 환경과 관상동맥 심장 질환(Residential Environment and Coronary Heart Disease, RECORD)' 연구의 데이터 조작 우려를 조사했고, 결국 심장병에 대한 염려가 타당하다고 결론 내렸다.[16] 로시글리타존은 심장마비 위험을 25% 높였다.

2011년에 유럽과 영국, 인도, 뉴질랜드, 남아프리카공화국은 모두 로시글리타존의 사용을 금지했지만, 미국식품의약국은 환자를 위한 경고 표지를 붙여 미국 내 판매를 계속 허용했다. 이 문제는 매출에 커다란 타격을 미쳤다. 의사들은 약물 처방을 중단하고 환자들은 복용을 거부했으며 2012년까지 매출이 950만 달러로 떨어졌다.

이 사태는 몇 가지 정책이 유익하게 바뀌는 계기가 되었다. 이후부터 모든 당뇨병 치료제는 공익 보호 차원에서 대규모 안전 시험을 거쳐야 했다. 미국식품의약국 위원회장인 클리포드 로젠 박사는 핵심 문제를 분명히 지적했다. 새로운 약물은 혈당 강하 효과에 근거해 승인되었는데, 이 효과가 심혈관 부담을 감소시킨다는 입증되지 않은 가정 아래 이루어진 것이었다. 그러나 UKPDS와 ACCORD, ADVANCE, VADT, ORIGIN 연구를 포함해 현재까지 나온 증거로는 이러한 이론상의 이점이 확인되지 않았다. 혈당을 낮추는 것과 제2형 당뇨병으로 인한 장기 손상을 막는 것은 관련이 거의 없다.

두 번째 티아졸리딘디온인 피오글리타존은 방광암을 일으킨다는 우려를 낳았다. 다른 당뇨병 치료제와 비교해, 피오글리타존을 사용하면 방광암의 위험이 증가한다.[17] 이 위험은 사용 기간이 길고 복용량이 많을수록 커진다.

체중 증가와 체액 저류의 부작용이 알려지면서 의사들이 사용을 주저하게 되었다. 심혈관 및 암 위험에 대한 새로운 우려까지 번지자 티아졸리딘디온 약물 등급의 운명이 확실해졌다. 북미에서는 이 약을 거의 처방하지 않아 사실상 사용이 중단되었다.

체중과 상관없는 약

메트포르민

비구아니드(biguanide) 등급 약물 중에 가장 강력한 메트포르민은 인슐린 직후에 발견되어 1922년 과학 문헌에 기술되었다. 이 약은 1929년에 동물 연구에서 혈당 저하 효과로 주목받았지만, 1957년이 되어서야 사람의 당뇨병 치료에 처음 사용되었다. 비구아니드는 포도당신생합성을 차단함으로써 간의 포도당 생성을 방지한다. 이 효과는 인체의 인슐린 수치를 증가시키지 않으므로 저혈당 및 체중 증가의 위험을 낮춘다.

메트포르민은 1958년 영국국가의약품집(BNF)에 등재되었고 1972년에 캐나다에 도입되었다. 미국식품의약국은 젖산증이라는 극히 드문 부작용을 우려해 1994년까지 미국에서 이 약을 승인하지 않았다. 그러나 UKPDS 연구가 입증했듯이 다른 유사한 당뇨병 약물과 비교해 강력한 인명 구조 효과를 지닌 덕분에 세계에서 가장 널리 처방된 당뇨병 약물이 되었다.

인슐린을 증가시키지 않는 메트포르민을 복용하면 비만이 발생하지 않으므로 당뇨병이 악화하지 않는다. 메트포르민은 꽤 괜찮아 보인다. 그러나 문제는 메트포르민(그리고 다른 비구아니드)이 질병의 근본 원인을 없애지 않는다는 점이다. 즉, 몸속의 과도한 당을 제거하지 않는다. 고인슐린혈증은 제2형 당뇨병을 일으킨다는 점을 명심하라. 이 약은 혈당을 겨냥하지만, 근본적인 고인슐린혈증을 완화하는 데는 거의 도움이 되지 않는다. 이 약을 먹으면 증상은 개선되어도 원인이 제거되지 않아 인슐린 저항성이 계속 증가하므로 당뇨병을 관리할 수는 있지만 없애지는 못한다.

임상적으로 이는 분명히 맞다. 메트포르민을 복용하기 시작하면 생활습관을 철저히 바꾸지 않는 한 약을 끊지 못할 가능성이 매우 크다. 따라서 메트포르민으로 한동안 질병을 관리할 수 있겠지만 결국 환자는 더 많은 복용량이 필요하다. 근본적인 질병은 성직자처럼 엄숙하게 진행된다.

디펩티딜 펩티다아제-4(DPP-4) 억제제

2006년, 미국식품의약국은 디펩티딜 펩티다아제-4(DPP-4) 억제제라는 새로운 약물을 승인했다. 이 약물은 음식에 반응해 인슐린 분비를 증가시키는 위장 호르몬인 인크레틴의 분해를 차단하여 혈당을 낮춘다. 인크레틴 수치가 높으면 인슐린 분비를 자극한다. 하지만 이 약을 사용하면 이러한 인슐린 반응이 지속되지 않아 체중 증가가 발생하지 않는다. 저혈당의 위험도 낮다.

이 새로운 약물에 대한 희망은 드높았지만, 2013년에 종료한 '삭사글립틴이 당뇨병의 혈관에 미치는 영향 평가(Saxagliptin Assessment of Vascular Outcomes Recorded in Patients with Diabetes Mellitus, SAVOR)'라는 연구는[18] 2015년 '시타글립틴을 이용한 심혈관 실험 결과 평가(Trial Evaluating Cardiovascular Outcomes with Sitagliptin, TECOS)'[19]와 함께 이 희망을 곧 박살냈다. 미국식품의약국은 로시글리타존 사태(심장마비 위험을 25% 높인다는 조사 결과) 이후로 무작위 대조 시험을 요구했지만, 이 약물을 장기 복용할 시 건강을 위협할 만한 요소를 발견하지 못했다. 하지만 심혈관 질환 보호 효과도 딱히 없었다. 이 약물은 혈당을 효과적으로 낮추었지만, 심장마비나 뇌졸중을 줄이지는 않았다. 또다시 당독성 이론은 틀렸다고 판명되었다. 혈당을 줄일 수는 있었지만, 그로 인해 더 건강해지지는 않았다.

하지만 적어도 사람들이 죽지 않았다는 사실은 분명히 이 약을 처방할 충분한 이유가 되었다. 2015년, 최고의 DPP-4 억제제인 시타글립틴은

38억 6천만 달러를 벌어들여, 장기적인 인슐린 효과를 자랑하는 란투스의 뒤를 이어 세계에서 두 번째로 많이 팔리는 당뇨병 치료제가 되었다.[20]

체중을 줄이는 약

나트륨-포도당 공동수송체2(SGLT2) 억제제

이 최신 등급 약은 신장에서 포도당 재흡수를 차단해 포도당이 소변으로 빠져나갈 수 있게 한다. 이는 고혈당이 심할 때 인체가 사용하는 방어기전을 그대로 베낀 것이다. 이 방어기전을 막지 않고 강화하면 어떻게 될까?

전통적인 당뇨병 약물이 인슐린을 증가시키는 경우, SGLT2 억제제는 포도당을 강제로 몸 밖으로 배출해 인슐린을 낮춘다.[21] 그 결과 혈당 수치가 낮아질 뿐 아니라, 체중과 혈압, 동맥경화의 지표도 내려간다.[22] 당뇨병의 근본 원인은 고인슐린혈증이므로, 마침내 인슐린을 효과적으로 낮추는 약이 등장한 것이다. 그렇다면 이 결과를 결국 심혈관 질환에도 유익하다는 의미로 해석해도 될까?

이 약은 홈런 이상이었다. 그랜드슬램이었다. 2015년 '엠파글리플로진이 제2형 당뇨병 환자의 심혈관 결과 및 사망률에 미치는 영향(Empagliflozin: Cardiovascular Outcomes and Mortality in Patients with Type 2 Diabetes Mellitus)'[23] 연구에 따르면 SGLT2 억제제로 사망 위험이 38% 감소했다. 좋은 소식은 여기서 멈추지 않았다. 신장 질환의 진행 위험이 거의 40% 줄었고, 투석 필요성은 55% 줄었다.[24] 이전에 진행되었던 연구들에서 밝혀지지 않았던 심혈관과 신장에 미치는 긍정적인 효과가 드디어 밝혀진 것이다.

혈당 저하 효과는 매우 뚜렷하게 적었다. 당화혈색소 수치의 감소 정도는 현재 사용되는 다른 약물보다 훨씬 적은 0.47%였지만, 혜택은 훨씬 더 컸다. 이 결과로 당독성이 마이너리그 선수라는 사실이 다시 한 번 드러났다. SGLT2 억제제는 인슐린 독성과 당독성을 동시에 모두 낮추었는데, 그야말로 놀라운 결과였다.

체중 감량은 이 등급 약물의 가장 두드러진 부작용 중 하나이다. 다른 식이요법과 달리 환자들이 체중을 줄였을 뿐만 아니라 2년 후에도 줄인 체중을 유지하게 했다. 예를 들어, 카나글리플로진은 환자가 체중을 2.9kg 이상 줄이고 이를 유지하는 데 도움이 되었다.[25]

이 약물 등급의 또 다른 부작용은 요로 포도당 농도 증가로 인해 요로 감염과 효모 감염의 위험이 증가한다는 것이다. 하지만 이러한 감염은 대개 대수롭지 않고 쉽게 치료할 수 있었다. 가장 심각한 부작용은 케톤산증 위험의 증가였다. 장기 보호, 혈당 저하, 인슐린 감소, 체중 감소 효과가 입증되었다는 점은 의사가 이 신약을 처방하는 강력한 동기이다. 2017년 기준으로 매출이 급격히 증가하고 있으며, 일부 분석가들은 2020년까지 매출이 60억 달러에 이를 것으로 예측했다.[26]

알파-글루코시다아제 억제제

이러한 야단법석에도 SGLT2 억제제는 사실 심혈관 질환에 이롭다고 입증된 첫 경구 혈당강하제가 아니었다. 지금은 거의 잊혔지만 과거에 비슷한 이점이 있다고 밝혀진 또 다른 약물이 있다. 아카보즈는 1996년에 미국에 처음 소개된 경구용 당뇨병 약물이다. 이 약은 탄수화물을 적절하게 소화시키는 효소인 알파-글루코시다아제와 알파-아밀라아제를 차단한다. 이러한 효소를 차단하면 포도당 사슬인 복합 탄수화물이 더 작은 포도당 분자로 분해되어 적게 흡수된다. 아카보즈는 본질적으로 저탄수화물 식단과 동등한 약물이다.

2003년 '인슐린에 의존하지 않는 당뇨병 예방 연구(Study to Prevent Non-Insulin-Dependent Diabetes Mellitus, STOP-NIDDM)'[27]는 아카보즈가 혈당을 비교적 많이 낮추지 않았는데도 심혈관 질환의 위험을 무려 49%, 고혈압 위험을 34% 감소시켰다고 밝혔다. 이러한 전례 없는 혜택 외에도, 아카보즈는 체중을 1.41kg, 허리둘레를 0.79cm 줄였다. 식이 탄수화물의 흡수를 막으면 인슐린 수치가 낮아지므로 예상된 결과였다.

연구를 발표할 당시, 이 결과는 혈당 저하 효과 때문에 발생한 것이므로 더 강력한 혈당강하제를 사용하면 효과가 훨씬 클 것이라고 예상되었다. 그러나 2008년에 ACCORD, ADVANCE, VADT, ORIGIN 임상시험을 한 결과, 혈당 저하의 이점이 전혀 입증되지 못했다.

실패한 다른 약물과 달리 아카보즈가 성공한 원인은 정확히 당독성과 인슐린 독성을 바꿔치기하지 않고 모두 감소시켰기 때문이다. 이 약은 비용이 낮아 중국과 아시아 일부 지역에서 여전히 널리 사용되지만, 혈당 저하 효과가 덜하고 복부팽만 부작용이 있어 현재 북미 지역에서는 인기가 훨씬 덜하다.

글루카곤 유사 펩티드 1(GLP-1) 유사체

글루카곤 유사 펩티드 1(GLP-1) 유사체는 인크레틴 호르몬의 효과를 모방한 당뇨병 치료제다. 보통 위장에서 분비되는 인크레틴은 음식을 먹을 때 몇 가지 생리적 역할을 한다. 이 약은 인슐린 분비를 높이지만 위장의 운동성을 늦추고 포만감을 증가시킨다. DPP-4 억제제도 인크레틴 수치를 상승시키지만, GLP-1 유사체는 정상보다 몇 배 높은 수준에 이르게 한다.

인크레틴은 음식에 대한 인슐린 반응을 증가시키므로 식사 후에 혈당을 감소시킨다. 일시적인 인슐린 증가는 체중을 늘리기에는 충분치 않으며, 인크레틴은 위에 들어간 음식의 움직임을 늦추어 포만감과 음식 섭취량 감소, 체중 감소를 유발한다. 이는 주요 부작용인 메스꺼움과 구토가 발생하는 이유이기도 하다. GLP-1 유사체 리라글루티드를 이용한 2016년 '리라글루티드가 당뇨병의 심혈관계 질환에 미치는 영향과 작용 평가(Liraglutide Effect and Action in Diabetes : Evaluation of Cardiovascular Outcome Results, LEADER)' 실험에서 메스꺼움은 플라세보(위약) 집단보다 실험 집단에서 4배 더 자주 발생한다는 사실이 밝혀졌다.[28] 실험 집단은 플라세보 집단보다 체중이 평균 2.3kg 줄었고, 당화혈색소는 0.4% 낮아졌다.

혈당 저하 효과는 상당히 적었지만, 심혈관 효과는 달랐다. 리라글루티드는 심혈관 질환과 사망을 약 15% 줄일 수 있었다. 이 약은 SGLT2 억제제나 아카보즈보다 덜 강력하지만, 여전히 매우 중요해서 임상적으로 효과가 있을 것 같았다. 그러나 또다시 당독성 이론은 우리 몸에 일어나는 일을 설명하기에 부적합하다고 판명되었다. 당독성과 인슐린 독성이 모두 줄어야만 임상적으로 효과가 발생한다.

바꿔치기는 해결책이 아니다

제2형 당뇨병 표준 약물은 당독성과 인슐린 독성을 교환한다. 인슐린과 티아졸리딘디온, 설포닐유레아는 모두 인슐린 또는 그 효과를 증가시켜 고혈당을 감소시킨다. 인슐린 증가 효과는 체중 증가처럼 임상적으로 분명히 드러난다. 포도당 조절이 개선된 대가로 인슐린을 많이 사용했으므로 실제 혜택은 없다. 이런 약물은 낮은 당독성과 높은 인슐린 독성을 바꿔치기할 뿐이다.

메트포르민과 DPP-4 억제제는 인슐린을 증가시켜 혈당을 낮추는 작용이 아닌 다른 기전을 사용한다. 그러나 이 약들은 인슐린을 낮추지 않으므로 체중이 늘지도 줄지도 않는다. 인슐린 중립을 유지하면서 당독성을 줄이면 효과가 아주 적다. 임상적으로 이 약들은 체중이나 심혈관 질환에 특별한 영향을 미치지 않는다.

아카보즈, SGLT2 억제제, GLP-1 유사체는 모두 포도당을 낮출 뿐 아니라 인슐린도 낮춰 체중을 줄인다. 제2형 당뇨병은 혈당과 혈중 인슐린 상승이 특징인 질병이기 때문에 이런 약물의 결과가 가장 좋을 거라고 예측된다. 물론 그렇다. 인슐린이 너무 많아 생기는 병이라면, 인슐린을 낮추면 된다. 이 세 범주의 약물을 쉽게 '좋은 약(인슐린, 체중, 합병증 감소)', '나쁜 약(중립적)', '최악의 약(인슐린, 체중, 합병증 증가)'이라고 부를 수 있다.

전통적인 경구 혈당강하제는 인슐린에 영향을 미치지 않거나 인슐린 수치를 높이는 약물이었다. 이는 20개의 무작위 대조 시험을 포함해 2016년까지의 문헌을 모두 검토한 메타 분석에서 다음과 같이 결론 내

| 표 11.1 | 제2형 당뇨병의 경구 혈당강하제 비교

	체중 감소	체중에 영향 없음	체중 증가
약	아카보즈 SGLT2 억제제 GLP-1 유사체	메트포르민 DPP-4 억제제	설포닐유레아 티아졸리딘디온
인슐린 수치	저하	중립	증가
심혈관에 미치는 영향 (메트포르민 기준)	심장마비와 사망 감소	중립	심장마비와 사망 증가
판결	**좋은 약**	**나쁜 약**	**최악의 약**

린 이유를 설명한다. "제2형 당뇨병의 임상 결과에 인슐린이 장기적으로 효능이 있다는 유의미한 증거는 없다. 하지만 저혈당이나 체중 증가처럼 임상적으로 해로운 부작용이 나타나는 경향이 있다."[29] 달리 말해, 인슐린의 혈당 저하 특성만을 흉내 내는 약물을 포함해, 인슐린 치료는 별다른 이점은 없고 상당한 위험성을 가진다. 인슐린은 "다른 적극 치료보다 훨씬 해롭다."

2016년 3월까지의 관련 실험을 모두 포함해 미국의학협회저널을 검토한 결과, 메트포르민, 설포닐유레아, 티아졸리딘디온, DPP-4 억제제를 포함한 약물 등급 중 어느 것도 심혈관 질환이나 다른 합병증을 줄이지 못했다.[30] 중요한 사실은, 이러한 오래된 약물들이 질환의 근본 문제이거나 실제로 질환을 악화시키는 고인슐린혈증을 줄이지 못했다는 점이다. 다시 말하지만 근본 원인을 치료하지 않으면 당뇨병은 계속될 것이다 과학적 증거가 분명한데도 당뇨병 지침에는 이 새로운 현실이 느리게 반영된다. 메이오클리닉의 빅터 몬토리 박사는 발표된 지침의 95%가 당뇨병 약의 사용에 찬성한다는 사실을 발견했다.[31] 왜 이점이 없는 약을 먹을까? 한술 더 떠, 왜 이점도 없고 뚱뚱해지는 약을 먹을까?

따라서 의약품에만 의존해 혈당을 줄이는 전통적인 치료는 제2형 당뇨병이 지금까지 치료되지 않는 이유를 가장 잘 설명할 수 있다. 대조적으로, 혈당과 인슐린 수치를 모두 감소시킬 수 있는 새로운 약들은 제2형 당뇨병의 심장과 신장 합병증을 줄일 수 있다고 입증되었다. 하지만 이러한 약은 중요한 발전임에도 완벽한 답은 아니다. 제2형 당뇨병의 근본 원인인 식단을 바꾸지 않기 때문이다. 저지방, 칼로리 제한 식단과 운동은 오랫동안 제2형 당뇨병을 고치는 생활 습관 치료법이었다. 상식적인 것처럼 보이는 이 조언의 문제는 단 하나다. 효과가 없다.

12

저칼로리 식단과 운동 : 고치지 못한다

2015년, 세라 홀버그(Sarah Hallberg) 의사가 퍼듀대학교에서 당뇨병 치료를 주제로 테드[1] 강연을 하기 위해 무대에 오를 때, 청중 가운데 그녀가 무슨 말을 하려는지 예상한 사람은 거의 없었다. 그녀는 제2형 당뇨병 치료는 지침을 무시하는 것에서 시작한다고 말했다.

인디애나대학교 체중 감량 프로그램의 의료 책임자인 홀버그 박사는 미국당뇨병협회와 수많은 의료 단체가 승인한 저지방 다이어트가 완벽히 틀렸다고 설득력 있게 주장했다. 그녀는 이 전문가들이 자신들의 환자를 해치고 있으며, 이들의 지침을 따르는 대신 식단을 조금 바꾸면 환자의 당뇨병을 크게 개선하고 체중을 감량시킬 수 있다고 말했다.

홀버그의 강연은 삽시간에 인터넷에 퍼져 얼마 안 가 백만 조회수를 넘겼고, 그녀는 라디오와 텔레비전에 출연했으며 《뉴욕타임스》 선데이 리뷰 1면에 실렸다.[2] 희망 섞인 그녀의 메시지는 심금을 울렸다. 왜일까? 말이 되기 때문이다. 그러면 우리가 무시해야 할 지침은 정확히 무엇일까?

저지방 시대

2000년대 초, 미국당뇨병협회의 수석 의료 및 과학 책임자인 리처드 칸 (Richard Kahn) 박사는 제2형 당뇨병 환자를 위한 최적의 식단 지침을 만드는 기념비적인 임무를 맡았다. 훌륭한 과학자가 모두 그렇듯이 그는 출간된 자료를 검토하기 시작했다. 그는 "이거 참, 자료가 약한데… 너무 약해"라고 말했다.[3] 하지만 그건 협회가 해결해 줄 수 있는 문제가 아니었다. 사람들은 식이요법을 요구했다. 그래서 참조할 증거 자료가 없었던 칸 박사는 일반적으로 권장하는 저지방 고탄수화물 조언을 선택했다. 그는 "모든 미국인에게 좋은 식단이니, 당연히 제2형 당뇨병 환자에게도 좋겠지"라고 생각했다.

이 조언은 어디에서 나온 것일까? 미국에서는 '영양 및 인간 요구에 관한 상원 선발위원회'가 1977년에 처음으로 미국인을 위한 식단 권장안을 발표했다. 1980년 이래 미국 농무부와 보건복지부는 5년마다 식단 권장안을 발표했다. 캐나다에서는 연방 정부가 1942년 이래로 정기적으로 식품 권장안을 발표, 갱신하고 있다.

이 권장안에 실린 음식 피라미드는 그 후로 계속 음식 선택지와 의사의 권고 사항을 안내하고 있다. 그리고 피라미드의 밑바닥에 있는 음식, 즉 가장 우선으로 먹어야 할 음식은 곡물과 정제된 탄수화물이었다. 매일 6~11접시를 섭취해야 하는 '빵, 쌀, 시리얼, 파스타' 군은 정확히 혈당을 가장 많이 올리는 음식이다. 세계를 휩쓴 비만과 제2형 당뇨병의 유행을 멈추지 못한 바로 그 식단이기도 하다. 하지만 논쟁의 여지가 없는 두 가지 사실을 나란히 놓고 제2형 당뇨병에 관해 구체적으로 이야기해 보자.

1. 제2형 당뇨병은 고혈당이 특징이다.
2. 정제된 탄수화물은 다른 어떤 음식보다 혈당 수치를 높인다.

그렇다면 제2형 당뇨병 환자들은 혈당을 가장 많이 올리는 바로 그 음식을 먹어야 할까? 머릿속에 '비논리적'이라는 단어밖에 떠오르지 않는다. 그러나 미국 농무부뿐만 아니라 영국당뇨병협회, 유럽당뇨병연구협회, 캐나다당뇨병협회, 미국심장협회, 미국콜레스테롤교육위원단도 상당히 유사한 식단을 권장했다. 모두 탄수화물을 전체 열량의 50~60%, 식이지방을 30% 미만으로 유지하라고 제안했다.

2008년 미국당뇨병협회의 영양 성명서는 "칼로리 감소와 식이지방 섭취 감소를 포함한 식단 전략은 당뇨병 발병 위험을 줄일 수 있으므로 권장된다"라고 조언했다.[4] 이 논리는 이해하기 어렵다. 식이지방은 혈당을 높이지 않는다. 지방을 줄이고 혈당을 높인다고 알려진 탄수화물을 늘리면 당뇨병을 막을 수 있을까? 그들이 이를 어떻게 믿게 되었는지는 알려지지 않았다. 또한, 상식과 달리 "당뇨병 환자는 자당(설탕)과 자당이 든 식품 섭취를 제한할 필요가 없다"라고 조언했다. 제2형 당뇨병 환자가 당을 섭취해도 괜찮을까? 현실적으로 당을 먹으면 혈당 저하를 기대할 수 없었기에 곧 반증이 나왔다.

저지방 식단이 역효과를 낳은 이유

2012년 '제2형 당뇨병 청소년을 위한 치료 방식(Treatment Option for Type 2 Diabetes in Adolescents and Youths, TODAY)' 무작위 연구[5]는 저지방 식단을 기초로 하루에 1200~1500Cal로 칼로리 섭취를 줄이고 운동량을 늘렸다. 2008년 미국당뇨병협회 지침에 기초한 권장안을 그대로 따른 것이었다. 연구자들은 의욕에 찬 10대 실험군이 식단을 충실히 실천할 수 있도록 집중적인 식이 상담을 제공했다. 환자와 연구원 모두가 열심히 노력했으나 혈당이 개선되지 않았고 천문학적으로 높은 실패율을 낳았다. 환자의 50% 가까이가 복용량과 약물 수를 늘려야 했다. 권고한 생활 습관을 환자가 따르는지 아닌지는 전혀 중요하지 않았다. 어쨌거나 당뇨병은 점점 악화하고 있었다. 이 연구에서 가장 무서운 부분은, 10대들에게 안 통했다면 중년이나 노인들에게는 과연 어땠겠냐는 점이다.

전통적인 '덜 먹고 더 움직여라' 전략은 또다시 실패했다. 하지만 이 식단이 효과가 없다는 사실은 처음부터 꽤 분명했다. 지방을 줄인다는 건 곧 탄수화물을 늘린다는 의미다. 단백질만 먹기는 힘들기 때문이다. 서구화된 나라에서 탄수화물은 잎이 많은 녹색 채소가 아니라 혈당과 인슐린을 최대로 높이는 정제된 곡물과 당분이었다.

지방을 적게 먹으라는 권고 뒤에는 분명히 식이지방을 낮추면 심장 질환과 뇌졸중을 예방할 수 있다는 믿음이 있었다. 제2형 당뇨병에서 가장 흔한 사망 원인은 지방 탓이라고 오해받는 심혈관 질환이다. 그들은 저지방 고탄수화물 요법으로 당뇨병이 악화할 거라고 예상했을 테지만, 아마 위험을 무릅쓸 가치가 있다고 느꼈을 것이다. 더 자세히 들여다보면 이 저지방 환상은 곪은 농양이 터지듯 깨져 버린다.

1997년, 하버드대학교에서 실시한 '간호사 건강 연구(4장 참조)'에서 식이지방이나 식이 콜레스테롤과 심장병은 아무런 관련이 없다고 밝혀졌다.[6] 마지막으로 쐐기를 박은 것은 2006년 '여성 건강 이니셔티브(4장 참조)'였다.[7] 5만 명에 가까운 여성들이 8년 이상 저지방 저칼로리 식단을 따랐지만[8] 심장병과 뇌졸중 발병률이 전혀 개선되지 않았다. 그리고 수년간 칼로리 제한을 잘 지켰는데도 여성들이 감량한 체중은 평균 113g 미만이었다.

저지방 식단을 장기간 따랐지만 실질적으로 이점이 전혀 없었다.[9] 다른 연구들도 빠르게 같은 결론에 도달했다. 식이지방과 식이 콜레스테롤, 심장병의 연관성을 찾으려고 40년 동안 연구했지만 단 한 건의 증거도 발견하지 못했다.[10]

당뇨병 환자에게도 이야기는 똑같았다. '당뇨병 환자 건강을 위한 행동(The Action for Health in Diabetes, LookAHEAD)' 임상시험은 미국 전역의 16개 장소에서 제2형 당뇨병 비만 환자 5000여 명을 연구했다. 연구자들은 표준 당뇨병 치료를 받는 대조군과 하루에 1200~1800Cal만 섭취한 두 번째 집단을 비교했다. 두 번째 집단은 총 섭취량의 30% 미만을 지방에서 얻었고, 주당 175분 중간 강도의 신체 활동을 했다.[11] 이는 세계 모든 당뇨병 협회가 권장하는 '집중 생활 습관 교정'이었다. 약속대로 심장병이 줄었을까?

한마디로 '아니오'다. 2012년, 드높은 희망을 품고 시작한 이 실험은 9.6년 만에 조기 중단되었다. 연구 자료를 보면 환자들에게 심혈관 혜택이 나타날 가능성이 없어 연구를 계속할 필요가 없었음을 알 수 있다. 연구자들은 패배를 인정했다. 저지방 칼로리 제한 식단은 또 실패했다.

과학 연구 결과들은 나오는 족족 식이지방을 줄이면 체중이 줄고 심장병이 감소한다는 굳은 믿음을 일관되게 반박했다.[12] 마침내 2015년 미국 식단 권장안(가장 최근)은 올리브유와 견과류, 아보카도처럼 건강한 지방이 많다는 사실을 인정해, 지방 섭취 제한을 없앴다. 저지방 칼로리 감소 식단은 실패작이었다.

운동 접근법

식단과 운동을 결합한 생활 습관 교정은 제2형 당뇨병 치료의 주요 축으로 널리 인정받는다. 이 두 요인은 종종 똑같이 유익하다고 여겨진다. 왜 아니겠는가?

운동을 열심히 하면 체중이 줄 것 같지만, 대부분 그 효과가 생각보다 훨씬 적다. 그런데도 신체 활동 부족은 제2형 당뇨병과 심혈관 질환을 포함해 25개 이상의 만성질환의 독립 위험 요인이다.[13] 비만 환자의 낮은 신체 활동 수준은 콜레스테롤 수치, 흡연 정도, 혈압보다 사망 예측률이 더 높다.[14]

운동은 단순한 체중 감량 외에도 이점이 많다. 운동은 약물과 잠재적 부작용 없이 힘과 균형, 혈압, 콜레스테롤, 혈당, 인슐린 민감도를 향상시킨다. 훈련을 많이 한 운동선수는 인슐린 수치가 항상 낮으며, 이러한 혜택은 나이 든 운동선수를 대상으로 한 연구들에서 여러 번 입증되었듯이 평생 유지될 수 있다. 저비용 고수익 투자로 보인다.

그러나 제2형 당뇨병 환자의 유산소 및 근력 운동을 연구한 결과는 다양하다.[15,16] 메타 분석에 따르면 운동을 하면 체질량 변화 없이 당화혈색소가 현저하게 낮아질 수 있다. 이 결과는 체중이 감소하지 않아도 운동의 효과를 얻을 수 있음을 암시한다. 이는 환자를 진료한 임상 경험과도 일치한다. 하지만 피할 수 없는 결과는 운동 프로그램의 체중 감량 효과가 극미하다는 것이다.

운동의 많은 이점이 입증됐는데도 내가 이를 그다지 유용한 정보로 생각하지 않는다는 점이 놀라울 수 있다. 당연한 일 아닌가? 다들 이미 알고 있으니까. 운동의 이점은 지난 40년 동안 끊임없이 칭송받았다. 운동이 제2형 당뇨병과 심장병에 도움이 될 수 있다는 사실을 모르는 사람을 아직 만나지 못했다. 사람들이 이미 운동의 중요성을 안다면, 또다시 말할 필요가 있을까?

주된 문제는 항상 실행 부족이었다. 현실적인 문제가 많아서 운동을 하지 못할 수 있다. 비만, 관절 통증, 신경병증, 말초 혈관 질환, 요통, 심장 질환을 모두 앓는다면 운동이 어렵거나 안전하지 않을 수도 있다. 하지만 전반적으로 가장 큰 문제는 눈에 띄는 결과가 없다는 것이다. 운동의 혜택이 지나치게 과장되다 보니 광고에서 보는 것만큼 효과가 탁월하지 않다. 운동으로 빠지는 체중은 변변치 않을 때가 많다. 엄청나게 노력했는데 결과가 없으면 사기가 꺾인다.

실망스러운 운동 효과

개념상으로, 운동은 과다 섭취된 포도당의 칼로리를 태우는 이상적인 방법으로 보인다. 표준 권장 사항은 하루에 30분씩 주 5일 총 150분 운동하는 것이다. 중간 강도로 운동했을 때, 하루에 150~200Cal, 주당 700~1000Cal가 소비된다. 주당 총 에너지 섭취량이 14,000Cal라는 점을 고려하면 시답지 않은 양이다.

연구에서 밝혀진 바, 모든 운동은 예상보다 혜택이 훨씬 적다. 이유는 크게 두 가지다. 첫째, 운동은 식욕을 자극한다고 알려져 있다. 대개 운동 후에는 더 많이 먹게 되어 체중이 생각만큼 많이 빠지지 않는다. 둘째, 정해진 운동 프로그램에 참여하면 다른 활동을 덜 하게 된다. 예를 들어, 만약에 당신이 온종일 열심히 노동했다면 집에 돌아와서 재미로 10km를 달리지는 않을 것이다. 반면에 하루 내내 컴퓨터 앞에 앉아 있었다면 10km 달리기는 꽤 괜찮아 보인다. 운동 연구 결과들을 보면 이러한 보상 효과를 잘 설명하고 있다. 운동 강도나 지속 시간을 늘리면 더 많이 먹게 되거나 다른 활동량이 줄어들 수 있다. 이러한 보상 효과 탓에 운동 프로그램의 유익함이 곧장 줄어든다.

결국 주된 문제는 제2형 당뇨병이 운동 부족 때문이 아니라는 점이다. 근본적인 문제는 고인슐린혈증을 일으키는 과도한 포도당과 과당이다. 운동하면 근육의 인슐린 저항성만 개선될 수 있다. 운동으로는 간의 인슐린 저항성을 전혀 개선할 수 없다. 지방간은 제2형 당뇨병의 핵심 원인이며, 운동으로 간을 건강하게 만들 수 없다. 제2형 당뇨병 치료는 병의 근본 원인인 식단에 달려 있다.

욕실 수도꼭지를 세게 틀어 놓는다고 상상해 보자. 배수구가 좁아 개수대가 빠르게 채워지기 시작한다. 배수구를 약간 넓히는 것은 해결책이 아니다. 근본적인 문제가 해결되지 않기 때문이다. 확실한 해결책은 수도꼭지를 잠그는 것이다. 제2형 당뇨병이 발생하는 이유는 정제된 탄수화물과 당으로 가득 찬 식단이 몸을 포도당과 과당으로 빠르게 채우기 때문이다. 운동을 통해 배수구를 넓히는 것은 효과가 작다. 확실한 해결책은 수도꼭지를 잠그는 것이다. 앞으로 제2형 당뇨병을 효과적으로 치료하는 방법을 살펴볼 것이다.

엘레나

63세의 엘레나는 나를 만나기 3년 전에 제2형 당뇨병을 진단받았다. 그녀는 대사증후군의 전형적인 징후인 고혈압과 고콜레스테롤, 비만 병력도 있었고, 간 손상을 의미하는 지방간이 있었다. 그녀는 당뇨병 약인 메트포르민과 혈압과 콜레스테롤을 낮추는 약을 먹고 있었다. 당화혈색소는 6.2%였다.

엘레나가 IDM 프로그램에 참여했을 때 우리는 저탄수화물, 건강한 지방 식단을 논의했고, 그녀는 주 3회 36시간 단식 요법을 시작했다. 온종일 소량으로 자주 먹으라는 조언을 오랫동안 들어 왔기에 단식을 하려면 새로운 사고방식이 필요했다. 프로그램을 시작한 지 2주 만에 그녀는 메트포르민을 끊을 수 있었다. 1년 후에는 혈압이 정상으로 돌아와 고혈압 약 복용을 중단했다. 최근에 만났을 때 그녀의 당화혈색소는 정상 범위인 5.2%였다.

현재 엘레나는 당뇨병이 없는 상태다. 간 손상을 나타내는 혈액 지표는 완전히 정상화되었다. 이는 만성 간 손상을 일으키는 지방간이 사라졌다는 의미다. 게다가 체중이 27kg 빠져 허리둘레가 24cm 줄었으며 대사증후군이 완전히 회복되었다.

리처드

리처드는 약 10년 전에 제2형 당뇨병 진단을 받았다. 게다가 고혈압, 뇌졸중, 말초 혈관 질환, 불규칙한 심장박동(심방세동), 만성 신장 질환을 앓고 있었다. 그로부터 6년 후에 그는 인슐린(매일 36단위) 투여와 함께 경구 혈당강하제를 복용했지만, 당화혈색소가 8.4%로 상승했다.

내가 리처드를 만난 건 인슐린을 사용하기 시작한 직후였다. IDM 프로그램에 이어 그는 저탄수화물, 건강한 지방 식이요법과 주 3일 24시간 단식을 시작했다. 그는 한 달 만에 인슐린을 끊었고 6개월 후엔 모든 경구용 약물을 완전히 중단했다. 당뇨병성 신장 손상의 척도인 소변 알부민-크레아티닌 비율은 3분의 2로 떨어졌다. 체중이 6kg 빠졌고 허리둘레가 12cm 줄었다. 현재 리처드의 당화혈색소는 약 없이도 5.4%로 당뇨병에 속하지 않는다.

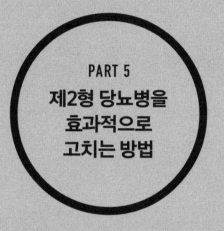

PART 5
제2형 당뇨병을
효과적으로
고치는 방법

비만대사 수술에서 배우기

203kg의 에이드리언은 병적으로 비만했고 제2형 당뇨병을 앓았다. 모든 관련 질병으로 인해 의학적으로 업무에 부적합했던 그는 2014년에 직장을 잃었다. 결국 그는 비만대사 수술이라고도 불리는 체중 감량 수술을 받기로 했고, 수술 후 5주 안에 당뇨병이 완전히 사라졌다.[1] 흥미롭게도 제2형 당뇨병을 고친 이 이야기는 예외가 아니라 수술 후에 일반적으로 나타나는 일이다.

제2형 당뇨병이 만성 진행성 질환이라는 말을 우리는 얼마나 자주 듣는가? 이것을 우리가 사실로 받아들인 이유는 수십 년간 원인보다는 증상(고혈당)을 치료해 왔기 때문이다. 비만대사 수술을 살펴보면 이 개념의 오류를 증명할 수 있다. 제2형 당뇨병은 고칠 수 있고 예방할 수 있는 질병이다. 원인을 치료하면(고인슐린혈증) 당뇨병을 고칠 수 있다. 12장에 나왔던 홀버그 박사의 조언, "지침을 무시하라"를 기억하라. 비만대사 수술은 제2형 당뇨병에 대해 무엇을 가르쳐 줄까? 연구에서 밝혀졌듯이, 아주 많은 것을 가르쳐 준다.

초기의 체중 감량 수술

최초의 비만 수술은 턱을 철사로 묶는 것이었다. 논리는 분명했지만, 상상력이 풍부하지는 않았다. 밥을 못 먹게 만드는 이 치료는 결국 실패했다. 여전히 음료를 마실 수 있었던 환자들은 설탕 음료를 많이 마셔 체중이 잘 빠지지 않았다. 심각한 부작용이 한계 요인이었다. 시간이 지나면서 종종 심해지는 치과 감염과 구토는 극복할 수 없는 문제였다. 이러한 참기 힘든 문제들로 인해 수술을 복원하는 경우가 많았다.[2]

1925년, 의학지 《랜싯》은 위궤양 치료로 위를 부분 절제하면 종종 체중이 줄고 소변에서 당이 나오던 것(지금의 당뇨병)이 완전히 사라지는 것을 확인했다.[3] 위 부피가 작아지면 음식 섭취량이 효과적으로 줄어들었다. 유사한 보고서가 1950년대와 1960년대에 산발적으로 발표되었다. 흥미로운 발견이었지만 대부분 결과가 오래가지 못했다. 시간이 지나면서 작아졌던 위장이 커져서 환자들이 평소처럼 먹을 수 있었다. 체중이 다시 돌아왔고, 동시에 제2형 당뇨병도 재발했다.

공장결장 우회 수술

현대의 비만대사 수술은 1963년에 시작되었다. 섭취 영양소의 대부분을 흡수하는 소장을 제거하면 체중이 상당히 감소한다는 관찰에서 비롯됐다. 이로 인해 소장을 거치지 않고 음식을 위장에서 대장으로 곧바로 보내는 공장결장 우회 수술이 개발되었다. 성공이었다! 환자들은 영양소 흡수를 막는 이 방식을 이용해 체중을 상당히 감량했다.

하지만 부작용이 금방 나타났다. 소장을 거치지 않은 음식은 정상적으로 소화되지 못했다. 요점은 이렇다. 음식이 소장에 충분히 머물지 않으면 흡수가 되지 않아 결국 체지방으로 저장되지 않는다. 이때 음식 에너지는 즉시 대변으로 배설된다. 하지만 이는 필수적인 음식 영양소가 적절하게 또는 전혀 흡수되지 않았다는 뜻이기도 했다. 환자들에게 비타민 A 결핍으로 인한 야간 실명, 비타민 D 결핍으로 인한 골다공증이 발생했다. 다른 문제로는 심한 설사와 박테리아 과증식, 간 기능 부전, 신장 결석 등이 있었다. 흡수 안 된 지방 때문에 설사가 멎지 않자 항문이 벗겨지고 치질이 생겼다. 짜증 나는 일이었다. 이 방식도 곧 사라졌다.

공회장 우회 수술

이러한 부작용 때문에 덜 강력한 공회장 우회 수술로 바뀌게 되었다. 이 방식에서는 소장의 전부가 아닌 대부분을 우회해 음식이 위에서 소장의 매우 짧은 부분으로 곧바로 보내진다. 흡수가 약간 개선되었지만, 합병증은 여전히 받아들이기 힘들어서 이 수술 역시 역사의 뒤안길로 사라졌다. 그러나 점진적인 개선 덕분에 다른 사람들이 이러한 초기 경험을 바탕으로 기술을 발전시킬 수 있었다.

1967년에 음식 섭취와 흡수의 방해 요소를 결합한 현대의 비만대사 수술의 씨앗이 심어졌다. 이는 위장 대부분을 제거함으로써 음식 섭취를 물리적으로 제한하는 동시에 어떤 음식이든 흡수를 줄이는 방식이었다.

소장을 일부 우회할 뿐 아니라 위장 일부를 제거했다. 이 기본 원리를 바탕으로 시간이 지나면서 기술이 점점 정교해졌다.

오늘날의 체중 감량 수술

미국의 비만 인구수에 비하면 비만대사 수술의 시행 숫자는 매우 적다. 2015년, 미국에서는 약 20만 건의 체중 감량 수술이 이루어졌다.[4] 신뢰할 수 있는 통계는 거의 없지만, 미국 이외의 지역에서는 이 수술이 훨씬 드물다.

루와이 위 우회술

오늘날의 비만대사 수술의 표준 형태는 루와이 위 우회술(Roux-En-Y gastric bypass)로, 소장이 Y자의 작은 막힌 고리 모양이 된다고 해서 이름이 붙여졌다. 호두 한 알 정도의 크기만 남겨 놓고 건강한 위 대부분을 절제해 음식 섭취를 심하게 제한하는 방식이다. 이 과정은 단기적인 해결책에 불과하므로, 수술의 두 번째 단계는 먹은 음식 대부분(전부는 아니지만)이 섭취되지 않도록 소장을 재배치하는 것이다.

섭취와 흡수를 모두 제한하는 이 방식 덕에 루와이 위 우회술은 현재 비만대사 수술의 챔피언 자리에 올랐다. 이 수술은 체중 감량 효과가 가장 크지만, 합병증도 가장 많이 발생한다. 이 수술의 이면에는 '모 아니면 도'라는 사고방식이 자리 잡고 있다. 모든 수술에 흔히 수반되는 출혈과 감염의 위험 외에도 단백질과 비타민, 미네랄을 포함한 모든 영양소가 결핍되어 우회 수술 후에 평생 영양실조에 시달릴 수 있다. 절제된 위에서 소장으로 음식이 너무 빨리 이동한 탓에 덤핑증후군이 발생하면 식사 후에 메스꺼움, 설사, 얼굴 홍조가 일어난다. 수술 부위에 흉터 조직 협착이 발생하면 위장으로 가는 통로가 막히기도 한다.

루와이 위 우회술은 보통 체질량지수가 40 이상인 고도비만 환자들이 받는 경우가 많다. 하지만 부작용을 개선하기 위해 루와이 위 우회술의 복잡함이나 합병증 없이 놀라운 결과를 낼 수 있는 가벼운 형태의 비만 대사 수술이 개발되었다.

위소매절제술

위소매절제술은 장에 변화를 주지 않고 건강한 위장의 상당 부분을 제거해 오로지 섭취만 제한하는 체중 감량 수술이다. 이 수술을 하면 위장의 음식 저장 능력이 극적으로 감소한다. 음식을 조금만 먹어도 심한 위 팽창, 축소된 위의 팽만, 지속적인 메스꺼움과 구토가 발생한다. 시간이 흐르면서 남은 위장이 늘어나면 소량의 식사를 할 수 있게 된다.

이 수술은 복강경을 이용하기 때문에 출혈, 감염과 같은 급성 합병증이 적다. 수술 후에 덤핑증후군은 드물게 발생하지만, 협착은 흔히 일어난다. 더 중요한 점은 루와이 위 우회술보다 체중 감량 효과와 결과의 지속성이 약하다는 것이다.

위밴드술

훨씬 더 간단한 수술은 밴드로 위장을 묶는 위밴드술이다. 벨트를 단단히 조이듯이, 밴드가 음식이 위장에 들어가는 것을 제한한다. 건강한 위

| **그림 13.1** | 위밴드술

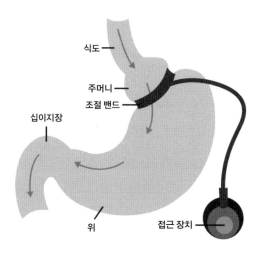

식도

주머니
조절 밴드

십이지장

위   접근 장치

장의 어떤 부분도 제거하지 않으며, 밴드를 필요에 따라 점차 조이거나 느슨하게 풀 수 있다. 상대적으로 단순한 이 수술은 합병증이 가장 적어 체중 감량을 원하는 사람 누구에게나 시술할 수 있다. 주요 문제는 시간이 지나면 체중이 종종 다시 돌아온다는 점이다. 외과 의사인 친구의 말에 의하면 요즘 가장 흔한 밴드 수술은 밴드 제거 수술이라고 한다.

단기적으로 모든 유형의 비만대사 수술이 체중 감소와 당뇨병에 효과적이라고 입증되었다. 장기 연구 결과에 따르면 수술 유형에 따라 효과가 다양하다[5]. 하지만 나는 이 수술 중 어떤 것도 칭찬하거나 비난하고 싶지 않다. 다른 모든 의학 분야에서도 그렇듯이 모든 수술 방식은 저마다 존재 이유가 있다. 내가 가장 묻고 싶은 질문은 다음과 같다. 비만대사 수술 후에 제2형 당뇨병이 어떻게 될까? 이 수술에서 우리는 무엇을 배울 수 있을까?

비만대사 수술이 효과적인 이유

사실상 모든 경우에서 제2형 당뇨병은 비만대사 수술 후에 완전히 사라
진다. 제2형 당뇨병을 20년 동안 앓은 227kg의 환자도 완전히 낫는다.
그냥 낫는 정도가 아니라 빠르게 낫는다. 몇 주 안에 당뇨병이 사라진다.
정말로 사라진다.

'수술 치료와 약물 치료가 당뇨병 완치에 미치는 효과성(Surgical Treat-
ment and Medications Potentially Eradicate Diabetes Efficiently, STAM-

---

| **그림 13.2** | 수술로 당뇨병이 낫는다[6]

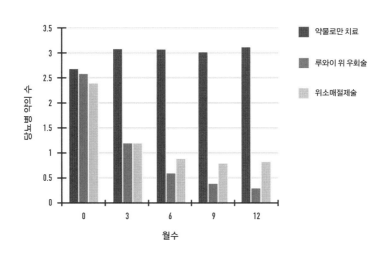

PEDE)'[7]이라는 2012년 실험에서는 루와이 위 우회술과 약물 치료가 혈당 수치가 매우 높은 비만인 제2형 당뇨병 환자에 미치는 영향을 비교했다. 수술 환자들은 놀라울 정도로 결과가 좋아졌다. 3개월 만에 환자 대부분이 체중이 줄기 훨씬 전부터 혈당이 정상화되어 당뇨병 약을 모두 끊었다. 사실상 이 환자들의 당뇨병이 사라졌다. 달리 말해 제2형 당뇨병은 호전뿐 아니라 완치할 수 있다.

대조적으로 약물 치료 그룹의 환자들은 시간이 지나면서 병이 개선되지 않았다. 그들은 제2형 당뇨병 약이 점점 더 많이 필요하게 되었다.

비만대사 수술을 받은 초비만 청소년들(평균 체질량지수 53)도 같은 성공을 거두어[8] 41kg 감량한 체중을 3년 동안 유지했다. 고혈압은 환자의 74%에서 회복을 보였고, 환자의 66%가 비정상적인 지질을 회복했다. 제2형 당뇨병은 어땠냐고? 물어봐서 기쁘다. 제2형 당뇨병의 95%가 회복되어 임상시험이 끝날 무렵에 환자들은 약을 먹지 않고도 당화혈색소 수치가 5.3%에 불과했다. 반복하지만, 이 환자들은 이제 당뇨병 환자로 분류되지 않았다.

이 수술로 제2형 당뇨병을 고칠 수 있다는 사실은 1992년 이후에 알려졌다.[9] 한 연구에서 비만대사 수술을 받은 환자들이 2개월 이내에 혈당이 정상으로 돌아와 10년 동안 유지했다고 밝혀졌기 때문이다. 수술의 혜택은 체중 감량을 훨씬 넘어섰다. 대사 이상도 대부분 정상화되었다. 하늘로 치솟던 인슐린 수치는 정상 수준으로, 혈당은 절반으로 떨어졌다. 인슐린 저항성의 지표인 공복 인슐린은 73% 감소했다.

여기에서 우리는 무엇을 배울 수 있을까? 문제는 이 질병이 만성, 진행성이라는 것이 아니었다. 문제는 우리의 치료가 효과가 없었다는 것이다. 우리가 느꼈던 거대한 장애물, 그것은 우리 자신이었다.

비만대사 수술이 놀라울 정도로 성공하자 미국당뇨병협회와 국제당뇨병연맹, 영국당뇨병협회 등 45개 당뇨병 단체는 2016년에 공동성명을 발표했다. 생활 습관 교정과 상관없이 제2형 당뇨병 환자와 체질량지수 40 이상인 환자에게 이 수술을 첫 번째 치료 방식으로 권장한다는 내용이었다.[10] 체질량지수가 35~40일 경우에는 생활 습관 교정 치료가 실패했을 때에만 수술을 고려해야 한다고 제안했다. 이러한 공개적인 승인을 통해 표준 약물과 생활 습관 교정 치료(저지방, 저칼로리 식이요법)가 이 질병을 효과적으로 치료하지 못했음을 인정한 셈이다.

수술이 최고의 해결책이 아닌 이유

이러한 수술들이 성공했지만 나는 대개 여러 가지 이유로 추천하지 않는다. 수술은 많은 외과적 합병증을 일으켜 재정적으로나 생리학적으로 치러야 할 비용이 꽤 크다. 하지만 가장 중요한 사실을 말하자면, 수술 없이도 이 놀라운 혜택을 모두 얻을 수 있다. 실패한 접근법들과 달리 이 수술이 성공하는 이유, 그리고 그 결과를 복제할 방법만 알면 된다.

많은 이론들이 수술이 성공하는 이유를 설명하려고 노력했다. 전장(foregut) 가설은 건강한 위장 일부를 제거해서 무수한 이점이 발생했다고 제안했다. 위는 인크레틴, 펩티드 이, 그렐린을 포함한 많은 호르몬을 분비한다. 위를 절단하면 이러한 호르몬이 모두 감소하고, 아마도 아직 확인되지 않은 호르몬도 감소할 것이다. 그러나 이 가설이 정확하지 않다는 사실이 곧 명백해졌다.

칼을 덜 대는 위밴드술에서는 위장의 어떤 부분도 제거하지 않지만, 루와이 위 우회술만큼 단기간에 효과적으로 제2형 당뇨병을 고친다. 실제로 다양한 비만대사 수술들은 위장을 절제하거나 소장으로 연결하는 방식이 광범위하게 다르지만, 인슐린 저항성을 감소시키는 능력은 크게 다르지 않다. 중요하고 유일한 변수는 체중을 얼마나 줄이느냐이다.

호르몬을 분비하는 위의 능력은 다시 살아나지 않으므로 전장 가설은 제2형 당뇨병이 수년 후에 재발하는 이유를 설명하지 못했다. 이런 추론으로 건강에 유익한 위장을 제거하는 것이 실제로 전혀 이점이 없다는 것이 꽤 분명히 입증된다.

지방량 가설은 지방 조직이 감소하면 유익한 결과가 발생한다고 설명한다. 지방세포는 여러 가지 많은 호르몬을 활발히 분비하는데, 아마도 이들 중 하나 이상의 호르몬에 문제가 생겼을 것으로 추측한다. 예를 들어, 지방세포는 테스토스테론을 에스트로겐으로 전환해 비만 남성에게 흔한 '여성형 유방'이라는 현상을 유도한다. 따라서 지방세포는 활발히 호르몬 작용을 하며 대사에 영향을 미치는 것이다. 이런 생각은 다음의 두 가지 사실과 충돌한다. 첫째, 제2형 당뇨병은 지방량이 상당히 감소하기 훨씬 전인 수술 후 몇 주 이내에 사라진다. 둘째, 지방 흡입으로 지방을 제거해도 대사에 이점이 없다. 혈당 수치 또는 측정 가능한 대사 지표가 크게 개선되지 않는다. 미용상의 효과만 제공할 뿐이다.[11]

이 수술은 마법이 아니다. 왜 효과가 있는지는 매우 단순하고 분명하다. 모든 비만대사 수술이 효과적인 이유는 심한 칼로리 감소가 갑자기 발생하기 때문이다. 대개 가장 간단한 설명이 올바른 설명이다.

인슐린 저항성은 넘침 현상이라는 점을 기억하라. 간세포가 빵빵한 풍선처럼 당과 지방으로 가득 차 있다. 인슐린은 포도당이 들어가게 문을 열라고 세포에 신호를 보낸다. 간세포가 넘쳐 거부한 포도당을 혈액 속에 남겨 두면 인슐린 저항 현상이 발생한다. 꽉 막힌 간의 긴장을 풀기 위해 새로 생성된 지방이 다른 기관으로 방출되면 췌장이 막혀 인슐린 분비가 감소한다.

칼로리가 갑자기 심하게 줄면 약 24시간 이내에 인체의 간 글리코겐 저장소가 고갈한다. 그리고 나면 몸은 에너지를 얻기 위해 지방을 태울 수밖에 없다. 몸은 지방세포에 저장된 지방보다 접근하기가 쉬운 간과 기타 장기의 지방을 먼저 태운다.

복부 장기 안과 주변에 낀 지방이 대사증후군을 일으킨다는 점을 명심하라. 따라서 내장 안팎의 지방을 제거하면 전체 지방량이 현저하게 감소하기도 훨씬 전에 제2형 당뇨병이 낫는다. 환자는 여전히 수백 kg의 과체중일지라도 수술 후 몇 주 이내에 당뇨병이 낫는다.

장기에서 지방을 제거하면 대사가 빠르게 개선된다. 췌장에 과하게 낀 지방을 제거하면 베타세포 기능 장애가 해결된다. 인슐린 분비가 정상으로 돌아오면 혈당이 떨어지기 시작한다. 팽팽한 풍선에서 공기가 빠지듯 간에서 과도한 지방을 제거하면 인슐린 저항성이 낫는다. 제2형 당뇨병의 이중 결함이 해결되는 것이다.

이러한 수술 성공 사례들로 제2형 당뇨병이 충분히 고칠 수 있는 병임을 알 수 있다. 우리는 제2형 당뇨병이 나이를 먹듯이 반드시 진행된다고 믿었다. 하지만 이 믿음은 사실이 아니다. 두 가지 사실을 나란히 적어 보자.

- 제2형 당뇨병은 대부분 고칠 수 있다.
- 표준적인 저칼로리, 저지방 식단과 약물(인슐린 포함) 치료는 제2형 당뇨병을 진행시킨다.

여기서 유일하게 논리적인 결론은, 제2형 당뇨병이 대부분 잘못 치료되고 있다는 것이다. 그래서 제2형 당뇨병이 전염병이 된 것이다. 문제는 질병이 아니라 우리가 병을 어떻게 치료하고 이해하는가이다.

갑작스럽고 심한 칼로리 제한이 제2형 당뇨병을 호전시키는 이유는 부풀어 오른 간과 췌장 세포 내에 저장된 지방을 몸이 어쩔 수 없이 태우기 때문이다. 몸이 제2형 당뇨병을 일으키는 과도한 당과 지방을 태우면 병이 낫기 시작한다. 그렇다면 수술 비용과 합병증 없이 이소성 지방을 모두 태울 수 있는 다른 방법이 있을까? 그런 일이 일어나고 있다. 세라 홀버그 박사와 오사마 햄디 박사는 《뉴욕타임스》에 "체중 감량 수술에 2만 6천 달러를 쓰기 전에 이걸 해 보라"라고 썼다.[12] 그들이 말하는 해결책은 무엇일까? 간단하다. 저탄수화물 식단이다.

저탄수화물 다이어트

만일 우리 집이 물에 잠긴다면…

나는 매일, 매주, 그리고 매년 양동이와 대걸레, 수건을 사느라

시간을 보내지 않을 것이다. 물이 빨리 빠져나가도록

다양한 종류의 양동이와 더 비싼 대걸레 또는 배수 시스템에

투자하지도 않을 것이다. 물이 어디서 들어오는지 찾아서 막을 것이다!

– 의사, 베르너 휘록

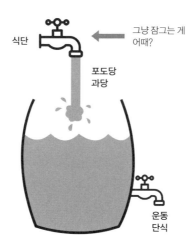

2015년, 텍사스의 3살짜리 여자아이가 세계 최연소 제2형 당뇨병 환자가 되었다는 신문 기사가 났다.[1] 3살이란다. 출생 시 아이의 체중은 3.2kg이었다. 3살 반의 나이에 체중이 35kg이었던 이 아이는 전형적인 당뇨병 증상인 빈번한 배뇨와 갈증으로 병원에 입원했다.

아이의 나이로 보아, 의료진은 자연스럽게 아이가 제1형 당뇨병, 즉 소아 당뇨병을 앓고 있다고 추측했다. 그러나 아이가 비만 상태인지라 추가 검사한 결과 제2형 당뇨병이 확인되었다. 당뇨병 가족력은 없었다. 다만 아이가 주로 사탕, 설탕 음료, 패스트푸드만 먹는 게 문제였다. 아이는 처음에 약을 먹었다. 하지만 적절한 식단으로 체중의 25%가 빠지고 혈당 수치가 정상으로 돌아오면서 약물을 모두 중단할 수 있었다. 2년 후, 이 어린 소녀의 당뇨병은 완치되었다.

마음이 따뜻해지는 이야기가 또 있다. 내 친구 벳시(본명 아님)는 지역 대학 병원에서 일하는 27세의 의학 연구원이었다. 그녀는 매년 건강검진에서 과체중 판정을 받았지만, 그 외에는 건강에 문제를 못 느꼈다. 하지만 혈액검사에서 당화혈색소 수치가 10.4%로 나오자 충격에 빠졌다. 제2형 당뇨병이 심각하다는 의미였기 때문이다. 담당 의사는 즉시 캐나다 당뇨병협회 지침에 따라 세 가지 약물을 처방했다. 벳시는 남은 생애 동안 약물 그리고 결국 인슐린이 필요할 것이라는 경고와 함께 제2형 당뇨병이 만성 진행성이며 치료법이 없다는 말을 들었다.

겁에 질린 벳시는 이 끔찍한 예언을 거부하고 약을 먹지 않았다. 여기저기 알아본 그녀는 케톤 생성 식단이라는 초저탄수화물 식단을 시작했고, 곧바로 차도가 나타났다. 체중과 함께 허리 치수도 줄어들었다. 3개월 후, 그녀의 당화혈색소 수치는 약을 먹지 않고도 5.5%에 머물렀다.

그녀의 몸 상태는 모두 최상이었다. 이제 그녀는 제2형 당뇨병 환자가 아니었다. 다시 말하지만 벳시의 당뇨병은 치료되었다. 만성 진행성 질병이라는 말은 이제 그만하자.

두 사례 모두 식단으로 근본 원인을 해결해 당뇨병을 치료한 경우다. 놀랄 일이 아니다. 전 세계 모든 당뇨병협회는 약물 처방 전에 식이요법 및 생활 습관 교정으로 치료를 시작하라고 권한다. 그렇다면 제2형 당뇨병에 가장 적합한 식단은 무엇일까? 안타깝게도 이는 더 어려운 질문이다.

저지방 식단의 실패

세계보건기구는 2016년에 처음으로 당뇨병 글로벌 보고서를 발표했지만 모호하고 일반적인 식이요법 지침만 제공했다.[2] 첨가당을 총 칼로리의 10% 미만으로 줄여야 한다고 했지만, 적절한 다량영양소 비율은 언급하지 않았다. 탄수화물과 지방, 단백질을 얼마나 적게 또는 많이 먹어야 하는지 알려 주지 않았다. 마찬가지로 미국당뇨병협회 2016년 표준 치료안인 「당뇨병 치료」[3]는 특정 식이요법을 권장하지 않았다. 이 두 조직은 40년 동안 그들이 홍보한 비효율적인 저지방, 칼로리 제한 식단의 무익함을 은연중에 인정하며 이 식단에서 조용히 발을 뺀 것이다.

버터와 전지 치즈, 크림같이 지방이 많지만 맛있는 음식이 '동맥을 막고' 심장병을 일으킨다는 건 그동안 상식이었다. 그래서 1977년 미국 식단 권장안은 식이지방을 낮추기 위해 하루 총 칼로리의 50~60%를 탄수화물로 섭취하라고 권고했다. 2008년에도 미국당뇨병협회의 성명서는 하루에 탄수화물을 적어도 130g 섭취하라고 권했다.[4] 북미에서는 탄수화물이 주로 설탕, 빵, 파스타 같은 고도로 정제된 밀과 옥수수 제품이다.

저지방 광풍이 절정에 달했던 1999년, '리옹 식단 심장 연구(Lyon Diet Heart Study)'의 획기적인 연구 결과는 의학계를 충격으로 몰아넣었다.[5] 심장마비를 앓았던 환자들이 미국심장학회가 권하는 저지방 식단 또는 올리브유, 견과류, 아보카도가 가득한 고지방 지중해 식단에 무작위로 배정되었다. 결과는 믿기지 않을 만큼 놀라웠다. 입이 딱 벌어지게도 지중해 식단으로 심장병과 사망이 75%나 줄었다. 한때 일명 '프랑스 패러독스'라는 유명한 연구 결과도 있었기 때문에, 사실 그리 놀랄 일이 아니었다.

1980년대와 1990년대에 프랑스 사람들은 유행과는 달리 포화지방을 먹고 있었지만, 심혈관 질환으로 인한 사망률은 미국의 절반도 안 되었다. 포화지방이 동맥을 막아 가차 없이 심장병을 일으켰다면, 프랑스인은 어떻게 지방을 더 먹고도 심장병에 덜 걸릴 수 있었을까? 그 답은 뒤늦게 깨달았지만 꽤 분명하다. 포화지방은 심혈관 질환을 일으키지 않는다.[6]

그 후로 비교적 지방이 많은 지중해 식단이 심혈관에 미치는 이점은 여러 차례 입증되었다. 가장 최근에 2013년 '지중해 식단으로 예방하기(Prevención con Dieta Mediterránea, PREDIMED)' 연구는 지중해 식단을 먹은 환자들의 심장병 발병률과 사망률이 낮다는 사실을 확인했다.[7] 2012년에 유럽 국가들의 다양한 식습관을 비교한 결과, 포화지방을 더 섭취할수록 심장병이 덜 발생한다고 나타났다.[8] 2009년의 메타 분석에서는[9] 포화지방이 심장병과 아무런 상관관계가 없으며 뇌졸중을 약간 막

| 그림 14.1 | 식이지방이 높을수록 뇌졸중과 심장마비의 위험이 낮아진다[11]

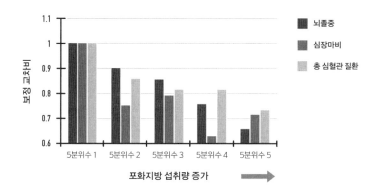

을 수 있다고 밝혀졌다. 일본에서도 이러한 뇌졸중 예방 효과가 주목받고 있다.[10] 천천히 그리고 꾸준히 천연 지방이 높은 식단이 본래 건강하다는 사실이 인정받고 있다.

건강한 지방을 먹어야 하는 이유

2000년대 중반에 단일불포화지방이 높은 식품이 심장 건강에 권장되기 시작하면서 영양을 바라보는 관점이 바뀌기 시작했다. 한때 지방 함량이 높아 위험한 식품으로 여겨지던 아보카도는 이제 건강한 슈퍼푸드로 높이 평가된다. 마찬가지로 견과류를 많이 먹으면 건강에 좋다는 건 누구나 안다. 매일 견과류를 먹으면 심장마비 위험이 35% 감소한다고 한다.[12]

오메가-3 오일이 풍부한 고지방 냉수성 어류도 심장 질환 예방 효과가 매우 크다고 여겨진다. 고래와 물개의 지방뿐만 아니라 지방이 많은 생선이 가득한 전통 식단을 먹는 북부 지역의 원주민들은 심혈관 질환이나 제2형 당뇨병이 거의 없었다.[13] 예를 들어, 그린란드의 우페르나비크 시는 1950년에서 1974년 사이에 제2형 당뇨병 사례를 단 한 건 보고했다. 이에 비해 미국인의 약 13%가 현재 이 질병으로 고통받고 있다.

전지방 유제품에서 유래한 트랜스 팔미톨레산의 혈중 농도가 높으면 제2형 당뇨병 발병률이 60% 감소한다. 게다가 HDL, 중성지방 수치가 개선되고 고감도 C 반응성 단백질과 같은 염증 지표가 낮아진다.[14] 한때 콜레스테롤 수치를 높인다고 매도당한 달걀노른자는 혐의를 벗었다. 연구에 따르면 매일 달걀을 먹는다고 해서 심장병의 위험이 증가하지 않는다.[15] 사실 달걀을 많이 섭취하면 당뇨병 위험이 42% 감소한다.[16]

지방은 왜 제2형 당뇨병을 예방하고 치료하는 데 유용할까? 3대 다량 영양소 중에 지방이 인슐린을 가장 적게 자극한다는 점을 기억하라. 버터와 올리브유와 같은 순수 지방은 인슐린 분비를 거의 자극하지 않는다. 따라서 정제된 탄수화물을 천연 지방으로 대체하는 것은 인슐린을 줄이는 간단하고 자연적인 방법이다.[17]

정제된 탄수화물을 줄여야 하는 이유

2001년 하버드 공중보건대학의 월터 윌렛 박사는 식이지방과 심혈관 질환에 대한 비판적 고찰에서 "저지방 캠페인은 과학적 증거가 거의 없으므로 건강에 의도하지 않은 결과를 초래했을 수 있다는 인식이 점점 늘

| **그림 14.2** | 혈당부하지수가 높은 음식일수록 심장병의 위험을 증가시킨다[20]

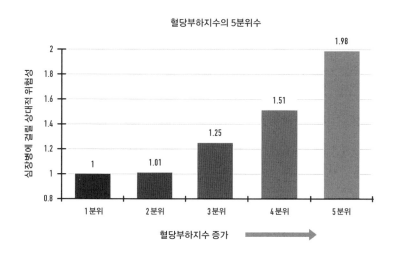

고 있다"라고 지적했다.[18] 게다가 하버드대학교에서 실시한 대규모 장기 관찰 연구인 '간호사 건강 연구'를 반영한 그림 14.2에 나타나듯이, 윌렛 박사는 혈당을 높이는 음식과 심장병 위험의 상관관계를 발견했다.[19]

설탕과 정제된 탄수화물은 혈당을 올려 제2형 당뇨병의 위험을 높인다. 그 결과 심장 질환의 위험이 상당히 커진다.

2013년 종합 검토 결과, 특정 식단은 혈당 조절 능력이 뛰어나다는 결론이 나왔다.[21] 특히 저탄수화물 식단, 저당지수 식단, 지중해 식단, 고단백 식단 이렇게 네 가지가 유익하다는 사실이 밝혀졌다. 이 네 식단에는 공통된 특성이 있다. 정도는 다양하지만, 탄수화물 섭취량이 적다. 저탄수화물 식단은 체중, 허리둘레, 혈당을 줄이는 데 더 효과적이라고 입증되었다.[22]

| 그림 14.3 | 미국의 다량영양소 섭취 : 1965~2011[23]

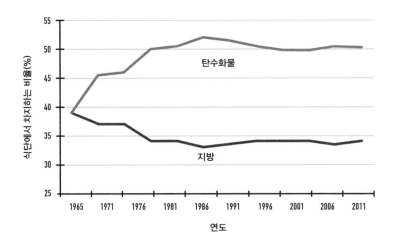

미국국민건강영양조사 자료에 따르면, 1965년부터 2000년 사이 쌍둥이 전염병인 비만과 제2형 당뇨병이 확산하는 동안, 미국인들은 식단 권장안에 따라 탄수화물을 더 먹고 지방을 덜 먹었다.[24]

정제된 곡물과 당분은 탄수화물의 주요 공급원이므로 모든 저탄수화물 식단에서 이를 제한한다. 하지만 우리는 감자와 과일 같은 정제되지 않은 탄수화물과 첨가당, 밀가루 같은 정제된 탄수화물을 구분할 필요가 있다. 정제된 탄수화물 섭취가 높을수록 당뇨병 위험이 커지기 때문이다.[25] 정제된 탄수화물은 정제되지 않은 탄수화물보다 혈당을 빠르게 높인다. 이 효과는 혈당부하지수를 보면 분명해진다. 정제되지 않은 식품은 탄수화물 함유량이 비슷하더라도 혈당부하지수가 낮다.

정제/비정제 탄수화물을 나누어 살펴보면, 매우 많은 전통 사회가 탄수화물 위주의 식단을 섭취하는데도 질병이 없다는 걸 알 수 있다. 예를

| 그림 14.4 | 다양한 탄수화물의 혈당부하지수[26]

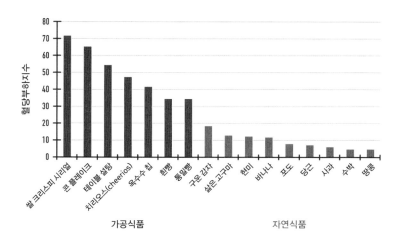

들어, 뉴기니의 고지대에 사는 투키센타 부족은 전체 에너지 섭취량의 94.6%를 가공하지 않은 탄수화물에서 얻는다. 일본 남부의 작은 섬 오키나와에 사는 주민들이 먹는 전통 식단은 85% 가까이가 녹말이다. 두 그룹 모두 대부분 고구마를 먹는다. 설탕이나 밀가루 같은 정제된 곡물을 거의 먹지 않으므로[27] 그들에게는 제2형 당뇨병이 거의 없다. 뉴기니의 작은 섬 키타바의 원주민 식단은 주로 덩이줄기 채소(고구마, 카사바, 참마), 코코넛, 과일 같은 탄수화물이 69%를 차지하지만, 평균 인슐린 수치는 스웨덴 인구 90%보다 낮다.[28]

달리 말해, 탄수화물 섭취가 높을수록 반드시 인슐린 수치가 높아지는 건 아니다. 정제와 가공이 인슐린 효과를 높이는 데 주된 역할을 한다. 식품에서 천연 섬유, 지방, 단백질을 제거하면 자연적으로 얻을 수 없는 순수한 농축 탄수화물이 남는다. 이 탄수화물을 갈아 미세 분말(예: 밀가루)로 만들면 소화 속도가 빨라져 혈당을 급등시킨다. 동시에 정제된 탄수화물은 단백질, 섬유소, 지방처럼 포만감을 주지 않아 더 많이 먹게 된다. 과당은 지방간, 인슐린 저항성, 고인슐린혈증 발생에 지배적인 역할을 하며 전통 사회는 첨가당을 거의 또는 전혀 먹지 않는다.

제2형 당뇨병의 본질적인 문제는 과도한 탄수화물 섭취의 결과일 수도 있고 아닐 수도 있는 고인슐린혈증이다. 제2형 당뇨병을 되돌리거나 예방하는 일은 인슐린을 낮추는 것을 의미하며 탄수화물이 많은 식단으로도 인슐린을 낮출 수 있다. 그러나 설탕과 정제된 탄수화물을 피하는 것은 여전히 성공의 초석이다. 연구 결과에 따르면, 올리브가 들어가며 탄수화물이 적고 지방이 높은 지중해 식단은 약의 필요성을 무려 59% 감소시킨다.[29] 천연 지방 섭취, 그리고 첨가당과 정제된 탄수화물 제한이 주는 잠재적인 이점을 인식한다면 제2형 당뇨병을 줄이고 고치는 길로 들어서게 된다.

당을 제거하면 당뇨병이 사라진다

제2형 당뇨병의 본질은 혈액뿐 아니라 몸에도 당이 과도하다는 점이다. 이 기본 원리를 이해하면 해결책은 곧바로 분명해진다. 문제가 과도한 당(당분과 과당)이라면 두 가지 치료법이 유효하다. 다행히 수술이나 약물은 포함되지 않는다.

1. 당을 먹지 않는다(저탄수화물 다이어트, 간헐적 단식).

2. 남은 당을 태운다(간헐적 단식).

간단히 말해, 우리는 이제 자연적이고 약이 필요 없는 제2형 당뇨병 해결책을 알고 있다.

식단에서 당을 제거하면 과도한 포도당으로 인한 인슐린 저항성과 인슐린 독성, 질병으로 이어지는 악순환이 멈춘다. 음식을 섭취하면 인슐린이 나오지만 다량영양소마다 필요한 인슐린의 양이 다르다. 지방은 지방산으로 분해되므로 적절한 대사를 위해 인슐린이 필요 없다. 단백질은 아미노산으로 분해되는데, 간에서 처리되려면 약간의 인슐린이 필요하다. 탄수화물은 커다란 인슐린 돼지이다. 포도당으로 분해되는 탄수화물은 세포에 들어가려면 인슐린이 필요하다. 설탕과 고과당 옥수수 시럽에서 발견되는 과당은 인슐린 저항성을 직접 유발하여 고인슐린혈증을 일으킨다. 독특한 대사 경로로 인해 과당은 포도당보다 인슐린 저항성을 유발할 가능성이 몇 배 높다.

제2형 당뇨병에 탄수화물이 적은 식단을 권하는 데는 여러 가지 이유가 있다.[30] 내 말을 귀담아듣기 바란다. 수 세기 동안 다양한 형태로 시행되어 온 저탄수화물 식단의 기원은 1863년 윌리엄 밴팅의 저서로 거슬러 올라간다.[31] 전 세계 의사들은 식단을 바꾸는 것이 당뇨병 치료에 엄청난 영향력을 미친다는 걸 서서히 인식하고 있다.

나는 명망 높은 영국 공공 의료 서비스의 '올해의 혁신가 상(2006)'을 받은 데이비드 언윈(David Unwin) 박사에게 이 책에 수록할 글을 써 달라고 요청했다. 그는 북잉글랜드에서 가정의로 일할 때의 경험을 써서 이메일로 다음과 같이 보냈다.

나는 검사실로부터 환자의 혈당이 '치솟았다'는 긴급 전화를 받았다. 환자의 집으로 달려가니 그녀가 마침 점심을 먹으려던 차였다. 숟가락을 쥐고 있던 그녀 앞에 큰 그릇 두 개가 놓여 있었다. 하나는 바닐라 아이스크림, 또 하나는 동전만 한 초콜릿을 수북이 올린 쌀 푸딩이었다. 나는 그녀에게 설탕을 덜 먹든지 평생 끊지 못할 인슐린을 시작하든지 둘 중 하나를 선택하라고 단호하게 말했다. 그녀가 더 나은 식단을 선택한 지 일주일 만에 혈당이 정상 범위로 자리 잡았다. 그녀의 선택은 꽤 확실했지만, 우리가 항상 그렇게 확실한 선택을 할까?

의사 생활을 시작하고 3분의 2 기간이 지날 때까지 당을 심하게 줄이는 것이 얼마나 놀라운 결과를 낳는지 진정 모르고 있었다. 사실 이 중요한 교훈을 가르쳐 준 건 환자들이었다. 한 환자가 당을 끊자 곧바로 23kg이 빠졌다. 그녀의 혈당과 혈압이 정상으로 돌아왔고, '평생' 먹어야 했던 네 가지 약이 더는 필요치 않았다. 몇 년이 지나 현재 70세가 된 그녀는 건강하고 튼튼하며 어디든 자전거를 타고 다닌다. 나는 스스로가 참 이상한 의사였다는 걸 깨달았다. 모든 사람에게 당뇨병이 만성 진행성이라며 약을 계속 늘리고 있었으니 말이다.

또 다른 환자가 당뇨병 약을 끊었다. 나는 걱정이 돼서 그녀를 불렀다. 그녀는 살이 많이 빠진 데다, 너무 젊어져서 금방 알아보지 못했다. 그녀는 설탕뿐만 아니라 모든 포도당 공급원을 크게 줄인 저탄수화물 식단을 먹기 시작했다. 혈액검사 결과, 당뇨병 완치가 확인되었다.

일주일 후, 영국의학저널에 실린 기사가 내 눈을 사로잡았다. 빵이 테이

| 그림 14.5 | 음식이 혈당에 미치는 영향 비교[32]

식품	당지수	양(g)	설탕 4g(1작은술)과 비교했을 때 혈당에 영향을 미치는 정도
삶은 쌀	69	150	10.1
삶은 감자	96	150	9.1
프렌치프라이	64	150	7.5
삶은 스파게티	39	180	6.6
삶은 옥수수	60	80	4.0
삶은 냉동 완두콩	51	80	1.3
바나나	62	120	5.7
사과	39	120	2.3
식빵 한 조각	74	30	3.0
브로콜리	54	80	0.2
달걀	0	60	0

블 설탕보다 혈당을 더 높인다는 내용이었다. 내 눈을 의심하며 놀라움에 휩싸였다. 이것이 사실이라니! 빵, 곡물, 쌀, 감자와 같은 녹말 식품은 엄청난 양의 포도당으로 소화되는 '농축' 당이다. 당지수는 다양한 탄수화물 함유 식품이 혈당을 얼마나 올릴지 예측한 지수다. 설탕 1작은술 기준으로 환산해 보니 놀라운 결과가 나왔다.(참고 : 위의 표는 이해를 돕기 위한 예시일 뿐이다. 설탕에는 과당과 포도당이 모두 들어 있지만 나열한 식품들은 설탕과는 다르다.)

새로운 지식으로 무장한 나는 의욕을 보이는 당뇨병 환자들을 모두 저탄수화물 식단으로 치료하기 시작했다. 4년이 지난 지금까지 160명의 환자가 이 식단을 시도해서 놀라운 결과를 얻었다.

· 평균 체중 감량 : 9kg

· 제2형 당뇨병 환자의 당화혈색소 평균 개선 수치 : 18mmol/mol

우리는 환자에게 조언을 해 주기보다 정보를 제공한 다음 환자에게 변화할 준비가 되었는지 물었다. 당뇨병을 새로 진단하는 일은 평생 약물 치료의 대안으로 식이요법을 제공할 수 있는 전략상 중요한 기회이다. 인슐린 치료 역시 또 하나의 기회이다. 정보를 제공한 후 선택하라고 했을 때, 환자 중에서 식이요법이 아닌 평생 약을 선택한 환자는 단 한 명도 없었다. 그 결과, 환자의 건강이 개선되었을 뿐만 아니라 상당한 돈이 절약되었다. 우리는 지금 당뇨병 약값을 영국 평균보다 매년 5만 파운드 이상 절약하고 있다. 돈은 덜 들고 건강은 좋아졌다!

2016년에 우리는 Diabetes.co.uk 사람들과 협력해 무료 온라인 교육 모듈을 만들었다. 우리는 다음과 같이 매우 상식적인 조언을 제공했다.

· 탄수화물을 녹색 채소류와 콩류로 대체하라.

· 올리브유와 견과류, 건강에 좋은 다른 지방을 많이 먹어라.

· 첨가당을 피하라.

첫해에 국민 건강보험의 공식 식이 지침에 반발해 17만 명이 이 지침을 이용했다. 저탄수화물 접근법을 채택한 후, 환자들은 평균 8kg을 감량했다. 환자의 70% 이상이 혈당 수치가 개선되었고 환자 5명 중 1명이 더는 당뇨병 약물이 필요치 않았다. 놀랍게도 이들은 단 10주 만에 돈 한 푼 안 들이고 이러한 효과를 보았다.[33]

세계적으로 유명한 하버드대학 조슬린 당뇨병 센터의 비만 임상 프로그램 의료 책임자인 오사마 햄디 박사는 2005년부터 제2형 당뇨병 치료에 저탄수화물 식단을 광범위하게 처방해 왔다.[34] 그는 이렇게 썼다. "탄수화물 섭취를 늘리라고 한 건 분명히 우리의 큰 실수였다." 정제된 탄수화물을 늘리면 이미 당독성이 높은 상황에서 혈당이 자연스럽게 상승한다. 엘리엇 조슬린 박사도 탄수화물을 단 2% 함유한 식단으로 이른바 '지방 당뇨(제2형 당뇨병)'를 성공적으로 치료했다.

10여 년 전부터 조슬린 센터의 체중 관리 프로그램 지침은 고객에게 정제된 탄수화물 섭취량을 전체 칼로리의 40% 미만으로 줄이라고 권고하고 있다. 그 결과는 어땠을까? 고객들은 총 4,530kg 이상의 체중을 줄였고, 당뇨병을 개선했으며, 약을 줄였다.

제2형 당뇨병 치료를 위한 3대 규칙

제2형 당뇨병과 인슐린 저항성이 어떻게 발생하는지 이해하면, 합리적인 치료 전략을 실행할 수 있다. 다음은 혈당 감소, 인슐린 감소, 제2형 당뇨병 치료를 위한 3대 식단 '규칙'이다.

규칙 #1 : 과당을 피하라
예외 없이 가장 중요한 규칙은 식단에서 첨가당을 모두 제거하는 것이다. 인슐린 저항성은 지방간이 심해져 간이 포도당을 더 받아들일 수 없어서 생긴 결과임을 기억하라. 지방간에서 가장 중요한 결정 요인은 탄수화물뿐만 아니라 자당(테이블 설탕)과 고과당 옥수수 시럽에 든 과당이다.

인체의 모든 세포가 포도당을 분산시키는 것에 도움을 줄 수 있지만, 간은 과당을 대사할 수 있는 유일한 기관이라는 점을 명심하라. 따라서

| 그림 14.6 | 과당이 많은 식품 순위[35]

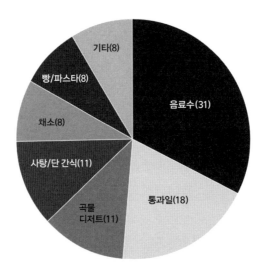

과당은 포도당보다 지방간을 일으킬 확률이 몇 배 더 높다. 자당은 포도
당 반, 과당 반으로 구성되므로 예외 없이 지방간의 주요 원인이다. 평소
에 순수 과당을 보기는 어렵지만, 일부 가공식품에 함유될 수 있다.

분명히 피해야 할 음식은 소다, 아이스티, 이온 음료, 혼합 알코올 음
료, 주스, 스무디, 커피 음료, 각종 영양소 첨가 워터를 포함해 설탕으로
단맛을 낸 음료이다. 이 액체들에는 설탕이 가득하다. 쿠키, 케이크, 디
저트, 머핀, 컵케이크, 아이스크림도 마찬가지다.

사실상 모든 가공식품에는 거의 무료로 풍미와 질감을 높인다는 단순
한 이유로 설탕이 첨가된다. 가공 중에 설탕이 자주 첨가되는 육류 제품
이나 소스의 성분표를 확인하라. 조미료(케첩, 렐리시), 스파게티/토마토
소스, 가향 요구르트, 샐러드드레싱, 바비큐 소스, 사과 소스, 향신료 믹

스 등에 많은 경우 설탕이 숨어 있다. 곡물 바와 그래놀라 바도 대개 설탕 함량이 매우 높다. 식당 음식은 어떨까. 설탕은 저렴한 비용으로 모든 음식의 맛을 좋게 하므로 맛있는 요리에 들어가는 경우가 많다.

과일은 어떨까? 사실 과일에 자연적으로 함유된 과당과, 자당에 든 과당 사이에는 화학적으로 차이가 없다. 모든 게 그렇듯이 양이 많으면 독이 된다. 특히 요즘 과일은 대개 일 년 내내 먹을 수 있고 예전보다 더 달아서 과일을 너무 많이 먹지 말라고 간곡히 권하고 싶다. 말린 과일은 보통 당이 많아서 건포도, 말린 크랜베리, 말린 과일 퓌레 등은 피하는 게 상책이다.

인공 감미료는 어떨까? 나는 환자들에게 칼로리가 있든 없든 모든 감미료를 피하라고 충고한다. 논리는 간단하다. 만약 칼로리 없는 감미료가 정말로 당뇨병과 비만을 줄일 수 있다면, 우리는 이 전염병으로 고통받지 않을 것이다. 우리는 수십 년 동안 식품에 이 화학물질을 광범위하게 사용했고, 그 경험적 증거는 분명하다. 인공 감미료는 설탕보다 낫지 않다. 모두 피하라.

규칙 #2 : 정제된 탄수화물을 줄이고 천연 지방을 즐겨라

고인슐린혈증과 지방간은 비만을 포함한 대사증후군을 유발하는 주요 문제이다. 모든 식품군 가운데 인슐린 수치를 가장 높이는 정제된 탄수화물을 당연히 줄여야 한다. 밀, 옥수수, 쌀, 감자로 만든 대부분의 가공 제품이 이 식품군에 속한다.

빵, 파스타, 와플, 머핀, 컵케이크, 도넛과 같은 정제된 밀 제품을 줄이거나 피하라. 팝콘, 옥수수 칩, 토르티야와 같은 옥수수 가공 식품, 정제된 감자 제품, 특히 감자튀김과 감자 칩을 제한하라. 그리고 역시 정제된 탄수화물인 백미를 소량으로 먹어라. 고과당 옥수수 시럽은 과당이 55% 인데, 이는 옥수수가 아니라 설탕이라는 뜻이다. 가공식품에서 많이 발견되는 이 시럽을 피해야 한다.

탄수화물은 본래 나쁜 음식이 아니라는 점을 기억하자. 다수의 전통 사회가 탄수화물이 많은 식단을 먹고 번성했다. 정제 과정이 중요하다. 천연 지방과 단백질을 제거해 순수한 탄수화물만 남기는 것은 자연스럽지 않으며, 우리 몸은 그러한 변화를 감당하도록 진화하지 않았다. 많은 통밀, 통곡물 제품도 고도로 정제된다. 핵심은 이러한 식품에 대한 인슐린 반응이며, 정제되지 않은 통곡물은 흰밀가루가 유발하는 인슐린 반응을 거의 일으키지 않는다.

정제된 탄수화물 대신 지방이 많은 생선, 올리브유, 아보카도, 견과류를 먹어라. 쇠고기, 돼지고기, 베이컨, 버터, 크림, 코코넛에 든 천연 포화지방도 건강한 지방이다. 달걀은 훌륭한 선택이며, 대부분 해산물도 마찬가지이다.

하지만 지방이라고 다 좋은 건 아니다. 오메가-6 지방이 높은, 산업적으로 가공되고 고도로 정제된 씨앗 기름은 염증을 일으키고 인체 건강에 악영향을 미칠 수 있어서 권장하지 않는다. 이런 기름에는 해바라기유, 옥수수유, 카놀라유, 홍화유, 식물성 기름이 포함된다. 특히 가열 시 알데히드라는 유해 화학물질이 나오니 고열에서 이러한 식물성 기름을 사용하지 마라. 튀긴 음식과 모든 트랜스지방(경화유)을 멀리하라.

내가 추천하는 식단은 '저탄수화물, 건강한 지방(LCHF: Low-Carbohydrate, Healthy-Fat)' 식단이라고 불린다. 혈당을 낮추고 인슐린을 줄이며 지방을 더 태우도록 고안된 식단이다. 결과는 어땠을까? 체중이 줄고 당뇨병이 개선되었다.

규칙 #3 : 진짜 음식을 먹어라

지금까지 설명했듯이 진짜 음식을 먹어라. 좋은 지방이 있고 나쁜 지방이 있다. 좋은 탄수화물이 있고 나쁜 탄수화물이 있다. 어떻게 구별할 수 있을까? 정제와 가공이 핵심이다.

　우리 몸은 수천 년 동안 자연 상태의 음식에 적응해 왔다. 따라서 북극에 사는 사람들처럼 일부 전통 사회는 거의 순수한 육류 식단을 먹기도 한다. 그리고 일본 오키나와섬에 사는 사람들처럼 고탄수화물 식단을 먹는 사람들도 있다. 이런 음식은 정제되거나 가공되지 않았으며 설탕이 거의 없거나 전혀 없으므로 전통적으로 이 두 집단에게는 고혈당이나 비만, 제2형 당뇨병 문제가 없었다. 하지만 전통 식단을 먹는 전통 사회가 가공식품과 설탕을 많이 섭취하기 시작하면 비만과 제2형 당뇨병이 바짝 뒤를 쫓는다.[36]

　어쨌든 우리는 저녁에 먹을 롤을 나무에서 따지 않는다. 우리는 식물성 기름을 직접 재배하지 않는다. 가장 중요한 규칙은 진짜 음식을 먹는 것이다. 당신이 먹는 음식이 자연 상태라면, 몸에 유익할 것이다.

'네 번째 법칙', 세 가지 규칙이 충분치 않다면

과당을 피하고 저탄수화물, 건강한 지방 식단을 먹는 행동은 확실히 좋

은 시작이지만 심각한 제2형 당뇨병을 멈추거나 고치기에는 충분하지 않다. 이 질병은 발병하는 데 수십 년이 걸릴 수 있으므로 식단 규칙을 충실히 잘 지키더라도 고인슐린혈증과 인슐린 저항성의 악순환이 계속될 수 있다. 식습관을 바꾸는 것으로 충분치 않다면 어떻게 할까?

많은 해결책이 그렇듯이 해답은 새롭지 않다. 인간에게 알려진 가장 오래된 식이요법이며, 세계의 거의 모든 종교에서 이것의 자연 정화력을 이용해 왔고, 돈이 들지 않으며, 어디에서나 할 수 있다. 무엇일까? 단식의 힘이다.

15

간헐적 단식

> 또다시 우리는 이 엄숙한 단식을 지킨다
> 오래전부터 내려오는 믿음의 선물을
>
> - 그레고리 대제(추정) 540~604년

스스로 음식을 먹지 않는 단식으로 당뇨병을 치료할 수 있다는 사실은 거의 100년 전부터 알려져 있었다. 역사상 가장 유명한 당뇨병 전문가 중 한 명인 엘리엇 조슬린 박사는 1916년에 단식 경험에 대해 글을 썼다. 그는 단식의 효과가 너무나 확실해 연구할 필요가 없다고 믿었다. 제2형 당뇨병의 경우, 먹지 않으면 혈당 수치가 떨어지고 살이 빠진다는 건 자명해 보인다. 체중이 빠지면서 제2형 당뇨병이 낫는다. 그렇다면 무엇이 문제일까?

앞서 살펴보았듯이 획기적인 인슐린의 발견으로 식이요법에 초점을 맞추던 당뇨병 치료법이 일대 전환을 맞았다. 인슐린은 실제로 제1형 당뇨병을 기적적으로 치료했지만 제2형 당뇨병의 만병통치약은 아니었다.

의사들이 다음 세기의 치료 슬로건에 관심을 쏟는 사이 단식에 관한 관심이 사라졌다. 미국당뇨병협회가 "제2형 당뇨병 치료법이 없다"라고 말한다면, 이는 "약물 치료법이 없다"라는 의미이다. 하지만 이 두 문장의 의미는 완전히 다르다.

우리는 비만대사 수술을 하면 급격한 칼로리 결핍이 발생해 인슐린 수치가 떨어져서 제2형 당뇨병이 나을 수 있다는 사실을 오래전부터 알고 있었다. 간단히 말해, 비만대사 수술은 수술을 통한 단식이다. 이 두 방식을 직접 비교한 연구에서 단식이 실제로 수술보다 체중 감량과 혈당 저하에 더 효과적이라고 밝혀졌다.[1] 단식한 사람은 비만대사 수술을 한 사람보다 거의 2배 더 감량했다.

제1차, 제2차 세계대전 중에 유럽 전역에서는 식량을 배급할 때 비단 설탕만이 아니라 모든 식품을 제한했다. 이러한 절약 정책 때문에 사람들이 울며 겨자 먹기 식으로 단식을 하게 되자 칼로리 섭취가 급격히 감소했다. 이 기간에 당뇨병으로 인한 사망률이 급격히 떨어졌다. 두 전쟁 사이에 사람들이 평소의 식습관으로 돌아가자 사망률이 전쟁 전의 높은 수준으로 돌아왔다. 지금은 식량 배급이 대부분 국가에서 과거의 일이 되어버렸지만, 핵심은 간단하다. 음식 섭취를 엄격하게 줄이면 제2형 당뇨병을 완치할 가능성이 있다. 다시 말하지만 이는 너무나 분명해 보인다. 체중이 빠지면서 제2형 당뇨병이 사라진다.

그러나 수술이나 전시 배급만이 갑작스럽고 엄격한 칼로리 결핍을 초래할 수 있는 건 아니다. 그냥 먹지 않으면 된다. 이것이 세월이 검증한 고대의 전통 치유, 즉 단식이다.

핵심만 말하자면 제2형 당뇨병은 단순히 몸에 당이 너무 많은 상태이다. 따라서 치료는 두 가지에 달려 있다.

  1. 당을 먹지 마라.
  2. 남은 당을 태워라.

저탄수화물, 건강한 지방 식단을 먹으면 포도당 섭취가 줄지만 포도당을 태우지는 못한다. 운동이 도움이 될 수 있지만 운동을 보상하려는 심리 작용으로 인해 결과가 만족스럽지 않다. 게다가 운동은 골격근에만 유익하므로 이 질병의 토대인 지방간에는 도움이 되지 않는다.

하지만 간헐적 단식은 당뇨병 치료의 두 측면을 동시에 도울 수 있다. 간단히 말해서, 간헐적 단식은 제2형 당뇨병에 이용 가능한 가장 강력한 자연요법이다. 하지만 단식하기보다 하루 칼로리 섭취량을 줄여서 같은 효과를 낼 수는 없을까? 그럴싸해 보이지만, 대답은 간단히 '아니오'이다. 소량의 칼로리를 지속해서 제한하는 것은 간헐적이고 엄격한 제한과 전혀 같지 않다. 다음에 설명한다.

간헐적 단식 vs 연속적인 칼로리 제한

캘리포니아주 데스밸리의 평균 기온은 25℃이다. 완벽해 보이지 않나? 하지만 이 지역 주민들 대부분은 이 온도를 목가적이라고 하지 않을 것이다. 여름에는 너무 뜨겁고 겨울밤은 참을 수 없이 춥다.

1미터 높이의 벽에서 천 번 뛰어내리는 것과 1천 피트 높이의 벽에서

| 그림 15.1 | 평균값으로는 전체를 알 수 없다

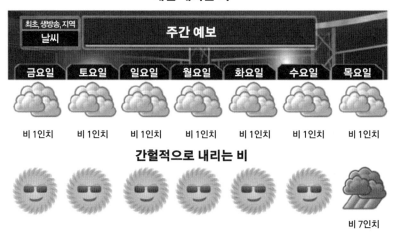

매일 내리는 비

간헐적으로 내리는 비

비 7인치

한 번 뛰어내리는 것은 아주 다르다는 점을 생각해 보라. 둘의 차이는 말그대로 삶과 죽음의 차이다.

7일 내내 매일 1인치씩 조금씩 내리는 비와 6일간 맑고 화창하다가 7일째에 천둥을 동반한 폭우 7인치 중 어느 쪽을 선택하겠는가?

그림 15.1에서 보듯이, 평균값으로는 전체를 알 수 없다는 것이 핵심이다.

이 모든 예에서 평균은 명백히 이야기의 한 측면만을 보여 준다. 사건의 빈도가 가장 중요하다. 그렇다면 7일 동안 하루 300Cal를 줄이는 것이 단 하루 동안 2,100Cal를 줄이는 것과 같다고 가정할 이유가 있을까? 일정한 칼로리 제한은 간헐적 단식과 같지 않다. 이 둘은 우리 몸에서 매우 다른 호르몬 반응을 일으킨다. 그 차이는 말 그대로 성공과 실패의 차이다.

칼로리를 지속해서 줄이는 섭취량 조절 전략은 체중 감량과 제2형 당뇨병 치료에 가장 일반적으로 권장되는 식사 방식이다. 예를 들어, 미국당뇨병협회는 "식단과 신체 활동, 행동 전략에 초점을 맞춰 하루에 500~750Cal를 줄이라"라고 권고한다.[2] 또한 환자들에게 이 양을 한 번에 먹지 말고 하루 내내 조금씩 나눠 먹으라고 조언한다. 이 방식을 따르는 다이어트 전문가들은 대개 하루에 네다섯 번이나 여섯 번 먹으라고 한다. 이러한 칼로리 제한 전략을 지지하여 식당 음식과 포장 음식, 음료 등 어디에나 칼로리가 표시된다. 이걸로도 모자라 칼로리 계산에 도움이 되는 차트와 앱들, 수백 권의 책이 있다. 이러한 모든 보조 장치에도 불구하고 이 방식으로 체중을 성공적으로 감량한 사례는 겸손한 불곰만큼이나 드물다.

어쨌든 덜 먹는 전략을 시도해 보지 않은 사람이 있는가? 효과가 있었는가? 거의 없다. 영국의 자료에 따르면, 전통적인 조언대로 해서 감량에 성공한 숫자는 비만 남성 210명 중 1명, 비만 여성 124명 중 1명뿐이었다.[3] 이는 99.5%의 실패율을 의미하며, 병적인 비만의 경우에는 수치가 더욱 심각하다. 따라서 당신이 무엇을 믿든 섭취량 조절은 효과가 없다. 이는 경험적으로 입증된 사실이다. 더욱이, 이를 철석같이 믿었던 수백만 명의 쓰라린 눈물이 입증한다.

그러면 왜 효과가 없는 걸까? 칼로리를 제한하면 그 보상으로 허기가 증가하고 신체의 대사율이 감소하기 때문이다. 그 결과 체중을 줄이려고 노력하지 않게 되어 결국 실패로 끝난다. 간헐적 단식이 성공하는 이유는 장기적인 칼로리 제한으로 이룰 수 없는 유익한 호르몬 변화를 일으키기 때문이다. 가장 중요한 점은 단식으로 인슐린과 인슐린 저항성이 감소한다는 것이다.

늑대가 왔다고 외쳤던 소년을 기억하는가? 소년이 한동안 거짓 소동을 벌이지 않으면 마을 사람들이 소년의 말을 들을 것이다. 거짓 소동이 반복될 때마다 그 효과는 조금씩 상실된다. 저항성은 높은 인슐린 수치뿐만 아니라 높아진 수치의 지속성에도 영향을 받는다. 간헐적 단식을 하면 낮은 인슐린 수치가 장기간 지속해 인슐린에 대한 인체의 민감성이 유지되므로 인슐린 저항성이 방지된다. 이것이 전당뇨와 제2형 당뇨병을 회복하는 열쇠이다.

여러 연구에서 주당 칼로리 섭취량을 비슷하게 유지하면서 매일 칼로리 제한 방식과 간헐적 단식을 직접 비교했다.[4] 피험자들은 지방이 30%인 지중해 식단을 먹었지만 일부는 매일 칼로리를 제한했고, 일부는 일주일에 이틀만 칼로리를 엄격하게 제한하고 나머지 동안은 식단을 원래대로 다 먹었다. 즉, 대상군마다 빈도수는 달랐지만 주당 총 칼로리 섭취량과 음식의 종류는 다르지 않았다.

6개월 동안 두 대상군은 빠진 체중과 체지방량에 차이가 없었지만, 인슐린 수치와 민감도에서는 중요한 차이를 보였다. 명심하건대, 장기적으로 인슐린 수치는 인슐린 저항성과 비만의 핵심 요인이다.

칼로리를 매일 제한한 사람들은 인슐린 수치가 떨어졌지만 금방 정체기를 맞았다. 반면에 간헐적 단식군은 총 칼로리 섭취량이 비슷했는데도 인슐린 저항성 개선을 나타내는 핵심 지표인 공복 인슐린 수치가 계속 감소했다. 제2형 당뇨병은 고인슐린혈증과 인슐린 저항성으로 인한 질

| 그림 15.2 | 단식이 인슐린 저항성에 미치는 영향[5]

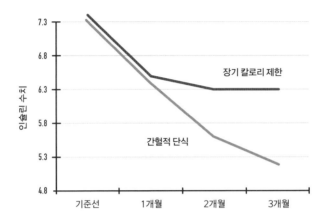

병이므로 간헐적 단식 전략은 칼로리 제한을 하지 않을 때 성공했다. 간헐적 단식이 효과를 본 이유는 바로 간헐성 덕분이다.

최근에는 32주 동안 비만 성인의 간헐적 단식과 식사량 조절 전략을 직접 비교한 32주 실험이 진행되었다.[6] 칼로리 조절군은 하루 예상 에너지 요구량에서 400Cal를 적게 먹었고, 단식군은 보통날에는 평소처럼 먹다가 이틀에 한 번씩 칼로리를 전혀 섭취하지 않았다.

가장 중요한 결론을 말하자면, 단식은 누구나 무리 없이 따라 할 수 있는 안전하고 효과적인 치료법이다. 단식군은 체중이 더 빠졌을 뿐 아니라 위험한 내장지방이 2배 가까이 더 감소했다. 식사량 조절군은 지방에 더해 제지방량이 줄었지만, 단식군은 제지방량이 줄지 않았다. 단식으로 제지방율이 2.2% 증가한 데 비해, 식사량 조절로는 고작 0.5% 증가했다. 즉, 단식은 제지방 보존 효과가 4배 더 높다('단식하면 근육이 연소한다'는 오래된 미신 이야기는 이제 그만하자).

그렇다면 단식의 성공이 입증되었는데도 왜 인기가 시들한 것일까? 단식을 꺼리는 가장 큰 이유 중 하나는 배고플 거라고 믿기 때문이다.

배고플 거라는 잘못된 믿음

〈도전! 팻 제로(The Biggest Loser)〉는 뚱뚱한 참가자들끼리 장기간 체중 감량 경쟁을 벌이는 미국의 TV 리얼리티 쇼이다. 체중 감량 방식은 각 참가자의 에너지 요구량의 약 70%로 제한하는 칼로리 제한 식단과 하루 두 시간이 훨씬 넘는 집중적인 운동 요법을 결합한 것이다.[7]

이는 모든 영양 전문가들이 인정한 전통적인 '덜 먹고 더 움직여라' 접근법이다. 〈도전! 팻 제로〉 다이어트가 「2015년 미국 뉴스 앤드 월드 리포트(U.S. News & World Report)」가 선정하는 가장 빠른 체중 감량 다이어트 순위에서 좋은 성과를 낸 것도 그 때문이다.[8] 그리고 이 방법은 효과가 있다. 다만 단기적으로만 그렇다. 조사 결과, 6개월 동안 평균 체중 감량은 58kg이었다. 놀라운 결과다. 장기적으로는 "우리 모두 다시 뚱뚱해졌기 때문에 참가자들의 재회 프로그램은 절대 없다"라던 시즌 2 참가자 수잰 멘돈카의 말에서 잘 알 수 있다.[9]

이 참가자들의 기초대사율, 즉 심장박동, 폐호흡, 뇌의 사고 능력, 신장 해독 등을 유지하는 데 필요한 에너지가 20층 건물에서 떨어지는 피아노처럼 급격히 떨어졌다. 6개월 동안 기초대사량이 평균 789Cal 감소했다. 간단히 말해서, 그들은 매일 789Cal를 적게 태우고 있었다. 이는 지속적인 체중 감량에 있어서 거의 극복할 수 없는 장애물이다.

대사가 감소하면 체중 감량도 정체된다. 칼로리가 만성적으로 줄면 감소한 칼로리 섭취량에 맞추려고 몸이 멈춘다. 이러한 보상 효과를 '기아 모드'라고도 한다. 소비량이 섭취량 이하로 떨어지면 훨씬 더 익숙한 말로 요요가 시작된다. 재회 프로그램이여, 안녕! 6년이 지나도 대사율은 회복되지 않는다.[10]

하지만 정확히 말해서 이는 새로운 소식은 아니다. 칼로리 제한이 대사를 저하한다는 사실은 50여 년 전부터 과학적으로 입증되었다. 1950년대에 앤셀 키스 박사의 유명한 미네소타 기아 실험[11]에서는 자원자들에게 하루에 1500Cal를 섭취하게 했다. 이름과는 달리, 이 식단의 칼로리는 피험자가 평소에 섭취하는 칼로리보다 고작 30% 적었다(오늘날 많은 체중 감량 다이어트들이 권하는 칼로리 제한율과 별반 다르지 않다). 그 결과 피험자의 기초대사율이 약 30% 감소했다. 피험자들은 춥고 피곤하고 배고팠다. 그들이 평소의 식단을 다시 먹기 시작하자 체중이 모두 회복되었다. 제2형 당뇨병 치료는 체내의 과도한 포도당을 태우는 데 달려 있으므로 매일 칼로리를 적게 섭취하는 방법은 효과가 없다.

장기적으로 체중을 감량하는 비결은 기초대사를 유지하는 것이다. 그렇다면 어떻게 해야 기아 모드에 빠지지 않을까? 실제로 굶으면 된다! 아니면 적어도 굶기를 통제하는 방법이 있다. 바로 간헐적 단식이다. 단식은 단순히 칼로리를 줄여서는 발생하지 않는 수많은 호르몬 변화를 일으킨다. 인슐린이 급격히 떨어지면서 인슐린 저항성이 예방된다. 노르아드레날린이 증가하여 대사가 높게 유지된다. 성장 호르몬이 상승하여 제지방이 유지된다.

대조 실험으로 이 점이 입증된다. 4일 내내 단식해도 기초대사량(휴식기 에너지 소비량(REE)으로 측정)이 떨어지지 않는다. 오히려 12% 증가한다. 기초대사량의 또 다른 척도이자 분당 산소 소비량을 추적하는 VO2도 마찬가지로 증가한다.[12] 다른 많은 연구에서 이 발견을 확인했다. 22일간 격일 단식을 했지만 기초대사율이 전혀 감소하지 않았다.[13]

앞에서 설명했던 섭취량 조절과 단식을 비교한 연구를 기억하는가? 섭취량 조절 전략으로 기초대사량이 하루 76Cal 감소했다. 대조적으로, 단식은 통계적으로 유의미한 에너지 소비 감소를 유발하지 않았다. 즉 일일 칼로리를 줄이면 단식과 달리 기아 모드가 발생한다.

이 연구는 다음과 같이 결론지었다. "격일 단식은 체중이 다시 돌아올 위험을 높이지 않는다는 것이 중요하다." 다이어트를 한 번이라도 해 본 사람이라면 이 말이 얼마나 중요한지 알 것이다. 거의 모든 다이어트법으로 체중을 줄일 수 있지만, 감량한 체중을 유지하는 일은 그야말로 전투이다.

단식이 효과 있는 이유는 기초대사량을 높이기 때문이다. 왜일까? 이는 생존 메커니즘이다. 당신이 석기시대에 동굴 안에 살고 있다고 상상해 보라. 겨울이라 음식이 부족하다. 만약 당신의 몸이 기아 모드로 들어가면 에너지가 없어 밖에 나가서 음식을 찾을 수 없을 것이다. 매일 상황은 점점 더 나빠져 결국 당신은 죽을 것이다. 몇 시간 먹지 않을 때마다 우리 몸이 느려진다면 인간은 오래전에 멸종했을 것이다.

단식하는 동안 몸은 저장된 음식, 즉 체지방을 양껏 사용할 수 있다. 기초대사는 여전히 높은 수준을 유지하고, 몸은 음식을 연료로 쓰는 대신에 체지방으로 저장된 음식을 사용한다. 어쨌든 애초에 체지방을 저장한

| **그림 15.3** | 나흘간의 단식으로 일어난 대사 변화[14]

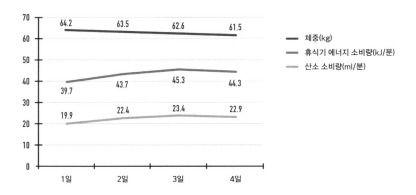

이유가 바로 그거였으니까. 그때 우리는 밖으로 나가 매머드를 사냥할 에너지가 충분하다.

단식하는 동안 우리는 간에 저장된 글리코겐을 먼저 태운다. 다 태우고 나서 체지방을 사용한다. 좋은 소식이 있다. 저장된 지방이 아주 많다는 것이다. 지방아 타라, 계속 타라. 그리고 연료가 풍부하므로 기초대사량이 떨어질 이유가 없다. 이것이 바로 장기적인 체중 감량에 성공하는 삶과 감량에 실패하고 좌절하는 일생의 차이점이다. 이것이 바로 성공과 실패를 가르는 칼날이다. 간단히 말해서 적은 칼로리일지라도 음식을 끊임없이 섭취하면 유익한 호르몬 변화가 없지만, 단식하면 호르몬 변화가 발생한다. 단식을 훨씬 더 효과적으로 만드는 것은 바로 간헐성이다.

제2형 당뇨병을 일으키는 당을 태우고 싶다면, 기초대사의 불이 계속 타고 있어야 한다. 우리는 단식이라는 시련 속에서 당뇨 없는 새로운 몸을 만들 수 있다.

단식 혹은 탄수화물 제한 : 뭐가 더 나을까?

간헐적 단식과 저탄수화물, 건강한 지방(LCHF) 식단 모두 인슐린을 효과적으로 낮춰 체중을 줄이고 제2형 당뇨병을 고칠 수 있다. 단식은 인슐린을 최대한 낮추므로 가장 빠르고 효율적인 방법이다. 하지만 초저탄수화물 식단을 섭취하면 단식하지 않고도 단식의 이점 중 71%를 얻을 수 있으므로 놀라운 효과를 볼 수 있다.[15] 탄수화물 비율이 55%인 표준 식단과 비교해, 저탄수화물 식단을 섭취하면 칼로리는 비슷하지만 인슐린이 약 절반으로 감소한다. 단식을 하면 여기에서 50%가 더 준다.

특히 이 연구로 탄수화물 제한이 혈당에 미치는 이점이 단순히 칼로리 제한 때문만이 아님을 알 수 있다. 너무나 많은 건강 전문가들이 "모든 것이 칼로리 때문"이라고 앵무새처럼 되풀이한 것을 생각하면, 이는 유용한 지식이다. 만약 칼로리 때문이라면, 브라우니 한 접시는 구운 연어와 올리브유를 뿌린 같은 칼로리의 케일 샐러드만큼 살을 찌우고 제2형 당뇨병을 일으킬 가능성도 같을 것이다. 하지만 이 생각은 분명히 우스꽝스럽다.

극도로 가공된, 인슐린을 자극하는 식품을 많이 먹을수록 인슐린 수치를 다시 낮추기 위해 단식을 더 해야 한다. 인슐린을 낮추는 데 단식보다 더 좋은 방법은 없다. 하지만 단식을 해야 할까, LCHF 식단을 먹어야 할까? 이는 둘 중 하나를 고르는 문제가 아니다. 우리는 이점을 극대화하기 위해 단식과 LCHF 식단을 합칠 수 있다.

제2형 당뇨병 환자가 식이요법으로 혈당과 인슐린을 모두 줄인다면, 약이 왜 필요할까? 필요 없다. 제2형 당뇨병은 음식에서 오는 병이므로 식단을 바꾸면 병을 고칠 수 있다.

제2형 당뇨병을 치료하는 단식

단식은 자연스럽게 우리 몸(당 그릇)에서 당을 비운다. 당이 비워진 몸에 당이 들어와도 더는 혈액으로 흘러나가지 않아 당뇨병 기준에 미치지 못한다. 당뇨병이 나은 것이다.

1916년에 조슬린 박사는 당뇨병에 단식이 유익하다고 보고했다. 현대로 넘어와서는 1969년에 작성된 보고서에서 이러한 이점이 확인된다. 비만 치료를 위해 입원했던 환자 13명이 우연히 제2형 당뇨병을 발견했다. 그들은 17~99일간 단식을 해서 평균 19kg의 체중을 감량했다. 당뇨병은 예외 없이 완치되었다. 흥미롭게도 체중이 빠져서 병이 나은 건 아니었다.[16] 다시 한 번 말하지만, 문제는 총 지방이 아니라 이소성 지방이다.

어느 정도 일반적인 원칙이 제2형 당뇨병 환자의 단식에 적용된다. 단식으로 이 병을 고치는 데 걸리는 시간은 단식 요법의 강도와 유병 기간에 달려 있다. 더 집중적으로 단식한다면 결과를 더 빨리 보겠지만, 제2형 당뇨병을 20년 앓았다면 몇 달 안에 고칠 가능성은 크지 않다. 정확한 기간은 환자마다 다르지만 더 오래 걸릴 것이다.

약을 먹으면서 단식하는 경우

약을 먹는다면 단식을 시작하기 전에 의사와 상담해야 한다. 당뇨병 약은 현재 식단에 기초해 처방된다. 만약 약을 조절하지 않고 식단을 바꾼다면, 극도로 위험한 저혈당 반응이 발생할 수 있다. 몸이 떨리거나, 땀이 나거나, 메스꺼울 수 있다. 더 심하면 의식을 잃거나 심지어 사망할 수도 있다. 반드시 주의 깊게 약물을 관찰하고 조절해야 한다.

일부 당뇨병 약은 저혈당 위험이 더 크다. 특히 인슐린과 설포닐유레아가 그렇다. 메트포르민, DPP-4 억제제, SGLT2 억제제는 저혈당 위험이 낮아서 선호된다. 당뇨약을 먹고 있다면, 일반적인 가정용 혈당 측정기로 혈당을 자주 확인하는 것이 중요하다. 그리고 반복하지만 먼저 의사와 상담하라. 단식을 하든 하지 않든 하루에 네 번 검사하는 게 가장 좋지만, 하루에 적어도 두 번은 혈당을 확인하라. 약을 먹지 않는 사람이라면 그럴 필요가 없다. 혈당이 약간 떨어지는 건 괜찮지만, 정상 범위에 있어야 한다.

의사가 단식하는 동안 당뇨병 치료제, 특히 인슐린을 줄이거나 중단하는 방법을 알려 줄 수 있다. 혈당이 너무 높을 때 필요에 따라 약을 먹을 수 있다. 조금 올라간 혈당은 단식하면 내려가므로 대개 문제가 되지 않는다. 예를 들어, 나의 '집중 식이 관리(IDM)' 프로그램에서, 약물을 복용하는 경우 단식하는 동안 목표 혈당은 8.0~10.0mmol/L이다. 이 범위는 단식하지 않을 때의 표준보다 높다. 약간 상승한 혈당 수치는 단기적으로 해롭지 않으며, 약간 높은 범위는 훨씬 더 위험한 저혈당 반응을 방지하는 안전판 역할을 한다. 나는 이 정도 절충은 받아들일 수 있다고 생각한다. 장기적인 목표는 약물을 줄이다가 모든 약물을 성공적으로 끊은 다음에도 당을 정상 범위에서 유지하는 것이다.

약물을 먹을지 말지 확신할 수 없다면 대개는 단식 중에 약물을 덜 사용하는 게 좋다. 혈당이 너무 높아지면 항상 이를 보상하려고 약물을 더 복용하려 할 수 있다. 하지만 약물을 과다 복용해 저혈당이 발생하면 이를 치료하기 위해 당분을 먹어야 한다. 그렇게 되면 단식이 중단되어 당뇨병 치료에 역효과를 낳을 것이다. 다시 말하지만, 의사와 상담하라.

당뇨병과 무관한 약물은 대개 단식 중에 평소처럼 복용할 수 있지만, 우선 의사와 상의해야 한다. 그러나 특정 약물은 부작용을 피하려면 음식과 함께 복용하는 게 가장 좋다. 빈속에 복용하는 경우, 메트포르민과 철분 보충제는 종종 설사와 위장 장애를 일으킨다. 마그네슘 보충제는 설사를 일으킬 수 있다. 아스피린은 위통과 위궤양을 유발할 수 있다. 이 부작용을 방지하기 위해 코팅된 아스피린제가 많이 나와 있지만, 그래도 발생할 수 있다.

단식 요법 선택하기

단식 요법에는 딱 하나의 정답이 없다. 핵심은 자신에게 가장 잘 맞는 방법을 선택하는 것이다. 장기 단식이 맞는 사람이 있는가 하면, 더 짧고 잦은 단식으로 효과를 보는 사람도 있다. 자신에게 가장 효과가 좋은 방법을 찾으려면 몇 가지 단식 요법을 시도해 봐야 할지 모른다.

집중 식이 관리 프로그램에서 우리는 종종 제2형 당뇨병 치료를 위해 일주일에 세 번 36시간 단식으로 시작한다. 단식하지 않는 기간 동안에는 저탄수화물, 건강한 지방 식단을 처방한다. 우리는 환자들을 의학적으로 엄격하게 감독하므로 관리를 위해 자주 내원해야 한다. 환자들이 단식을 시작하면, 각 환자의 반응을 살펴 단식 일정을 조정한다.

물만 마시는 전통적인 단식을 하거나 변형된 지방 단식을 하는 사람이 있는가 하면, 사골 국물을 마시며 단식을 하는 사람도 있다. 수분을 유지하고 자신을 관찰하기 위해 물을 마시는 일이 중요하다. 어떤 시점에서든 몸이 아프다면 단식을 멈추고 전문가의 조언을 구해야 한다. 어떤 처방을 선택하든 체중, 허리둘레, 약물, 혈당 등을 주의 깊게 관찰하라. 모든 상황이 올바른 방향으로 가고 있다면, 선택한 처방을 계속 유지하라. 결과가 나타나지 않거나 증상이 악화하면 식이요법을 바꿔야 한다. 의사와 다른 방법을 상의하라.

모든 사람이 단식에 다르게 반응한다. 당뇨병을 오래 앓은 환자 중에는 몇 주 이내에 완치되는 예도 있다. 한편 단식을 집중적으로 해도 매우 느린 진전을 보이는 환자도 있다. 원하는 결과를 얻지 못한다고 해서 반드시 단식을 잘못하고 있거나 효과가 없다는 의미는 아니다. 자신에게 가장 잘 맞는 처방을 찾지 못했을 수도 있다.

단식 요법의 지속 기간이나 빈도를 늘리면 좋은 결과를 얻을 가능성을 높일 수 있다. 짧은 단식을 더 자주 하라. 긴 단식을 연장하라. 많은 경우 3개월에서 6개월마다 정기적으로 단식하면 유용하다. 또는 예를 들어, 사골 국물 단식에서 물만 먹는 단식으로 바꿔 더 엄격하게 할 수도 있다. 단식이 어렵다면 식단을 자세히 살펴 탄수화물을 더 낮추는 것이 유용할 수 있다.

단식으로 기대할 수 있는 것 : 독소가 빠진다

단식에 적응하려면 시간이 좀 걸릴 수 있다. 공복통이나 두통, 근육 경련이나 피부 염증을 경험하는 일이 드물지 않다. 이러한 부작용은 몸에서 유독한 당이 빠져나간다는 신호이다. 종종 이러한 증상들은 몇 주 내에 가라앉지만, 반드시 의사와 상담해야 한다. 몸이 과당을 제거하고 있다는 또 다른 징후는 새벽 현상이다.

단식 기간 후에 나타나는 새벽 현상

단식이 끝나면, 일부 사람들은 특히 아침에 고혈당을 경험한다. 이 새벽 현상(DP : dawn phenomenon) 또는 새벽 효과는 약 30년 전에 처음 알려졌다. 이 현상은 24시간 생체리듬 때문에 발생한다. 잠에서 깨어나기 직전(약 4시)에 몸은 아드레날린, 성장 호르몬, 글루카곤, 코르티솔을 높은 수치로 분비해 새로운 하루를 준비한다. 아드레날린은 우리 몸에 에너지를 준다. 성장 호르몬은 몸을 회복하고 새로운 단백질을 합성하는 데 도움을 준다. 글루카곤은 포도당을 저장고에서 혈액으로 옮겨 에너지로 사용될 준비를 시킨다. 스트레스 호르몬인 코르티솔은 몸이 활동할 준비를 시킨다. 결국 우리는 깊은 수면 중에 그리 편안하지 않다. 이렇듯 정상적으로 급등한 24시간 생체 호르몬이 간에게 포도당을 밀어내 신체를 활성화하라고 지시한다. 말하자면, 호르몬이 일어나라고 엉덩이를 걷어차는 것이다.

맥박 치듯 분비하는 이 호르몬들은 이른 아침에 정점을 찍은 후에 낮에는 낮은 수준으로 떨어진다. 인위적으로 혈당을 관리할 필요가 없는 비당뇨병 상황에서는 새벽 현상이 정상적으로 발생하지만 혈당 상승이 아주 미미해서 대부분 알아채지 못한다.

그러나 제2형 당뇨병 환자의 약 75%가 이른 아침에 혈당 수치가 눈에 띄게 급등한다. 상승 정도는 사람마다 매우 다르며, 혈당이 올라가는 이유는 환자가 인슐린 치료를 받는지 아닌지에 상관없이 팽창한 지방간이 필사적으로 몸집을 줄이고자 하기 때문이다. 신호를 받자마자 간에서 당이 휙 빠져나와 혈액으로 들어간다. 터질 듯이 빵빵한 풍선처럼 간은 유독한 당에서 벗어나기 위해 엄청난 양의 당을 방출한다. 비유하자면, 소변이 정말로 급할 때를 생각해 보라. 물을 너무 많이 마셨는데 근처에 화장실이 없었다. 마침내 소변을 보게 되면 소변 줄기가 중단 없이 세차게 뻗어 나간다. 이것이 새벽 현상이다.

장기 단식 중에도 같은 현상이 일어나서, 더 짧은 야간 단식과 동일한 호르몬 변화를 유도한다. 인슐린 수치가 떨어지면 간은 저장한 당과 지방을 일부 방출한다. 이는 자연스럽다. 제2형 당뇨병에서는 지방간 내부에 있던 모든 당이 굉장한 속도로 뿜어져 나와 마치 초대받지 않은 손님처럼 혈액 속에 떡하니 등장한다. 한동안 음식을 먹지 않았더라도 몸은 여전히 저장된 당을 방출한다.

이게 나쁜 일일까? 전혀 그렇지 않다. 보이지 않던 간 저장고의 당이 혈액으로 이동함으로써 눈에 보일 뿐이다. 새벽 현상, 즉 단식하는 동안 혈당이 높다고 해서 단식을 잘못하고 있다는 뜻은 아니다. 흔히 일어나는 일이다. 단지 몸에 저장된 당을 모두 태우기 위해 몸이 할 일이 더 있다는 의미이다.

단식 중에 혈당이 상승하면 포도당이 어디서 왔는지 자문해 보라. 유일한 가능성은 당신 몸에서 나왔다는 것이다. 당신은 그저 몸에서 저장된 음식 에너지를 꺼내 혈액으로 옮겨 사용하려는 중이다.

치유를 향해 : 예방, 치료, 근절

비만과 제2형 당뇨병, 대사증후군이 없는 세상을 상상해 보라. 당뇨병성 신장 질환도 없다. 당뇨병성 안구 질환도 없다. 당뇨병성 신경 손상도 없다. 당뇨병성 발 궤양도 없다. 당뇨병 감염도 없다. 심장마비와 뇌졸중도 적다. 암도 적어진다. 당뇨병 약도 더는 필요 없다. 감히 꿈꿀 수 있을까? 그렇다.

제2형 당뇨병과 효과적인 치료법을 새롭고 더 깊게 이해한다면 이 질병을 근절할 수 있다. 제2형 당뇨병은 완전히 자연적으로 돈 한 푼 안 들이고, 수술 한 번 하지 않고 고칠 수 있다. 마찬가지로 이제 우리는 이 병을 예방할 수도 있다.

중국의 헤이룽장성 북부 도시인 다칭은 전국 최대 생산량을 자랑하는 유전 소재지이자 가장 부유한 도시 중 하나로 전국적인 명성을 얻었다. 그러나 청정에너지에 관한 관심이 커지면서 다칭은 전혀 다른 이유로 전 세계적으로 유명해지고 있다. 바로 제2형 당뇨병 예방 연구 때문이다.

1986년 세계보건기구는 전당뇨 단계의 중국 성인 577명이 참여한 무작위 대조 실험인 '중국 다칭 당뇨병 예방 결과 연구'에 자금을 지원했다.[17] 피험자들은 채소 섭취를 늘리고 알코올과 당 섭취를 줄이는 식단으로 바꿨다. 상담사들도 신체 활동을 포함한 생활 습관을 바꾸도록 격려했다.

6년 동안 식단과 생활 습관을 적극적으로 바꾼 결과 당뇨병 발병률이 놀랍게도 43% 감소했으며, 이 결과가 20년 동안 지속됐다. 제2형 당뇨병의 발병은 평균 3.6년 늦춰졌다. 심혈관 사망률은 20%에서 1%로 떨어졌다. 케임브리지대학교의 니콜라스 웨어햄 교수는 이 연구가 "생활 습관 교정으로 당뇨병으로 인한 심혈관 질환 위험이 장기적으로 낮아질 수 있음을 보여 주는 진정으로 획기적인 결과"라고 말했다.[18]

다칭 연구와 유사한 다수의 생활 습관 교정 연구에서도 똑같은 이점이 밝혀졌다. 연구에 따라 다르지만, 식단 조정은 대부분 체중 감량에 초점을 맞춘다. 미국 당뇨병 예방 프로그램은 제2형 당뇨병의 발병률을 58% 낮췄고[19] 그 혜택을 10년간 지속시켰다.[20] 인도 당뇨병 예방 프로그램은 제2형 당뇨병 발병률을 거의 30% 감소시켰다.[21] 핀란드 당뇨병 예방 연구는 58% 감소를 기록했다.[22] 일본 실험은 진행률을 67% 줄였다.[23]

이 모든 성공적인 실험들에는 가장 중요한 하나의 공통 요소가 있었다. 약물이 아닌 생활 습관 교정을 사용했다는 점이다. 따라서 제2형 당뇨병은 치료 가능한 질병일 뿐만 아니라 예방 가능한 질병이다.

제2형 당뇨병의 자연 치유와 예방 : 신세계

비만과 지방간, 대사증후군, 제2형 당뇨병은 14세기에 아시아, 유럽, 아프리카에서 약 5천만 명의 사망자를 낸 흑사병의 21세기 버전이다. 컴퓨터 기술, 유전공학, 분자생물학의 진보에도 이 문제는 악화하기만 해 이제 모든 유전적 경계를 넘어 전 세계를 삼켜 버렸다. 이제 제2형 당뇨병이 만성 진행성 질병이라고 주장하는 것을 그만둘 때가 됐다. 분명히 제2형 당뇨병은 식단과 생활 습관으로 인한 질병이다. 그렇지 않다고 하는 것은 순전히 자기기만이다.

| **그림 15.4** | 식이 질환과 식이요법

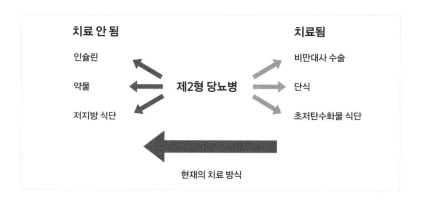

하지만 다음이 중요하다. 식이 질환에는 식이요법이 필요하다. 그리고 체중 증가가 제2형 당뇨병의 발병에 분명히 중요한 역할을 하므로 체중 감소 역시 치료에 큰 역할을 한다. 우리는 비만대사 수술과 초저탄수화물 식단, 단식이 잘 알려진 제2형 당뇨병의 치료법이며 그 효과가 입증되었다는 것을 안다. 그리고 인슐린과 경구 혈당강하제, 저지방 식단은 혈당을 낮출 수 있지만, 제2형 당뇨병을 치료하는 데는 전혀 도움이 되지 않는다는 것도 안다.

당뇨를 고치는 모든 치료법은 하나의 공통된 특징을 지닌다. 인슐린을 낮춘다. 제2형 당뇨병은 고인슐린혈증으로 인한 질병이므로 이러한 치료법이 유효한 것은 당연하다. 제2형 당뇨병을 고치지 못하는 치료법들의 공통점은 무엇일까? 인슐린을 늘린다. 그리고 실제로 이러한 치료법을 사용하면 시간이 지나면서 당뇨병이 악화한다.

다시 말하지만, 논쟁의 여지가 없는 두 가지 사실은 다음과 같다.

사실 #1 : 제2형 당뇨병은 고칠 수 있는 병이다.

사실 #2 : 과거의 방식으로 치료한 환자는 사실상 모두 병이 악화한다.

불행히도 결론은 단 하나다. 대부분의 의사가 권장하는 일반적인 치료법은 옳지 않다. 이건 정말 좋은 소식이다! 왜일까? 우리가 자연사를 바꿀 수 있다는 뜻이니까. 이는 당뇨병 없는 세상으로 가는 문이 막 열렸다는 뜻이다.

우리는 제2형 당뇨병뿐만 아니라 모든 대사증후군을 지식만으로 완전히 예방하고 치료할 수 있다. 이는 최근에 등장한 방식이 아니라 검증된 방법이다. 인간에게 알려진 가장 오래된 생활 습관 치료법, 즉 저탄수화물, 건강한 지방 식단과 간헐적 단식이다. 제2형 당뇨병의 사슬에서 해방된 세계가 우리를 기다리고 있다. 꿈꿔지기를 기다리는 꿈처럼, 치료법이 우리에게 손짓하고 있다. 우리는 용감하게 처음 몇 계단을 밟고 올라가 문턱을 넘기만 하면 된다. 그때 비만과 제2형 당뇨병이 없는 더 나은 건강을 향한 여정이 시작된다.

알베르토

70세의 알베르토는 17년 동안 제2형 당뇨병을 앓으면서 거의 10년 동안 인슐린 복용량을 계속 늘려 왔다. 당화혈색소가 7.7%였고 하루에 160단위의 인슐린과 시타글립틴을 복용하고 있었다. 거기다 만성 신장 질환, 고혈압, 수면 무호흡증의 병력도 있었다.

알베르토는 IDM 프로그램에 들어간 후에 주 5일 24~42시간 단식과 함께 저탄수화물, 건강한 지방 식이요법을 시작했다. 한 달 만에 그는 인슐린을 포함한 모든 약물을 완전히 중단했다. 그의 혈당 수치는 어느 때보다 좋았고 당화혈색소는 7.3%였다. 이 프로그램을 시작한 지 불과 3개월 만에 알베르토는 11kg을 감량했고 건강을 거의 회복했다.

라나

라나는 겨우 18살에 제2형 당뇨병 진단을 받았다. 13년 동안 그녀는 혈당을 낮추는 약을 먹었다. 31살에 임신했을 때 인슐린도 복용하기 시작했다. 임신 후에도 당화혈색소가 7.2%였고 의사는 메트포르민 외에도 하루에 82단위의 인슐린을 계속 투여했다.

IDM 프로그램에 들어간 라나는 7일 단식을 시작했다. 첫 주가 지나자 당이 정상화되어 약을 전부 끊을 수 있었다. 그 이후로 약을 다시 먹지 않았다. 그러고 나서 그녀는 일주일에 2~3회 42시간 단식하는 습관을 들였다. 이 프로그램을 시작하고 1년이 지나자, 허리둘레가 33cm 줄고 체중이 25kg이 빠졌으며, 당화혈색소는 6.1%로 떨어졌다.

후기

희망으로 가는 길

책의 제목도 그렇거니와 제2형 당뇨병을 깊이 탐구한 이 책을 내가 당뇨병 서적이라고 여기지 않는다는 걸 알면 여러분은 놀랄지 모른다. "뭐라고요?" 여러분이 항의하는 소리가 들린다. "거의 모든 내용이 당뇨병 이야기잖아요!" 그렇지 않다. 이 책은 진정 희망에 관한 책이다.

나는 우리가 한 세대 이내에 제2형 당뇨병을 근절할 수 있기를 바란다. 대사증후군과 관련한 모든 질병을 없앨 수 있기를 바란다. 이 병으로 인한 엄청난 의료 비용과 심신 고통에서 모두 벗어날 수 있기 바란다. 우리가 약물과 수술 없이 지식만을 무기로 이러한 목표들을 달성할 수 있기를 바란다.

어떻게 시작되었을까 : 희망으로 가는 나의 여정

어떤 면에서 이 책은 내 여정과 비슷하다. 나는 19살에 토론토대학교에 입학했다. 의대를 마친 후에 내과에서 일반적인 의사 수련을 받은 뒤 2년 동안 로스앤젤레스 시더스-시나이 의료센터에서 신장 질환 전문의 수련을 마쳤다. 2001년부터는 토론토에서 신장 내과 의원을 운영했다. 즉, 내 인생의 절반 이상을 의학 연구에 보냈다는 뜻이다. 의대 교육을 받는 동안 나는 사실상 영양 교육을 받지 못했고, 확실히 영양학을 내 전문 분야로 생각하지 않았다.

신장 전문의로서 제2형 당뇨병이 신장 질환의 가장 큰 원인이라는 걸 안다. 가벼운 신장병 환자들을 많이 진료했던 나는 수많은 다른 의사들처럼 배운 대로 치료했다. 혈당을 낮추려고 약을 처방했다. 약이 효과가 없으면 인슐린을 처방했다. 이것도 효과가 없으면 복용량을 계속 늘렸다. 모든 의과대학과 의학 협회 그리고 교수들도 철저한 혈당 조절이 제2형 당뇨병을 관리하는 열쇠라고 가르쳤다.

수십 년 동안 수천 명의 환자를 치료하고 나서야, 모든 당뇨병 치료제가 환자의 건강에 실제로 유익하지 않았다는 생각이 점차 들었다. 물론 의과대학들은 이 약들이 환자의 건강을 개선한다고 말했지만, 약의 혜택이 너무 미미했다. 환자들이 약을 먹었든 아니든 그들의 병은 점점 더 심각한 형태로 발전했다. 신장이 망가졌고, 심장마비가 왔으며, 뇌졸중이 발생했고, 눈이 멀었으며, 신체를 절단해야 했다.

환자의 신장이 망가지면 나는 투석을 시작했다. 당뇨병성 발 감염, 당뇨병성 궤양, 심장마비, 뇌졸중을 셀 수 없이 많이 보았다. 통계적 차이를 고려한다 해도 내가 처방한 약들은 사실상 병을 고치지 못했다. 이 약들이 효과가 있다고 배웠기에 나는 그저 이 약들로 병을 고칠 수 있다고 생각했던 것 같다.

2008년 임상시험에서 마침내 실상이 드러났다. 그해, 획기적인 AC-

CORD와 ADVANCE 연구의 결과가 발표되었고, 곧이어 ORIGIN과 VADT 연구가 발표되었다. 이 연구들에서 제2형 당뇨병에 혈당을 낮추는 약물이 쓸모없다고 결론이 나면서, 나의 진료 경험이 완벽하게 잘못되었다는 것이 확인되었다.

나처럼 의사들은 분명히 많은 약을 처방하고 있었지만, 이 약들은 심장병이나 뇌졸중, 사망, 안구 질환, 신장 질환을 막지 못했다. 인슐린은 개선은커녕 상황을 더 악화시키는 것 같았다. 세계의 모든 의과대학에서 가르치는 제2형 당뇨병 치료의 핵심 원리는 그때까지 입증된 적이 없었다.

제2형 당뇨병의 치료 패러다임 전체가 바뀌어야 했다. 우리는 어렵게 얻은 이 새로운 지식을 결합해 더 새롭고 완전하게 이해해야 했다. 그러나 그다음에 안타까운 일이 일어났다. 예견된 일이었더라도 불행한 일이었다. 인슐린 저항성의 새로운 패러다임을 발전시켜 더 효과적인 치료법을 개발하는 대신, 우리는 실패한 예전 패러다임에 매달렸다. 불편한 진실을 마주하느니 외면하는 게 훨씬 쉬웠기 때문이다. 그래서 우리는 계속 똑같은 약을 주고 똑같은 치료법을 사용해서 똑같이 형편없는 결과를 얻었다. 알베르트 아인슈타인이 말했듯, 전과 같이 생각하면 전과 같은 결과를 얻는다. 미친 짓이었다. 환자들은 계속해서 병들고 죽었다.

패러다임을 깨는 일은 힘들다. 우리는 고혈압 치료에 너무 열중해서 당뇨 치료는 잊어버렸다. 체중 감량이 당뇨병을 고치는 열쇠라면, 체중 증가를 일으키는 인슐린 같은 약물이 어떻게 이로울 수 있을까? 우리는 진지하게 근원을 들여다보려고 하지 않았다. 녹록하지 않은 현실 속에서, 의사와 연구자들은 이 약들이 당뇨병의 올바른 치료법이 된 거짓된 세계 안에서 사는 편이 더 쉬웠다.

비만의 새로운 패러다임

당뇨병 연구자들은 다른 치료법을 궁리하지 않았을지 모르지만, 비만학 분야에서는 새로운 패러다임이 형성되고 있었다. 저탄수화물 식단의 효과와 위험에 관한 흥미로운 연구들이 발표되고 있었다. 1990년대 후반, 저탄수화물 앳킨스식 식단이 엄청난 인기를 끌었다. 나와 다른 의사들을 비롯한 의료 전문가들은 기겁했고 고지방 앳킨스 식단이 심장병을 일으킬 것이라고 확신했다. 이를 정확히 증명하기 위해 2000년대 초에 다수의 실험이 진행되기 시작했다.

그런데 재미있는 일이 일어났다. 아니, 나쁜 일이 일어나지 않았다고 해야 할 것 같다. 고지방 식단이 콜레스테롤 수치를 높이고 동맥을 막을 것이라는 예측이 틀렸다고 밝혀졌다. 사실은 그 반대였다. 환자들의 체중이 줄었을 뿐만 아니라 콜레스테롤 수치를 포함해 대사 지표 전체가 향상되었다. 계속된 실험에서 저탄수화물, 고지방 식이요법이 안전하고 효과적이라고 밝혀졌다. 몇 년 후인 2006년에, 사상 최대 규모의 무작위 식단 실험인 여성 건강 이니셔티브는 저지방 식단이 심장병, 뇌졸중, 암을 막지 못했음을 의심할 여지없이 입증했다. 더 안 좋은 소식은, 칼로리를 제한해도 체중이 감소하거나 제2형 당뇨병이 줄지 않았다는 점이다.

현대 영양 조언의 토대 전체가 와르르 무너져 내렸다. 비만 치료의 패러다임 전체가 변화해야 했다. 하지만 또다시 전 세계의 의사들은 아무것도 바뀌지 않았다는 듯 진료를 계속했다. 마치 구명보트에 매달리듯 오래되고 실패한 패러다임에 매달렸다. 우리는 계속해서 저지방 식단을 권했다. 사람들에게 계속해서 '덜 먹고 더 움직이라'고 조언했다. 우리는 똑같이 형편없는 결과를 얻었고, 환자들은 계속해서 뚱뚱해지고 병에 걸렸다. 전과 같이 생각하면 전과 같은 결과를 얻는다. 미친 짓이다.

이 두 가지 말도 안 되는 상황에 불만을 느낀 나는 원점에서부터 해답을 찾기 시작했다. 나는 비만이나 제2형 당뇨병의 원인에 대해 어떠한 가정도 하지 않았다. 이것이 가장 중요한 단계였다. 모든 오래된 가정에서 벗어나자, 갑자기 잘 보이는 곳에 있었지만 보지 못했던 어떠한 사실이 분명히 보였다.

답을 찾기까지 : 항상 '왜'로 시작하라

나는 항상 인과관계를 질문하는 일에 흥미를 느껴 왔다. 질병의 메커니즘, 즉 '왜'라고 질문하기 좋아한다. 비만도 다르지 않다. "왜 사람들이 뚱뚱해질까?" 이 질문이 절대적으로 중요한 이유는 사람들이 어째서 뚱뚱해지는지 알지 못하면 질병을 효과적으로 치료하는 방법을 알 수 없기 때문이다.

나는 이 중요한 질문을 한 번도 생각해 본 적이 없었고, 사실상 다른 누구도 생각한 적이 없었다. 우리는 모두 이미 답을 알고 있다고 생각했다. 칼로리가 너무 많아 비만이 발생한다. 이게 사실이라면, 칼로리를 줄이면 체중이 감소할 것이다. 칼로리 감소 식단의 실패율은 어마어마하게 높았다. 진정한 근본 원인을 찾는 과정에서 호르몬 불균형, 주로 인슐린이 비만의 열쇠라는 사실을 알게 되었다. 이 과정은 내 첫 책인 『비만코드』에 자세히 설명되어 있다.

하지만 이 답을 찾자 또 다른 모순을 마주했다. 과도한 인슐린이 비만을 유발한다면, 나와 다른 의사들은 왜 과체중 제2형 당뇨병 환자에게 인슐린을 처방할까? 인슐린은 문제를 악화시킬 뿐이었다. 인슐린은 해답이 아니라, 문제였다.

흥미롭게도 내 환자들은 이미 알고 있었다. "선생님은 항상 살을 빼라고 말씀하시면서 인슐린을 주시네요. 그래서 23kg이 쪘어요. 인슐린이 어떻게 좋을 수 있죠?" 답은 인슐린이 좋지 않다는 것이었다. 앞뒤가 맞지 않았다.

다음 질문은 "제2형 당뇨병이 왜 발생하는가?"였다. 거듭 말하지만, 항상 '왜?'라는 질문으로 시작하라. 인슐린 저항성이 높아지면 제2형 당뇨병의 특징인 고혈당이 발생한다는 데 모두가 동의했다. 하지만 인슐린 저항성이 높아진 원인은 무엇일까? 이것이 내가 필사적으로 답해야 할 진짜 질문이었다.

가장 중요한 통찰은 비만을 이해함으로써 얻어졌다. 과도한 인슐린이 비만을 일으키기 때문에, 논리적으로 과도한 인슐린은 인슐린 저항성과 제2형 당뇨병도 일으킬 수 있다. 비만과 제2형 당뇨병은 같은 병의 증상이며 동전의 양면일 뿐이라는 사실은 이 두 질병의 밀접한 관련성을 완벽하게 설명했다.

알베르트 아인슈타인은 "불가능한 것을 제거하면, 아무리 어처구니없어도 남은 것이 진실이다"라고 말했다. 인슐린이 너무 많은 게 문제라면, 답은 단순 그 자체였다. 인슐린을 줄여라. 하지만 어떻게 줄일까? 당시에는 인슐린을 효과적으로 줄이는 약이 없었다. 해결책은 기본으로 돌아가는 것이었다. 이 병은 음식에서 오는 질환이므로 약 해결책이 아닌 식단 해결책이 필요했다. 정제된 탄수화물은 인슐린을 가장 많이 자극하는 반면 식이지방은 인슐린을 가장 덜 자극하기 때문에 명백한 해결책은 저탄수화물, 고지방 식단이었다.

집중 식이 관리

2011년, 나는 온타리오주 스카버러에서 이 문제에 오랫동안 관심이 있던 의학 연구원 메건 라모스와 함께 집중 식이 관리 프로그램을 시작했다. 우리는 제2형 당뇨병 환자들에게 저탄수화물, 고지방 식단을 따르는 방법을 조언했다. 나는 환자들의 건강이 개선되리라 믿었으며 기대했다.

결과는 재앙이었다. 아무도 살을 빼지 못했다. 환자들의 다이어트 일지를 검토해 보니 빵과 국수, 쌀을 많이 먹고 있었다. 그들은 이 음식들이 저탄수화물인 줄 알고 있었다. 거의 평생 저지방 식단을 먹어온 그들은 이 새로운 식단이 너무나 생소했고, 무엇을 먹어야 할지 몰랐다. 나는 더 쉬운 해결책을 찾아야 했다.

어느 날, 한 친구가 몸을 '청소'했다고 했을 때 나는 곧바로 의심했다. 대부분이 그렇듯이, 본능적으로 나는 단식이 효과가 없을 거라고 생각했다. 그렇다면 단식의 문제는 무엇일까? 흥미가 생겨 의학 문헌을 조사하기 시작했는데, 대부분은 수십 년 전의 자료였다. 단식의 원리를 이해할수록 단식이 치료 요법으로 성공하지 않을 이유가 없다는 사실이 점점 확실해졌다. 결국 단식은 가장 오래되고 가장 간단한 해결책이었다. 나는 환자들을 식이요법과 단식으로 인도하기 시작했다. 이번에는 결과가 완전히 달랐다.

성공담 중에는 믿기 어려운 이야기들도 있었다. 수십 년 동안 많은 인슐린을 복용한 환자가 몇 주 만에 약을 모두 끊었다. 환자들은 체중을 상당히 줄였고, 줄인 체중을 유지했다. 흥미롭게도 많은 환자가 단식 프로그램을 따르는 것이 예상보다 훨씬 쉽다고 보고했다. 그들은 상상할 수 없을 정도로 배가 고플 거라고 예상했지만, 실제로 해 보니 그 반대였다. 단식을 계속하면서 배고픔과 음식 갈망은 아침 안개처럼 사라졌다. 위가 쪼그라들었다고 생각한 사람도 있었다. 그들은 단식하면 몸이 약해져 집중력이 떨어질 거라고 예상했지만 사실은 정반대였다. 진료실 문을 열고 들어올 기력조차 없었던 여성 환자들이 뛰어 들어왔다. 남편들은 이제 아내를 따라잡을 수 없다고 말했다.

자료가 모이자 나는 토론토 주변의 환자와 의사에게 강의를 시작했다. 나는 유튜브에 6부작 '비만의 원인'[1] 시리즈를 올렸고 '집중 식이 관리'[2] 블로그를 열어 내 연구 결과를 일반 대중에게 알렸다. 어느 날 밤에는 비만을 주제로 전문의들에게 강의했다. 1시간짜리 첫 강의가 끝난 후에 의사들이 새로운 패러다임에 큰 관심을 보여서 두 번째 강의를 열게 되었다. 내 강의를 들은 의사 중 한 명이 후에 그레이스톤북스 출판사의 롭샌더스에게 연락을 취하자, 롭이 나에게 비만과 제2형 당뇨병에 관한 책을 써 달라고 요청했다. 처음부터 큰 도움을 준 롭에게 매우 감사하다.

책 한 권에 담기에는 자료가 너무 많았다. 비만과 제2형 당뇨병에 대한 오해를 제대로 풀고 치료의 토대를 마련하려면 800쪽은 족히 되어야 했다. 보기만 해도 뒷걸음질 칠 두께였다. 자연스럽게 두 권으로 나누는 쪽으로 결론이 났다. 2016년에 출간된 『비만코드』를 읽으면 『당뇨코드』에서 설명하는 제2형 당뇨병을 더 깊게 이해할 수 있는 기초가 마련된다. 이 두 책과 『독소를 비우는 몸』을 읽고 나면 비만과 제2형 당뇨병을 자연 치유할 수 있다.

나는 매일 제2형 당뇨병이 낫는 환자들, 체중을 줄여 건강을 회복하는 환자들을 본다. 이것이 내가 의사가 된 이유다! 나는 사람들이 건강을 회복하도록 돕고 싶다. 그리고 사람들에게 비만과 제2형 당뇨병을 오로지 자연 치유로 물리칠 수 있다는 희망을 주고 싶다. 환자들 역시 병이 나거나 약을 먹고 싶어 하지 않기 때문에 모두에게 좋은 일이다.

미래의 희망

제2형 당뇨병은 현재 실명, 신부전, 신체 절단, 심장마비, 뇌졸중, 암의 주요 원인이다. 하지만 이 병들이 우리의 미래가 아닐 수 있다. 『독소를 비우는 몸』과 『당뇨코드』에는 제2형 당뇨병을 회복하는 지식이 담겨 있다. 이는 끝이 아니라 시작일 뿐이다. 새로운 희망이 피어오른다. 새로운 날이 밝아 온다.

부록

일주일 식단 샘플 1, 2

동료 메건 라모스가 집중 식이 관리에서 설계한 이 식단은 30~36시간 격일 단식 3회로 구성된다. 단식 기간에는 식사를 전혀 하지 않는다. 이 기간에 물, 녹차, 허브차, 커피와 같은 단식 음료를 섭취할 수 있다.

샘플 1에서, 일요일 저녁 식사 후 36시간 단식을 시작한다면 화요일 아침 식사(오전 7시 30분) 전까지 식사를 하지 않는다. 다시 말해, 단식일 동안 아침, 점심, 저녁, 또는 간식을 먹지 않는다. 단식하지 않는 날에는 평소처럼 식사와 간식을 먹을 수 있다.

샘플 2에서, 일요일 오후 12시 30분에 30시간 단식을 시작한다면, 월요일 저녁 식사(오후 6시 30분) 전까지는 아무것도 먹지 않는다. 다시 말하지만, 단식 기간에는 어떤 음식도 섭취하지 않는 대신에 단식 음료를 많이 마셔 수분을 유지하는 것이 좋다. 이 단식 일정은 기간이 좀 짧으므로 하루에 적어도 한 끼를 먹을 수 있는 이점이 있다. 음식과 함께 약을 먹어야 한다면 이 일정이 더 유용할 수 있다.

다음에 나오는 식단은 저탄수화물, 건강한 지방 식단을 기초로 짠 30~36시간 단식 식단 샘플 2개이다. 명심하건대, 이 식단을 포함해 새로운 식단을 시작하기 전에 의사와 상담하라. 탄산수나 생수, 또는 녹차나 허브차를 이 식단에 곁들이면 매우 좋다.

	일요일	월요일	화요일
아침	미니 베이컨으로 싼 달걀 프리타타	단식	서양식 오믈렛과 소시지
점심	루꼴라와 프로슈토 샐러드	단식	베이컨으로 싼 닭다리, 썬 셀러리와 당근
저녁	아몬드 가루와 돼지 껍질을 입힌 치킨 텐더	단식	쇠고기 볶음

수요일	목요일	금요일	토요일
단식	베이컨, 스크램블드에그, 아보카도	단식	휘핑크림과 베리를 얹은 코코넛 가루 팬케이크
단식	닭고기 채운 피망	단식	잣을 뿌린 배&루꼴라 샐러드
단식	구운 새우 꼬치	단식	아몬드 가루 번에 얹은 풀드 포크 슬라이더 (돼지고기와 절인 양파를 넣은 수제버거-옮긴이)

일주일 식단 샘플 1, 2

	일요일	월요일	화요일
아침	스크램블드에그, 훈제 연어, 아보카도	단식	완숙 달걀, 콜리플라워 해시브라운, 아스파라거스
점심	레몬 버터와 후추 뿌린 윙, 셀러리와 당근	단식	돼지 껍질 입힌 닭고기와 껍질콩
저녁	단식	구운 연어와 가든 샐러드	단식

수요일	목요일	금요일	토요일
단식	버섯 오믈렛	단식	치아 푸딩
단식	스테이크 파히타	단식	토마토&오이& 아보카도 샐러드
아보카도 페스토로 버무린 주키니 파스타와 볶은 야채	단식	생강 치킨 상추쌈과 베이비 청경채	단식

일주일 식단 샘플 1, 2

주석

1장

1 Sanders LJ. From Thebes to Toronto and the 21st century: an incredible journey. Diabetes Spectrum. 2002 Jan; 15(1): 56 – 60.

2 Lakhtakia R. The history of diabetes mellitus. Sultan Qaboos Univ Med J. 2013 Aug; 13(3): 368 – 370.

3 Karamanou M, et al. Apollinaire Bouchardat (1806 – 1886): founder of modern Diabetology. Hormones. 2014 Apr – Jun; 13(2): 296 – 300.

4 Mazur A. Why were "starvation diets" promoted for diabetes in the pre-insulin period? Nutr J. 2011; 10(1): 23. doi: 10.1186/1475-2891-10-23. Accessed 2017 Jun 6.

5 Franz, MJ. The history of diabetes nutrition therapy. Diabetes Voice. 2004 Dec; 49: 30 – 33.

6 Joslin EP. The treatment of diabetes mellitus. Can Med Assoc J. 1916 Aug; 6(8): 673 – 684.

7 Bliss M. The Discovery of Insulin. 2015 Aug 19. Historica Canada. 주소: http://www.thecanadi-anencyclopedia.ca/en/article/the-discovery-of-insulin/. Accessed 2017 Jun 6.

8 Furdell EL. Fatal thirst: diabetes in Britain until insulin. Boston: Brill; 2009. p. 147.

9 Himsworth HP. Diabetes mellitus: its differentiation into insulin-sensitive and insulin-insensitive types. Lancet. 1936; 1: 127 – 130.

10 Joslin EP. The unknown diabetic. Postgraduate Medicine. 1948; 4(4): 302 – 306.

11 US Dept of Health and Human Services and US Dept of Agriculture. Executive summary. 2015 – 2020 Dietary guidelines for Americans. 주소: http://health.gov/dietaryguidelines/2015/guidelines/executive-summary/. Accessed 2017 Jun 6.

12 Siri-Tarino PW, et al. Meta-analysis of prospective cohort studies evaluating the association of saturated fat with cardiovascular disease. Am J Clin Nutr. 2010; 91(3): 535 – 546, doi: 10.3945/ajcn.2009.27725. Accessed 2017 Jun 6.; Mente A, et al. A systematic review of the evidence supporting a causal link between dietary factors and coronary heart disease. Arch Intern Med. 2009; 169(7): 659 – 669.

13 Centers for Disease Control and Prevention. Prevalence of overweight, obesity, and extreme obesity among adults: United States, trends 1960 – 1962 through 2007 – 2008. 2011 Jun 6. 주소: http://www.cdc.gov/nchs/data/hestat/obesity_adult_07_08/obesity_adult_07_08.htm. Accessed 2015 Apr 26. Used with permission.

14 World Health Organization. Global report on diabetes. 2016. 주소: http://apps.who.int/iris/bitstream/10665/204871/1/9789241565257_eng.pdf. Accessed 2017 Jun 6.

15 Pinhas-Hamiel O, Zeitler P. The global spread of type 2 diabetes mellitus in children and adolescents. J Pediatr. 2005; 146(5): 693 – 700. doi: 10.1016/j.jpeds.2004.12.042. Accessed 2017 Jun 6.

16 Centers for Disease Control and Prevention. Number (in Millions) of Civilian, Non-Institutionalized Persons with Diagnosed Diabetes, United States, 1980-2014. 주소: https://www.cdc.gov/diabetes/statistics/prev/national/figpersons.htm. Accessed 2017 Jun 6. Used with permission.

17 Tabish SA. Is diabetes becoming the biggest epidemic of the twenty-first century? Int J Health Sci. 2007; 1(2): 5 – 8.

18 Xu Y, et al. Prevalence and control of diabetes in Chinese adults. JAMA. 2013; 310(9): 948 – 958.

19 International Diabetes Federation. IDF diabetes atlas, 7th edition. 2015. p. 14. 주소: www.idf.org/diabetesatlas. Accessed 2017 Jan 15.

20 Menke A, et al. Prevalence of and trends in diabetes among adults in the United States, 1988 – 2012. JAMA. 2015; 314(10): 1021 – 1029.

21 Polonsky KS. The past 200 years in diabetes. N Engl J Med 2012; 367(14): 1332 – 1340.

2장

1 American Diabetes Association. Standards of medical care in diabetes—2016. Diabetes Care. 2016; 39(Suppl. 1): S13 – S22.

2 Zhang X, et al. A1C level and future risk of diabetes: a systematic review. Diabetes Care. 2010; 33(7): 1665 – 1673.

3 Van Bell TL, et al. Type 1 diabetes: etiology, immunology, and therapeutic strategies. Phys Rev 2011; 91(1): 79 – 118.

4 Joslin's diabetes mellitus, 14th edition. Boston: Lippincott Williams & Wilkins; 2005. p. 399.

5 Type 1 diabetes. New York Times. 2014 July 21. 주소: http://www.nytimes.com/health/guides/disease/type-1-diabetes/complications.html. Accessed 2017 Jun 6.

6 Rosenbloom AL, et al. Type 2 diabetes in children and adolescents. Pediatr Diabetes 2009; 10(Suppl. 12): 17 – 32.

7 Haines L, et al. Rising incidence of type 2 diabetes in children in the U.K. Diabetes Care. 2007; 30(5): 1097 – 1101.

8 Grinstein G, et al. Presentation and 5-year follow-up of type 2 diabetes mellitus in African-American and Caribbean-Hispanic adolescents. Horm Res 2003; 60(3): 121 – 126.

9 Pinhas-Hamiel O, Zeitler P. The global spread of type 2 diabetes mellitus in children and ad-

olescents. J Pediatr. 2005; 146(5): 693 – 700. doi: 10.1016/j.jpeds. 2004.12.042. Accessed 2017 Jun 6.

3장

1   U.S. Department of Health and Human Services. National Diabetes Fact Sheet, 2011. 주소: http://www.cdc.gov/diabetes/pubs/pdf/ndfs_2011.pdf. Accessed 2017 Jun 6.

2   Fong DS, et al. Diabetic retinopathy. Diabetes Care. 2004; 27(10): 2540 – 2553.

3   Keenan HA, et al. Clinical factors associated with resistance to microvascular complications in diabetic patients of extreme disease duration: the 50-year medalist study. Diabetes Care. 2007; 30(8):1995 – 1997.

4   National Institute of Diabetes and Digestive and Kidney Diseases. Diabetic kidney disease. 2016 Jul. 주소: http://www.niddk.nih.gov/health-information/health-topics/kidney-disease/kidney-disease-of-diabetes/Pages/facts.aspx. Accessed 2017 Jun 6.

5   National Institute of Diabetes and Digestive and Kidney Diseases. Adjusted prevalence rates of ESRD. 주소: http://www.niddk.nih.gov/healthinformation/health-statistics/Pages/kidney-disease-statistics-united-states.aspx. Accessed 2017 Jun 6. Used with permission.

6   Adler AI, et al. Development and progression of nephropathy in type 2 diabetes: The United Kingdom Prospective Diabetes Study (UKPDS 64). Kidney Int. 2003; 63(1): 225 – 232.

7   National Institute of Diabetes and Digestive and Kidney Diseases. Nerve damage (diabetic neuropathies). 2013 Nov. 주소: http://www.niddk.nih.gov/health-information/health-topics/Diabetes/diabetic-neuropathies-nerve-damagediabetes/Pages/diabetic-neuropathies-nerve-damage.aspx. Accessed 2017 Jun 6.

8   Fowler MJ. Microvascular and macrovascular complications of diabetes. Clin Diabetes. 2008; 26(2): 77 – 82.

9   Boulton AJ, et al. Diabetic neuropathies: a statement by the American Diabetes Association. Diabetes Care. 2005; 28(4): 956 – 962.

10 Maser RE, et al. The association between cardiovascular autonomic neuropathy and mortality in individuals with diabetes: a meta-analysis. Diabetes Care. 2003; 26(6): 1895 – 1901.

11 Kannel WB, et al. Diabetes and cardiovascular disease: the Framingham study. JAMA. 1979; 241(19): 2035 – 2038.

12 American Heart Association. Cardiovascular disease & diabetes. 2015 Aug. 주소: http://www.heart.org/HEARTORG/Conditions/More/Diabetes/WhyDiabetesMatters/Cardiovascular-Disease-Diabetes_UCM_313865_Article.jsp/#.WZYRWK3MxE4. Accessed 2017 Jun 6.

13 Gu K, et al. Diabetes and decline in heart disease mortality in U.S. adults. JAMA. 1999; 281(14): 1291 – 1297.

14 Beckman JA, et al. Diabetes and atherosclerosis: epidemiology, pathophysiology and man-

agement. JAMA. 2002; 287(19): 2570 – 2581.

15 Air EL, Kissela BM. Diabetes, the metabolic syndrome, and ischemic stroke: epidemiology and possible mechanisms. Diabetes Care. 2007; 30(12): 3131 – 3140.

16 Banerjee C, et al. Duration of diabetes and risk of ischemic stroke: the Northern Manhattan Study. Stroke. 2012 May; 43(5): 1212 – 1217.

17 American Diabetes Association. Peripheral arterial disease in people with diabetes. Diabetes Care. 2003; 26(12): 3333 – 3341.

18 2016 Alzheimer's disease facts and figures. 주소: http://www.alz.org/facts/. Accessed 2017 Feb 17.

19 De la Monte SM, Wands JR. Alzheimer's disease is type 3 diabetes—evidence reviewed. J Diabetes Sci Technol. 2008 Nov; 2(6): 1101 – 1113.

20 Barone BB, et al. Long-term all-cause mortality in cancer patients with preexisting diabetes mellitus: a systematic review and meta-analysis. JAMA. 2008 Dec 17; 300(23): 2754 – 2764.

21 Rinella ME. Nonalcoholic fatty liver disease: a systematic review. JAMA. 2015 Jun 9; 313(22): 2263 – 2273.

22 Ludwig E. [Urinary tract infections in diabetes mellitus]. Orv Hetil. 2008 Mar 30; 149(13): 597 – 600.

23 Pemayun TGD, et al. Risk factors for lower extremity amputation in patients with diabetic foot ulcers: a hospital-based case – control study. Diabetic Foot & Ankle. 2015; 6(1). doi: 10.3402/dfa.v6.29629. Accessed 2017 Jun 6.

24 Kahana M, et al. Skin tags: a cutaneous marker for diabetes mellitus. Acta Derm Venereol. 1987; 67(2): 175 – 177.

25 Lakin M, Wood H. Erectile dysfunction. Cleveland Clinic Center for Continuing Education. 2012 Nov. 주소: http://www.clevelandclinicmeded.com/medicalpubs/diseasemanagement/endocrinology/erectile-dysfunction/. Accessed 2017 Feb 17.

26 Sharpless JL. Polycystic ovary syndrome and the metabolic syndrome. Clinical Diabetes. 2003 Oct; 21(4): 154 – 161.

4장

1 Colditz GA, et al. Weight as a risk factor for clinical diabetes in women. Am J Epidemiol. 1990 Sep; 132(3): 501 – 513.

2 Powell A. Obesity? diabetes? we've been set up. Harvard Gazette. 2012 Mar 7. 주소: http://news.harvard.edu/gazette/story/2012/03/the-big-setup/. Accessed 2017 Jun 6.

3 Colditz GA, et al. Weight gain as a risk factor for clinical diabetes mellitus in women. Ann Intern Med. 1995 Apr 1; 122(7): 481 – 486.

4 Tobias DK, et al. Body-mass index and mortality among adults with incident type 2 diabetes.

N Engl J Med. 2014; 370(3): 233 – 244.

5   Hu FB, et al. Diet, lifestyle, and the risk of type 2 diabetes mellitus in women. N Engl J Med. 2001; 345(11): 790 – 797.

6   Harcombe Z, et al. Evidence from randomised controlled trials did not support the introduc- tion of dietary fat guidelines in 1977 and 1983: a systematic review and meta-analysis. Open Heart. 2015; 2(1): e000196. doi: 10.1136/openhrt-2014-000196. Accessed 2017 Jun 6.

7   Wei M, et al. Waist circumference as the best predictor of noninsulin dependent diabetes mellitus (NIDDM) compared to body mass index, waist/hip ratio and other anthropometric measurements in Mexican Americans—a 7-year prospective study. Obes Res. 1997 Jan; 5(1): 16 – 23.

8   McSweeny L. The devil inside. The Sydney Morning Herald. 2013 Sept 15. 주소: http://www. smh.com.au/lifestyle/the-devil-inside-20130910-2thyr.html. Accessed 2017 Jun 6.

9   Wildman RP. Healthy obesity. Curr Opin Clin Nutr Metab Care. 2009; 12(4): 438 – 443.

10 Ruderman N, et al. The metabolically obese, normal-weight individual revisited. Diabetes. 1998; 47(5): 699 – 713.

11 Taylor R, Holman RR. Normal-weight individuals who develop type 2 diabetes: the personal fat threshold. Clinical Science. 2015 Apr; 128(7): 405 – 410.

12 Després JP. Is visceral obesity the cause of the metabolic syndrome? Ann Med. 2006; 38(1): 52 – 63.

13 Taylor R, Holman RR. Normal-weight individuals who develop type 2 diabetes: the personal fat threshold. Clinical Science. 2015 Apr; 128(7): 405 – 410. Used with permission.

14 Matos LN, et al. Correlation of anthropometric indicators for identifying insulin sensitivity and resistance. Sao Paulo Med J. 2011; 129(1): 30 – 35.

15 Rexrode KM, et al. Abdominal adiposity and coronary heart disease in women. JAMA. 1998; 280(21): 1843 – 1848.

16 Wander PL, et al. Change in visceral adiposity independently predicts a greater risk of de- veloping type 2 diabetes over 10 years in Japanese Americans. Diabetes Care. 2013; 36(2): 289 – 293.

17 Fujimoto WY, et al. Body size and shape changes and the risk of diabetes in the diabetes pre- vention program. Diabetes. 2007 Jun; 56(6): 1680 – 1685.

18 Klein S, et al. Absence of an effect of liposuction on insulin action and risk factors for coro- nary heart disease. N Engl J Med. 2004; 350(25): 2549 – 2557.

19 Ashwell M, et al. Waist-to-height ratio is more predictive of years of life lost than body mass index. PLoS One. 2014; 9(9): e103483. doi: 10.1371/journal.pone.0103483. Accessed 2017 Jun 6.

20 Ashwell M, et al. Waist-to-height ratio is more predictive of years of life lost than body mass index. PLoS One. 2014; 9(9): e103483. doi: 10.1371/journal.pone.0103483. Accessed 2017 Jun 6.

Used with permission.

21 Bray GA, et al. Relation of central adiposity and body mass index to the development of diabe-tes in the Diabetes Prevention Program. Am J Clin Nutr. 2008; 87(5): 1212 – 1218; Fox CS, et al. Abdominal visceral and subcutaneous adipose tissue compartments: association with met-abolic risk factors in the Framingham Heart Study. Circulation. 2007; 116(1): 39 – 48; Després JP. Intra-abdominal obesity: an untreated risk factor for type 2 diabetes and cardiovascular disease. J Endocrinol Invest. 2006; 2(3 Suppl): 77 – 82; Jakobsen MU, et al. Abdominal obesity and fatty liver. Epidemiol Rev. 2007; 29(1): 77 – 87.

22 Fabbrini E, Tamboli RA, et al. Surgical removal of omental fat does not improve insulin sensitivity and cardiovascular risk factors in obese adults. Gastroenterology. 2010; 139(2): 448 – 455.

23 Fabbrini E, et al. Intrahepatic fat, not visceral fat, is linked with metabolic complications of obesity. Proc Natl Acad Sci USA. 2009; 106(36): 15430 – 15435; Magkos F, Fabbrini E, et al. Increased whole-body adiposity without a concomitant increase in liver fat is not associated with augmented metabolic dysfunction. Obesity (Silver Spring). 2010; 18(8): 1510 – 1515.

24 Jakobsen MU, et al. Abdominal obesity and fatty liver. Epidemiol Rev. 2007; 29(1): 77 – 87.

25 Howard BV, et al. Low-fat dietary pattern and weight change over 7 years: the Women's Health Initiative Dietary Modification Trial. JAMA. 2006 Jan 4; 295(1): 39 – 49.

26 Fildes A, et al. Probability of an obese person attaining normal body weight: cohort study us-ing electronic health records. Am J Public Health. 2015; 105(9): e54 – e59.

5장

1 Banting W. Letter on Corpulence. 주소: http://www.thefitblog.net/ebooks/LetterOnCorpu-lence/LetteronCorpulence.pdf. Accessed 2017 Jun 6.

6장

1 Pories WJ, et al. Surgical treatment of obesity and its effect on diabetes: 10-y follow-up. Am J Clin Nutr. 1992; 55(Suppl.): 582S – 585S.

2 Based on data from Pories WJ, et al. Surgical treatment of obesity and its effect on diabetes: 10-y follow-up. Am J Clin Nutr. 1992 Feb; 55(2 Suppl): 582S – 585S.

3 Insulinoma symptoms. Insulinoma Support Network. 주소: https://insulinoma.co.uk/insuli-noma-symptoms. Accessed 2017 Jun 6.

4 Tarchouli M, et al. Long-standing insulinoma: two case reports and review of the literature. BMC Res Notes. 2015; 8: 444.

5 Ghosh S, et al. Clearance of acanthosis nigricans associated with insulinoma following sur-gical resection. QJM. 2008 Nov; 101(11): 899 – 900. doi: 10.1093/qjmed/hcn098. [Epub 2008 Jul

31. Accessed 2017 Jun 6.

6 Rizza RA. Production of insulin resistance by hyperinsulinemia in man. Diabetologia. 1985; 28(2): 70 – 75.

7 Del Prato S. Effect of sustained physiologic hyperinsulinemia and hyperglycemia on insulin secretion and insulin sensitivity in man. Diabetologia. 1994 Oct; 37(10): 1025 – 1035.

8 Henry RR. Intensive conventional insulin therapy for type II diabetes. Diabetes Care. 1993; 16(1): 23 – 31.

9 Corkey BE, Banting lecture 2011: hyperinsulinemia: cause or consequence? Diabetes. 2012 Jan; 61(1): 4 – 13.

7장

1 Based on data from Tabák AG, et al. Trajectories of glycaemia, insulin sensitivity, and insulin secretion before diagnosis of type 2 diabetes: an analysis from the Whitehall II study. Lancet. 2009 Jun 27; 373(2682): 2215 – 2221.

2 Tabák AG, et al. Trajectories of glycaemia, insulin sensitivity, and insulin secretion before diagnosis of type 2 diabetes: an analysis from the Whitehall II study. Lancet. 2009 Jun 27; 373(2682): 2215 – 2221.

3 Weiss R, Taksali SE, et al. Predictors of changes in glucose tolerance status in obese youth. Diabetes Care. 2005; 28(4): 902 – 909.

4 Taksali SE, et al. High visceral and low abdominal subcutaneous fat stores in the obese ado-lescent: a determinant of an adverse metabolic phenotype. Diabetes. 2008; 57(2): 367 – 371.

5 Bawden S, et al. Increased liver fat and glycogen stores following high compared with low glycaemic index food: a randomized crossover study. Diabetes Obes Metab. 2017 Jan; 19(1): 70 – 77. doi: 10.1111/dom.12784. [Epub 2016 Sep 4]. Accessed 2017 Jun 6.

6 Suzuki A, et al. Chronological development of elevated aminotransferases in a non-alcoholic population. Hepatology. 2005; 41(1): 64 – 71.

7 Zelman S. The liver in obesity. AMA Arch Intern Med. 1952; 90(2): 141 – 156.

8 Ludwig J, et al. Nonalcoholic steatohepatitis: Mayo Clinic experiences with a hitherto un-named disease. Mayo Clin Proc. 1980 Jul; 55(7): 434 – 438.

9 Leite NC, et al. Prevalence and associated factors of non-alcoholic fatty liver disease in pa-tients with type-2 diabetes mellitus. Liver Int. 2009 Jan; 29(1): 113 – 119.

10 Seppala-Lindroos A, et al. Fat accumulation in the liver is associated with defects in insulin suppression of glucose production and serum free fatty acids independent of obesity in nor-mal men. J Clin Endocrinol Metab. 2002 Jul; 87(7): 3023 – 3028.

11 Silverman JF, et al. Liver pathology in morbidly obese patients with and without diabetes. Am J Gastroenterol. 1990; 85(10): 1349 – 1355.

12 Fraser A, et al. Prevalence of elevated alanine−aminotransferase (ALT) among US adoles-
cents and associated factors: NHANES 1999 – 2004. Gastroenterology. 2007; 133(6): 1814 –
1820.

13 Fabbrini E, et al. Intrahepatic fat, not visceral fat, is linked with metabolic complications of
obesity. Proc Natl Acad Sci USA 2009; 106(36): 15430 – 15435; D'Adamo E, Caprio S. Type 2 di-
abetes in youth: epidemiology and pathophysiology. Diabetes Care. 2011; 34(Suppl 2): S161 –
S165.

14 Burgert TS, et al. Alanine aminotransferase levels and fatty liver in childhood obesity: asso-
ciations with insulin resistance, adiponectin, and visceral fat. J Clin Endocrinol Metab. 2006;
91(11): 4287 – 4294.

15 Younossi AM, et al. Systematic review with meta−analysis: non−alcoholic steatohepatitis.
Aliment Pharmacol Ther. 2014; 39(1): 3 – 14.

16 Angulo P. Nonalcoholic fatty liver disease. N Engl J Med. 2002; 346(16): 1221 – 1231.

17 Based on data from D'Adamo E, Caprio S. Type 2 diabetes in youth: epidemiology and patho-
physiology. Diabetes Care. 2011 May; 34(Suppl 2): S161−S165.

18 Ryysy L, et al. Hepatic fat content and insulin action on free fatty acids and glucose metabo-
lism rather than insulin absorption are associated with insulin requirements during insulin
therapy in type 2 diabetic patients. Diabetes. 2000; 49(5): 749 – 758; 18.

19 Sevastianova K, et al. Effect of short−term carbohydrate overfeeding and longterm weight
loss on liver fat in overweight humans. Am J Clin Nutr. 2012; 96(4): 727 – 734.

20 Schwarz JM, et al. Short−term alterations in carbohydrate energy intake in humans. Striking
effects on hepatic glucose production, de novo lipogenesis, lipolysis, and whole−body fuel
selection. J Clin Invest. 1995; 96(6): 2735 – 2743; Softic S, et al. Role of dietary fructose and
hepatic de novo lipogenesis in fatty liver disease. Dig Dis Sci. 2016 May; 61(5): 1282 – 1293.

21 Chong MF, et al. Mechanisms for the acute effect of fructose on postprandial lipemia. Am J
Clin Nutr. 2007; 85(6): 1511 – 1520.

22 Perseghin G. Reduced intrahepatic fat content is associated with increased wholebody lipid
oxidation in patients with type 1 diabetes. Diabetologia. 2005; 48(12): 2615 – 2621.

23 Fabbrini E, et al. Intrahepatic fat, not visceral fat, is linked with metabolic complications of
obesity. Proc Natl Acad Sci USA 2009; 106(36): 15430 – 15435.

24 Weiss R, Dufour S, et al. Pre−diabetes in obese youth: a syndrome of impaired glucose tol-
erance, severe insulin resistance, and altered myocellular and abdominal fat partitioning.
Lancet. 2003; 362(9388): 951 – 957.

25 Kelley DE, et al. Skeletal muscle fatty acid metabolism in association with insulin resistance,
obesity and weight loss. Am. J. Physiol Endocrinol Metab. 1999; 277(6 Pt1): E1130 – E1141.

26 Hue L, Taegtmeyer H. The Randle cycle revisited: a new head for an old hat. Am J Physiol En-

docrinol Metab. 2009 Sep; 297(3): E578 – E591.

27 Defronzo RA. Banting Lecture. From the triumvirate to the ominous octet: a new paradigm for the treatment of type 2 diabetes mellitus. Diabetes. 2009; 58(4): 773 – 795.

28 Taylor R. Type 2 diabetes: etiology and reversibility. Diabetes Care. 2013; 36(4): 1047 – 1055.

29 Mathur A, et al. Nonalcoholic fatty pancreas disease. HPB. 2007; 9(4): 312 – 318; Lee JS, et al. Clinical implications of fatty pancreas: Correlations between fatty pancreas and metabolic syndrome. World J Gastroenterol. 2009; 15(15): 1869 – 1875.

30 Ou HY, et al. The association between nonalcoholic fatty pancreas disease and diabetes. PLoS One. 2013; 8(5): e62561.

31 Steven S, et al. Weight loss decreases excess pancreatic triacylglycerol specifically in type 2 diabetes. Diabetes Care. 2016; 39(1): 158–165.

32 Heni M, et al. Pancreatic fat is negatively associated with insulin secretion in individuals with impaired fasting glucose and/or impaired glucose tolerance: a nuclear magnetic resonance study. Diabetes Metab Res Rev. 2010 Mar; 26(3): 200 – 205. doi: 10.1002/dmrr.1073; Tushuizen ME, et al. Pancreatic fat content and beta-cell function in men with and without type 2 diabetes. Diabetes Care. 2007; 30(11): 2916 – 2921.

33 Klein S, et al. Absence of an effect of liposuction on insulin action and risk factors for coronary heart disease. N Engl J Med. 2004; 350(25): 2549 – 2557.

34 Lim EL, et al. Reversal of type 2 diabetes: normalisation of beta cell function in association with decreased pancreas and liver triacylglycerol. Diabetologia. 2011; 54(10): 2506 – 2514.

35 Kim JY, et al. Obesity-associated improvements in metabolic profile through expansion of adipose tissue. J. Clin. Invest. 2007; 117(9): 2621 – 2637.

36 Rasouli N, et al. Ectopic fat accumulation and metabolic syndrome. Diabetes Obes Metab. 2007; 9(1): 1 – 10.

37 Vague J. The degree of masculine differentiation of obesities: a factor determining predisposition to diabetes, atherosclerosis, gout and uric calculous disease. Am J Clin Nutr. 1956; 4(1): 20 – 34.

38 Cao W, et al. Excess exposure to insulin is the primary cause of insulin resistance and its associated atherosclerosis. Curr Mol Pharmacol. 2011; 4(3): 154 – 166.

8장

1 Lustig, R. Sugar: the bitter truth. YouTube. 주소: https://www.youtube. com/watch?v=dBnni-ua6-oM. Accessed 2017 Jun 6.

2 Yudkin J. Pure, White and Deadly. London: HarperCollins; 1972.

3 Basu S, et al. The relationship of sugar to population-level diabetes prevalence: an econometric analysis of repeated cross-sectional data. PLoS One. 2013; 8(2): e57873.

4   Ridgeway, L. High fructose corn syrup linked to diabetes. USC News. 2012 Nov 28. 주소: https://news.usc.edu/44415/high-fructose-corn-syrup-linked-todiabetes/. Accessed 2017 Jun 6.

5   Bizeau ME, Pagliassotti MJ. Hepatic adaptations to sucrose and fructose. Metabolism. 2005; 54(9): 1189 – 1201.

6   Faeh D, et al. Effect of fructose overfeeding and fish oil administration on hepatic de novo lipogenesis and insulin sensitivity in healthy men. Diabetes. 2005; 54(7): 1907 – 1913.

7   Lustig RH. Fructose: metabolic, hedonic, and societal parallels with ethanol. J Am Diet Assoc. 2010; 110(9): 1307 – 1321.

8   Yokoyama H, et al. Effects of excessive ethanol consumption on the diagnosis of the metabolic syndrome using its clinical diagnostic criteria. Intern Med. 2007; 46(17): 1345 – 1352.

9   Beck-Nielsen H, et al. Impaired cellular insulin binding and insulin sensitivity induced by high-fructose feeding in normal subjects. Am J Clin Nutr. 1980 Feb; 33(2): 273 – 278.

10 Stanhope KL, et al. Consuming fructose-sweetened, not glucose-sweetened, beverages increases visceral adiposity and lipids and decreases insulin sensitivity in overweight/obese humans. JCI. 2009; 119(5): 1322 – 1334.

11 Xu Y, et al. Prevalence and control of diabetes in Chinese adults. JAMA. 2013; 310(9): 948 – 959.

12 Zhou BF, et al. Nutrient intakes of middle-aged men and women in China, Japan, United Kingdom, and United States in the late 1990s: the INTERMAP study. J Hum Hypertens. (2003); 17(9): 623 – 630. doi: 10.1038/sj.jhh.1001605.

13 Based on data from Zhou BF, et al. Nutrient intakes of middle-aged men and women in China, Japan, United Kingdom, and United States in the late 1990s: the INTERMAP study. J Hum Hypertens. 2003 Sept; 17(9): 623 – 630. doi: 10.1038/sj.jhh.1001605. Accessed 2017 Jun 6.

14 Gross LS, et al. Increased consumption of refined carbohydrates and the epidemic of type 2 diabetes in the United States: an ecologic assessment. Am J Clin Nutr. 2004; 79(5): 774 – 779.

15 Basu S, et al. The relationship of sugar to population-level diabetes prevalence: an econometric analysis of repeated cross-sectional data. PLoS One. 2013; 8(2): e57873. doi: 10.1371/journal.pone.0057873. Accessed 2015 Apr 8.

16 Malik VS, et al. Sugar-sweetened beverages and risk of metabolic syndrome and type 2 diabetes. Diabetes Care. 2010; 33(11): 2477 – 2483.

17 Goran MI, et al. High fructose corn syrup and diabetes prevalence: A global perspective. Glob Pub Health. 2013; 8(1): 55 – 64.

18 Gross LS, et al. Increased consumption of carbohydrates and the epidemic of type 2 diabetes in the United States: an ecologic assessment. Am J Clin Nutr. 2004 May; 79(5): 774 – 779. Used with permission.

9장

1 Grundy SM, et al. Diagnosis and management of the metabolic syndrome: an American Heart Association/National Heart, Lung, and Blood Institute Scientific Statement. Circulation. 2005 Oct 25; 112(17): 2735 – 2752.

2 Ginsberg HN, MacCallum PR. The obesity, metabolic syndrome, and type 2 diabetes mellitus pandemic: Part I. increased cardiovascular disease risk and the importance of atherogenic dyslipidemia in persons with the metabolic syndrome and type 2 diabetes mellitus. Cardiometab Syndr. 2009 Spring; 4(2): 113 – 119.

3 Bremer AA, et al. Toward a unifying hypothesis of metabolic syndrome. Pediatrics. 2012; 129(3): 557 – 570.

4 Reaven GM. Banting lecture, 1988. Role of insulin resistance in human disease. Diabetes. 1988; 37(12): 1595 – 1607.

5 Ahrens EH, et al. Carbohydrate-induced and fat-induced lipemia. Trans. Assoc. Am. Phys. 1961; 74: 134 – 146.

6 Reaven GM, Calciano A, et al. Carbohydrate intolerance and hyperlipemia in patients with myocardial infarction without known diabetes mellitus. J Clin Endocrinol Metab. 1963; 23: 1013 – 1023.

7 Welborn TA, et al. Serum-insulin in essential hypertension and in peripheral vascular disease. Lancet. 1966; 1(7451): 1336 – 1337.

8 Lucas CP, et al. Insulin and blood pressure in obesity. Hypertension. 1985; 7: 702 – 706.

9 Huang PL. A comprehensive definition for metabolic syndrome. Dis Model Mech. 2009 May – Jun; 2(5 – 6): 231 – 237.

10 Reaven GM, et al. Insulin resistance as a predictor of age-related diseases. J Clin Endocrinol Metab. 2001; 86(8): 3574 – 3578; DeFronzo RA, Ferrannini E. Insulin resistance. A multifaceted syndrome responsible for NIDDM, obesity, hypertension, dyslipidemia, and atherosclerotic cardiovascular disease. Diabetes Care. 1991; 14 (3): 173 – 194.

11 Lim JS, et al. The role of fructose in the pathogenesis of NAFLD and the metabolic syndrome. Nat Rev Gastroenterol Hepatol. 2010; 7(5): 251 – 264.

12 Grundy SM, et al. Transport of very low density lipoprotein triglycerides in varying degrees of obesity and hypertriglyceridemia. J. Clin. Invest. 1979; 63: 1274 – 1283.

13 Adiels M, et al. Overproduction of large VLDL particles is driven by increased liver fat content in man. Diabetologia. 2006; 49(4): 755 – 765.

14 Aarsland A, et al. Contributions of de novo synthesis of fatty acids to total VLDL-triglyceride secretion during prolonged hyperglycemia/hyperinsulinemia in normal man. J Clin Invest. 1996; 98(9): 2008 – 2017.

15 Hiukka A, et al. Alterations of lipids and apolipoprotein CIII in VLDL subspecies in type 2 dia-

betes. Diabetologia. 2005; 48(6): 1207 – 1215; Grundy SM, et al. Transport of very low density lipoprotein triglycerides in varying degrees of obesity and hypertriglyceridemia. J. Clin. Invest. 1979; 63: 1274 – 1283.

16 Coulston AM, et al. Persistence of hypertriglyceridemic effects of low–fat, high–carbohydrate diets in NIDDM. Diabetes Care. 1989; 12(2): 94 – 100; Hyson DA, et al. Impact of dietary fat intake on postprandial lipemic response in postmenopausal women. FASEB J. 1999; 13: A213.

17 Reaven GM, et al. Role of insulin in endogenous hypertriglyceridemia. J Clin Invest. 1967; 46(11): 1756 – 1767; Stanhope KL, et al. Consumption of fructose and high fructose corn syrup increase postprandial triglycerides, LDL–cholesterol, and apolipoprotein–B in young men and women. J Clin Endocrinol Metab. 2011 Oct; 96(10): E1596 – E1605.

18 Nordestgaard BG, et al. Nonfasting triglycerides and risk of myocardial infarction, ischemic heart disease, and death in men and women. JAMA. 2007; 298(3): 299 – 308.

19 Schwarz GG, et al. Fasting triglycerides predict recurrent ischemic events in patients with acute coronary syndrome treated with statins. J Am Coll Cardiol. 2015; 65(21): 2267 – 2275.

20 Miller M, et al. Triglycerides and cardiovascular disease: A scientific statement from the American Heart Association. Circulation. 2011; 123(20): 2292 – 2333.

21 HPS2–THRIVE Collaborative Group. Effects of extended–release niacin with laropiprant in high–risk patients. N Engl J Med. 2014; 371(3): 203 – 212; AIM–HIGH Investigators. Niacin in patients with low HDL cholesterol levels receiving intensive statin therapy. N Engl J Med. 2012; 365(24): 2255 – 2267.

22 Vergeer M, et al. The HDL hypothesis: does high–density lipoprotein protect from atherosclerosis? J Lipid Res. 2010 Aug; 51(8): 2058 – 2073.

23 Finelli C, et al. The improvement of large high–density lipoprotein (HDL) particle levels, and presumably HDL metabolism, depend on effect of low–carbohydrate diet and weight loss. EXCLI Journal. 2016; 15: 166 – 176.

24 ILLUMINATE Investigators. Effects of torcetrapib in patients at high risk for coronary events. N Engl J Med. 2007; 357(21): 2109 – 2122.

25 Ginsberg HN, et al. Regulation of plasma triglycerides in insulin resistance and diabetes. Arch Med Res. 2005; 36(3): 232 – 240.

26 Goodpaster BH, et al. Obesity, regional body fat distribution, and the metabolic syndrome in older men and women. Arch Intern Med. 2005; 165(7): 777 – 783.

27 Barzilai N, et al. Surgical removal of visceral fat reverses hepatic insulin resistance. Diabetes. 1999; 48(1): 94 – 98; Gabriely I, et al. Removal of visceral fat prevents insulin resistance and glucose intolerance of aging: an adipokine–mediated process? Diabetes. 2002; 51(10): 2951 – 2958.

28 Klein S, et al. Absence of an effect of liposuction on insulin action and risk factors for coronary heart disease. N Engl J Med. 2004; 350(25): 2549 – 2557.

29 Welborn T, et al. Serum–insulin in essential hypertension and in peripheral vascular disease. Lancet. 1966; 1(7451): 1336 – 1337.

30 Ferrannini E, et al. Insulin resistance, hyperinsulinemia, and blood pressure. Role of age and obesity. Hypertension. 1997; 30(5): 1144 – 1149.

31 Park SE, et al. Impact of hyperinsulinemia on the development of hypertension in normotensive, nondiabetic adults: a 4-year follow-up study. Metabolism. 2013 Apr; 62(4): 532 – 538.

32 Xun P, et al. Fasting insulin concentrations and incidence of hypertension, stroke, and coronary heart disease: a meta-analysis of prospective cohort studies. Am J Clin Nutr. 2013; 98(6): 1543 – 1554.

33 Christlieb R, et al. Is insulin the link between hypertension and obesity? Hypertension. 1985; 7(Suppl II): II-54 – II-57; Cao W, et al. Excess exposure to insulin is the primary cause of insulin resistance and its associated atherosclerosis. Curr Mol Pharmacol. 2011; 4(3): 154 – 166.

34 Rieker RP, et al. Positive inotropic action of insulin on piglet heart. Yale. J. Biol. Med., 1975; 48: 353 – 360.

35 Bönner G. Hyperinsulinemia, insulin resistance, and hypertension. J Cardiovasc Pharmacol. 1994; 24(Suppl 2): S39 – 49.

36 Sattar N, et al. Serial metabolic measurements and conversion to type 2 diabetes in the West of Scotland Coronary Prevention Study. Diabetes. 2007; 56(4): 984 – 991.

37 Kolata G. Skinny and 119 pounds, but with the health hallmarks of obesity. New York Times. 2016 July 22. 주소: https://www.nytimes.com/2016/07/26/health/skinny-fat.html?mcubz=3

10장

1 Geller AI, et al. National estimates of insulin-related hypoglycemia and errors leading to emergency department visits and hospitalizations. JAMA Intern Med. 2014 May; 174(5): 678 – 686.

2 The Diabetes Control and Complications Trial Research Group. The effect of intensive treatment of diabetes on the development and progression of longterm complications in insulin-dependent diabetes mellitus. N Engl J Med. 1993; 329(14): 977 – 986.

3 The DCCT/EDIC Study Research Group. Intensive diabetes treatment and cardiovascular disease in patients with type 1 diabetes. N Engl J Med. 2005; 353(25): 2643 – 2653.

4 Based on data from The Diabetes Control and Complications Trial Research Group. Influence of intensive diabetes treatment on body weight and composition of adults with type 1 diabetes in the Diabetes Control and Complications Trial. Diabetes Care. 2001 Oct; 24(10): 1711 – 1721.

5 Purnell JQ, et al. The effect of excess weight gain with intensive diabetes treatment on cardiovascular disease risk factors and atherosclerosis in type 1 diabetes: Results from the Diabetes Control and Complications Trial / Epidemiology of Diabetes Interventions and Complications Study (DCCT/EDIC) study. Circulation. 2013 January 15; 127(2): 180 – 187. doi: 10.1161/CIRCULATIONAHA.111.077487. Accessed 2017 Jun 6.

6 Muis MJ. High cumulative insulin exposure: a risk factor of atherosclerosis in type 1 diabetes? Atherosclerosis. 2005 Jul; 181(1): 185 – 192.

7 UK Prospective Diabetes Study (UKPDS) Group. Intensive blood-glucose control with sulphonylureas or insulin compared with conventional treatment and risk of complications in patients with type 2 diabetes (UKPDS 33). Lancet. 1998 Sep 12; 352(9131): 837–53.

8 UK Prospective Diabetes Study (UKPDS) Group. Effect of intensive blood-glucose control with metformin on complications in overweight patients with type 2 diabetes (UKPDS 34). Lancet. 1998 Sep 12; 352(9131): 854–865.

9 Rosen CL, et al. The rosiglitazone story—lessons from an FDA Advisory Committee Meeting. N Engl J Med. 2007; 357(9): 844 – 846.

10 The ACCORD Study Group. Effects of intensive glucose lowering in type 2 diabetes. N Engl J Med. 2008 Jun 12; 358(24): 2545 – 2559.

11 The ADVANCE Collaborative Group. Intensive blood glucose control and vascular outcomes in patients with type 2 diabetes. N Engl J Med. 2008; 358(24): 2560 – 2572.

12 Duckworth W, et al. Glucose control and vascular complications in veterans with type 2 diabetes. N Engl J Med. 2009; 360(2): 129 – 139.

13 The ORIGIN Trial Investigators. Basal insulin and cardiovascular and other outcomes in dysglycemia. N Engl J Med. 2012; 367(4): 319 – 328.

14 The ACCORD Study Group. Long-term effects of intensive glucose lowering on cardiovascular outcome. N Engl J Med. 2011; 364(9): 818 – 828; Hayward RA, et al. Follow-up of glycemic control and cardiovascular outcomes in type 2 diabetes. N Engl J Med. 2015; 372(23): 2197 – 2206; Zoungas S, et al. Follow-up of blood-pressure lowering and glucose control in type 2 diabetes. N Engl J Med. 2014; 371(15): 1392 – 1406.

15 King P, et al. The UK Prospective Diabetes Study (UKPDS): clinical and therapeutic implications for type 2 diabetes. Br J Clin Pharmacol. 1999; 48(5): 643 – 648.

16 Soedamah-Muthu SS, et al. Relationship between risk factors and mortality in type 1 diabetic patients in Europe. The EURODIAB Prospective Complications Study (PCS). Diabetes Care. 2008; 31(7): 1360 – 1366.

17 Bain SC, et al. Characteristics of type 1 diabetes of over 50 years duration (the Golden Years Cohort). Diabetic Medicine. 2003; 20(10): 808 – 811.

18 Crofts CAP, et al. Hyperinsulinemia: a unifying theory of chronic disease? Diabesity. 2015;

1(4): 34 – 43; 41. Meinert CL, et al. A study of the effects of hypoglycemic agents on vascular complications in patients with adult–onset diabetes. II. Mortality results. Diabetes. 1970; 19(Suppl): 789 – 830.

19   Yudkin JS, et al. Intensified glucose lowering in type 2 diabetes: time for a reappraisal. Diabe-tologia. 2010 Oct; 53(10): 2079 – 2085.

20   Pradhan AD, et al. Effects of initiating insulin and metformin on glycemic control and inflam-matory biomarkers among patients with type 2 diabetes The LANCET Randomized Trial. JAMA. 2009; 302(11): 1186 – 1194; Ridker PM, et al. C–reactive protein and other markers of inflammation in the prediction of cardiovascular disease in women. N Engl J Med. 2000; 342(12): 836 – 843.

21   Haffner SM, et al. Mortality from coronary heart disease in subjects with type 2 diabetes and in nondiabetic subjects with and without prior myocardial infarction. N Engl J Med, 1998; 339(4): 229 – 234.

22   Madonna R, De Caterina R. Prolonged exposure to high insulin impairs the endothelial PI3–kinase/Akt/nitric oxide signalling. Thromb Haemost. 2009; 101(2): 345 – 350; Okouchi M, et al. High insulin enhances neutrophil transendothelial migration through increasing surface expression of platelet endothelial cell adhesion molecule–1 via activation of mito-gen activated protein kinase. Diabetologia. 2002; 45(10): 1449 – 1456; Pfeifle B, Ditschuneit H. Effect of insulin on growth of cultured human arterial smooth muscle cells. Diabetologia. 1981; 20(2): 155 – 158; Stout RW, et al. Effect of insulin on the proliferation of cultured primate arterial smooth muscle cells. Circ Res. 1975; 36: 319 – 327; Iida KT, et al. Insulin up–regulates tumor necrosis factor–alpha production in macrophages through an extracellular–regulat-ed kinase–dependent pathway. J Biol Chem. 2001; 276(35): 32531 – 32537.

23   Rensing KL. Endothelial insulin receptor expression in human atherosclerotic plaques: link-ing micro– and macrovascular disease in diabetes? Atherosclerosis. 2012; 222(1): 208 – 215.

24   Duff GL, McMillan GC. The effect of alloxan diabetes on experimental cholesterol atheroscle-rosis in the rabbit. J. Exp. Med. 1949; 89(6): 611 – 630.

25   Selvin E. Glycated hemoglobin, diabetes, and cardiovascular risk in nondiabetic adults. N Engl J Med. 2010; 362(9): 800 – 811.

26   Currie CJ, Poole CD, et al. Mortality and other important diabetes–related outcomes with in-sulin vs other antihyperglycemic therapies in type 2 diabetes. J Clin Endocrinol Metab. 2013; 98(2): 668 – 677.

27   Roumie CL, et al. Association between intensification of metformin treatment with insulin vs sulfonylureas and cardiovascular events and all–cause mortality among patients with dia-betes. JAMA. 2014 Jun 11; 311(22): 2288 – 2296.

28   Currie CJ, Peters JR, et al. Survival as a function of HbA1c in people with type 2 diabetes: a

retrospective cohort study. Lancet. 2010; 375(9713): 481 – 489.

29 Based on data from Gamble JM, et al. Insulin use and increased risk of mortality in type 2 diabetes. Diabetes, Obes Metab. 2010 Jan; 12(1): 47 – 53.

30 Després JP, et al. Hyperinsulinemia as an independent risk factor for ischemic heart disease. N Engl. J. Med. 1996; 334(15): 952 – 957.

31 Gamble JM, et al. Insulin use and increased risk of mortality in type 2 diabetes: a cohort study. Diabetes Obes Metab. 2010; 12(1): 47 – 53.

32 Margolis DJ, et al. Association between serious ischemic cardiac outcomes and medications used to treat diabetes. Pharmacoepidemiol Drug Saf. 2008 Aug; 17(8): 753 – 759.

33 Colayco DC, et al. A1C and cardiovascular outcomes in type 2 diabetes. Diabetes Care. 2011; 34(1): 77 – 83; In T2DM, lower HbA1c associated with elevated mortality risk vs moderate HbA1c | ADA. Univadis. 2016 Jun 13. 주소: http://www.univadis.com/viewarticle/in-t2dm-lower-hba1c-associated-with-elevated-mortality-risk-vs-moderate-hba1c-ada-414150. Accessed 2017 Jun 6.

34 Stoekenbroek RM, et al. High daily insulin exposure in patients with type 2 diabetes is associated with increased risk of cardiovascular events. Atherosclerosis. 2015 Jun; 240(2): 318 – 323.

35 Smooke S, et al. Insulin-treated diabetes is associated with a marked increase in mortality in patients with advanced heart failure. Am Heart J. 2005 Jan; 149(1): 168 – 174.

36 Johnson JA, Carstensen B, et al. Diabetes and cancer: evaluating the temporal relationship between type 2 diabetes and cancer incidence. Diabetologia. 2012; 55(6): 1607 – 1618.

37 Johnson JA, Gale EAM, et al. Diabetes, insulin use, and cancer risk: are observational studies part of the solution—or part of the problem? Diabetes. 2010 May; 59(5): 1129 – 1131.

38 Gunter MJ, Hoover DR, et al. Insulin, insulin-like growth factor-I, and risk of breast cancer in postmenopausal women. J Natl Cancer Inst. 2009; 101(1): 48 – 60.

39 Gunter MJ, Xie X, et al. Breast cancer risk in metabolically healthy but overweight postmenopausal women. Cancer Res. 2015; 75(2): 270-274.

40 Pal A, et al. pteN mutations as a cause of constitutive insulin sensitivity and obesity. N Engl J Med. 2012; 367(11): 1002 – 1011.

41 Yang Y-X, et al. Insulin therapy and colorectal cancer risk among type 2 diabetes mellitus patients. Gastroenterology. 2004; 127(4): 1044 – 1050.

42 Currie CJ, Poole CD, Gale EA. The influence of glucose-lowering therapies on cancer risk in type 2 diabetes. Diabetologia. 2009; 52(9): 1766 – 1777.

43 Bowker SL, et al. Increased cancer-related mortality for patients with type 2 diabetes who use sulfonylureas or insulin. Diabetes Care. 2006 Feb; 29(2): 254 – 258.

11장

1   Menke A, et al. Prevalence of and trends in diabetes among adults in the United States, 1988 – 2012. JAMA. 2015; 314(10): 1021 – 1029.

2   Garber AJ, et al. Diagnosis and management of prediabetes in the continuum of hypergly-cemia—when do the risks of diabetes begin? ACE/AACE Consensus Statement. Endocrine Practice. 2008 Oct; 14(7). 주소: https://www.aace.com/files/prediabetesconsensus.pdf. Accessed 2017 Jun 6.

3   Fauber J, et al. The slippery slope: a bittersweet diabetes economy. Medpage Today. 2014 Dec 21. 주소: http://www.medpagetoday.com/Cardiology/Diabetes/49227. Accessed 2017 Jun 6.

4   American Diabetes Association. Economic costs of diabetes in the U.S. in 2012. Diabetes Care. 2013 Apr; 36(4): 1033 – 1046.

5   Palmer E. The top 10 best-selling diabetes drugs of 2013. Fierce Pharma. 2014 Jun 17. 주소: http://www.fiercepharma.com/pharma/top-10-best-sellingdiabetes-drugs-of-2013. Accessed 2017 Jun 6.

6   Based on data from Bianchi C, Del Prato S. Looking for new pharmacological treatments for type 2 diabetes. Diabetes Voice. 2011 Jun; 56: 28 – 31. 주소: https://www.idf.org/e-library/dia-betes-voice/issues/28-june-2011.html?layout=article&aid=65. Accessed 2017 Jun 14.

7   The ACCORD Study Group. Effects of intensive glucose lowering in type 2 diabetes. N Engl J Med. 2008; 358(24); 24: 2545 – 2559.

8   Centers for Disease Control and Prevention. Age-adjusted percentage of adults with diabe-tes using diabetes medication, by type of medication, United States, 1997 – 2011. 2012 Nov 20. 주소: http://www.cdc.gov/diabetes/statistics/meduse/fig2.htm. Accessed 2017 Jun 6.

9   Holman RR, et al. 10-year follow-up of intensive glucose control in type 2 diabetes. N Engl J Med. 2008 Oct; 359(15): 1577 – 1589.

10   Pantalone KM, et al. Increase in overall mortality risk in patients with type 2 diabetes receiv-ing glipizide, glyburide or glimepiride monotherapy versus metformin: a retrospective analy-sis. Diabetes Obes Metab. 2012; 14(9): 803 – 809.

11   Tzoulaki I. Risk of cardiovascular disease and all cause mortality among patients with type 2 diabetes prescribed oral antidiabetes drugs. BMJ. 2009; 339: b4731.

12   Simpson SH, et al. Dose-response relation between sulfonylurea drugs and mortality in type 2 diabetes mellitus: a population-based cohort study. CMAJ. 2006; 174(2): 169 – 174.

13   Hong J, et al. Effects of metformin versus glipizide on cardiovascular outcomes in patients with type 2 diabetes and coronary artery disease. Diabetes Care. 2013 May; 36(5): 1304 – 1311.

14   Nissen SE, Wolski K. Effect of rosiglitazone on the risk of myocardial infarction and death from cardiovascular causes. N Engl J Med. 2007; 356(24): 2457 – 2471.

15 Rosen CL. The rosiglitazone story—lessons from an FDA Advisory Committee Meeting. N Engl J Med. 2007; 357: 844 – 846.

16 Rosen CL. Revisiting the rosiglitazone story—lessons learned. N Engl J Med. 2010; 363(9): 803 – 806.

17 Tuccori M, et al. Pioglitazone use and risk of bladder cancer: population based cohort study. BMJ. 2016; 352: i1541.

18 Scirica BM, et al. Saxagliptin and cardiovascular outcomes in patients with type 2 diabetes mellitus. N Engl J Med. 2013 Oct 3; 369(14): 1317 – 1326.

19 Green JB, et al. Effect of sitagliptin on cardiovascular outcomes in type 2 diabetes. N Engl J Med. 2015 Jul 16; 373(3): 232 – 242.

20 The world's top selling diabetes drugs. Pharmaceutical-technology.com. 2016 Mar 30. 주소: http://www.pharmaceutical-technology.com/features/featurethe-worlds-top-selling-diabetes-drugs-4852441/. Accessed 2017 Jan 31.

21 Rosenstock J, et al. Dual add-on therapy in type 2 diabetes poorly controlled with metformin monotherapy: a randomized double-blind trial of saxagliptin plus dapagliflozin addition versus single addition of saxagliptin or dapagliflozin to metformin. Diabetes Care. 2015 Mar; 38(3): 376–383.

22 Chilton RC, et al. Effects of empagliflozin on blood pressure and markers of arterial stiffness and vascular resistance in patients with type 2 diabetes. Diabetes Obes Metab. 2015 Dec; 17(12): 1180–1193.

23 Zinman B, et al. Empagliflozin, cardiovascular outcomes, and mortality in type 2 diabetes. N Engl J Med. 2015; 373(22): 2117 – 2128.

24 Wanner C, et al. Empaglifozin and progression of kidney disease in type 2 diabetes. N Engl J Med. 2016 Jul 28; 375(4): 323 – 334.

25 Blonde L, et al. Effects of canagliflozin on body weight and body composition in patients with type 2 diabetes over 104 weeks. Postgrad Med. 2016 May; 128(4): 371 – 380. doi: 10.1080/00325481.2016.1169894. Accessed 2017 Jun 6.

26 Wall JK. Analyst: Lilly's Jardiance diabetes pill could be a $6 billion-a-year blockbuster. Indianapolis Business Journal. 2015 Sep 21. 주소: http://www.ibj.com/blogs/12-the-dose/post/54957-analyst-lillys-jardiance-diabetes-pill-couldbe-a-6-billion-a-year-blockbuster. Accessed 2017 Jun 6.

27 Chiasson JL, et al. Acarbose treatment and the risk of cardiovascular disease and hypertension in patients with impaired glucose tolerance. JAMA. 2003; 290(4): 486–494.

28 Marso SP et al. Liraglutide and cardiovascular outcomes in type 2 diabetes. N Engl J Med. 2016; 375(4): 311 – 322.

29 Erpeldinger S, et al. Efficacy and safety of insulin in type 2 diabetes: meta-analysis of ran-

domised controlled trials. BMC Endocr Disord. 2016; 16(1): 39.

30 Palmer SC, et al. Comparison of clinical outcomes and adverse events associated with glu-cose-lowering drugs in patients with type 2 diabetes. A meta-analysis. JAMA. 2016; 316(3): 313–324.

31 Rodríguez-Gutiérrez R, Montori VM. Glycemic control for patients with type 2 diabetes melli-tus: our evolving faith in the face of evidence. Circulation. 2016; 9(5): 504–512.

12장

1 Reversing type 2 diabetes starts with ignoring the guidelines. TEDxPerdueU. https://www.youtube.com/watch?v=da1vvigy5tQ. Accessed 2017 Jun 14.

2 Hallberg S, Hamdy O. Before you spend $26,000 on weight loss surgery, do this. The New York Times https://www.nytimes.com/2016/09/11/opinion/sunday/before-you-spend-26000-on-weight-loss-surgery-do-this.html?_r=0. Accessed 2017 Jun 14.

3 Kolata G. Diabetes and your diet: the low-carb debate. The New York Times. 2016 Sep 16. 주소: http://www.nytimes.com/2016/09/16/health/type-2-diabetes-low-carb-diet.html. Accessed 2017 Jun 6.

4 Nutrition recommendations and interventions for diabetes: a position statement of the American Diabetes Association. Diabetes Care. 2008; 31(Suppl 1): S61–S78.

5 TODAY Study Group. A clinical trial to maintain glycemic control in youth with type 2 diabetes. N Engl J Med. 2012; 366(24): 2247–2256.

6 Hu FB, et al. Dietary fat intake and the risk of coronary heart disease in women. N Engl J Med. 1997; 337(21): 1491–1499.

7 Howard BV, Van Horn L, et al. Low-fat dietary pattern and risk of cardiovascular disease: the Women's Health Initiative Randomized Controlled Dietary Modification Trial. JAMA. 2006 Feb 8; 295(6): 655–666.

8 Howard BV, Manson JE, et al. Low-fat dietary pattern and weight change over 7 years: the Women's Health Initiative Dietary Modification Trial. JAMA. 2006 Jan 4; 295(1): 39–49.

9 Oglesby P, et al. A longitudinal study of coronary heart disease. Circulation. 1963; 28: 20–31; Morris JN, et al. Diet and heart: a postscript. BMJ. 1977; 2(6098): 1307–1314; Yano K, et al. Dietary intake and the risk of coronary heart disease in Japanese men living in Hawaii. Am J Clin Nutr. 1978; 31(7): 1270–1279; Garcia-Palmieri MR, et al. Relationship of dietary intake to subsequent coronary heart disease incidence: The Puerto Rico Heart Health Program. Am J Clin Nutr. 1980; 33(8): 1818–1827; Shekelle RB, et al. Diet, serum cholesterol, and death from coronary disease: the Western Electric Study. N Engl J Med. 1981; 304(2): 65–70.

10 Mente A, et al. A systematic review of the evidence supporting a causal link between dietary factors and coronary heart disease. Arch Intern Med. 2009; 169(7): 659–669.

11 Wing R, et al. Cardiovascular effects of intensive lifestyle intervention in type 2 diabetes. N Engl J Med. 2013; 369(2): 145 – 154.

12 Park A. Where dietary-fat guidelines went wrong. Time. 2015 Feb 9. 주소: http://time.com/3702058/dietary-guidelines-fat-wrong/. Accessed 2017 Jun 6.

13 Booth FW, et al. Waging war on physical inactivity: using modern molecular ammunition against an ancient enemy. J Appl Physiol 2002; 93(1): 3 – 30.

14 O'Gorman DJ, Krook A. Exercise and the treatment of diabetes and obesity. Med Clin N Am. 2011; 95(5): 953 – 969.

15 O'Gorman DJ, Karlsson HKR, et al. Exercise training increases insulin-stimulated glucose disposal and GLUT4 (SLC2A4) protein content in patients with type 2 diabetes. Diabetologia. 2006; 49(12): 2983 – 2992.

16 Boulé NG, et al. Effects of exercise on glycemic control and body mass in type 2 diabetes mellitus. JAMA. 2001; 286(10): 1218 – 1227.

13장

1 Moore T. Experts urge surgery to cure type-2 diabetes. SkyNews. 2016 May 24. 주소: http://news.sky.com/story/experts-urge-surgery-to-cure-type-2-diabetes-10293295. Accessed 2017 Jun 6.

2 Moshiri M, et al. Evolution of bariatric surgery: a historical perspective. Am J Roentgenol. 2013 Jul; 201(1): W40 – 48.

3 Rubino F. Medical research: Time to think differently about diabetes. Nature. 2016 May 24. 주소: http://www.nature.com/news/medical-research-timeto-think-differently-about-diabetes-1.19955. Accessed 2017 Jun 6.

4 Kolata G. After weight-loss surgery, a year of joys and disappointments. The New York Times. 2016 Dec 27. 주소: https://www.nytimes.com/2016/12/27/health/bariatric-surgery.html. Accessed 2017 Jun 6.

5 Keidar A, et al. Long-term metabolic effects of laparoscopic sleeve gastrectomy. JAMA Surg. 2015 Nov; 150(11): 1051 – 1057.

6 Based on data from Schauer PR, et al. Bariatric surgery versus intensive medical therapy in obese patients with diabetes. N Engl J Med. 2012 Apr 26; 366(17): 1567 – 1576.

7 Schauer PR, et al. Bariatric surgery versus intensive medical therapy in obese patients with diabetes. N Engl J Med. 2012 Apr 26; 366(17): 1567 – 1576.

8 Inge TH, et al. Weight loss and health status 3 years after bariatric surgery in adolescents. N Engl J Med. 2016; 374(2): 113 – 123.

9 Pories WJ, et al. Surgical treatment of obesity and its effect on diabetes: 10-y follow-up. Am J Clin Nutr. 1992 Feb; 55(2 Suppl): 582S – 585S.

10 American Diabetes Association. Consensus from diabetes organizations worldwide: meta-bolic surgery recognized as a standard treatment option for type 2 diabetes. 2016 May 24. 주소: http://www.diabetes.org/newsroom/press-releases/2016/consensus-from-diabetes-or-ganizations-worldwide-metabolic-surgery-recognized-as-a-standard-treatment-op-tion-for-type-2-diabetes. html. Accessed 2017 Jun 6.

11 Klein S, et al. Absence of an effect of liposuction on insulin action and risk factors for coro-nary heart disease. N Engl J Med. 2004; 350(25): 2549 – 2557.

12 Hallberg S, Hamdy O. Before you spend $26,000 on weight-loss surgery, do this. The New York Times. 2016 Sep 10. 주소: https://www.nytimes.com/2016/09/11/opinion/sunday/be-fore-you-spend-26000-on-weight-loss-surgerydo-this.html?_r=0. Accessed 2017 Jun 6.

14장

1 Knapton S. Obese three-year-old becomes youngest child diagnosed with Type 2 diabetes. The Telegraph. 2015 Sep 17. 주소: http://www.telegraph.co.uk/news/health/news/11869249/Obese-three-year-old-becomes-youngest-child-diagnosed-with-Type-2-diabetes. html. Accessed 2017 Jun 6.

2 World Health Organization. Global report on diabetes. 2016. 주소: http://www.who.int/diabe-tes/global-report/en/. Accessed 2017 Jun 6.

3 American Diabetes Association. Standards of medical care in diabetes 2016. Diabetes Care. 2016 Jan; 39(Suppl 1): S25 – 26.

4 American Diabetes Association. Nutrition recommendations and interventions for diabetes. A position statement of the American Diabetes Association. Diabetes Care. 2008 Jan; 31(Sup-pl 1): S61 – S78.

5 De Lorgeril M, et al. Mediterranean diet, traditional risk factors, and the rate of cardiovas-cular complications after myocardial infarction: final report of the Lyon Diet Heart Study. Circulation. 1999; 99(6): 779 – 785.

6 Mozzafarian D, Rimm EB, et al. Dietary fats, carbohydrate, and progression of coronary ath-erosclerosis in postmenopausal women. Am J Clin Nutr. 2004; 80(5): 1175 – 1184.

7 Estruch R, et al. Primary prevention of cardiovascular disease with a Mediterranean diet. N Engl J Med. 2013 Apr 4; 368(14): 1279 – 1290.

8 Hoenselaar R. Further response from Hoenselaar. Br J Nutr. 2012 Sep; 108(5): 939 – 942.

9 Siri-Tarino PW, et al. Meta-analysis of prospective cohort studies evaluating the association of saturated fat with cardiovascular disease. Am J Clin Nutr. 2010; 91(3): 535 – 546.

10 Kagan A, et al. Dietary and other risk factors for stroke in Hawaiian Japanese men. 1985; 16(3): 390 – 396; Gillman MW, et al. Inverse association of dietary fat with development of ischemic stroke in men. JAMA. 1997 Dec 24 – 31; 278(24): 2145 – 2150.

11 Based on data from Yamagishi K, et al. Dietary intake of saturated fatty acids and mortality from cardiovascular diseases in Japanese: the Japan Collaborative Cohort Study for Evaluation of Cancer Risk (JACC) study. Am J Clin Nutr. 2009 Oct; 92(4): 759-765. 주소: doi:10.3945/ajcn.2009.29146. Accessed 2017 Jun 6.

12 Hu FB, Stampfer MJ, et al. Frequent nut consumption and risk of coronary heart disease in women: prospective cohort study. BMJ. 1998; 317(7169): 1341 – 1345.

13 Burr ML. Effects of changes in fat, fish, and fibre intakes on death and myocardial reinfarction: diet and reinfarction trial (DART). Lancet. 1989 Sep 30; 2(8666): 757 – 756.

14 Mozaffarian D, Cao H, et al. Trans-palmitoleic acid, metabolic risk factors, and new-onset diabetes in US adults. Ann Intern Med. 2010 December 21; 153(12): 790 – 799.

15 Liu L, et al. Egg consumption and risk of coronary heart disease and stroke: dose-response meta-analysis of prospective cohort studies. BMJ. 2013 Jan 7; 346: e8539.

16 Shin JY, et al. Egg consumption in relation to risk of cardiovascular disease and diabetes. Am J Clin Nutr. 2013 July; 98(1): 146 – 159.

17 Masharani U, et al. Metabolic and physiologic effects from consuming a hunter-gatherer (Paleolithic)-type diet in type 2 diabetes. European J Clin Nutr. 2105; 69(8): 944 – 948.

18 Hu FB, Manson JE, et al. Types of dietary fat and risk of coronary heart disease: a critical review. J Am Coll Nutr. 2001; 20(1): 5 – 19.

19 Liu S, et al. A prospective study of dietary glycemic load, carbohydrate intake, and risk of coronary heart disease in US women. Am J Clin Nutr. 2000 Jun; 71(6): 1455 – 1461.

20 Based on data from Liu S, et al. A prospective study of dietary glycemic load, carbohydrate intake, and risk of coronary heart disease in US women. Am J Clin Nutr. 2000 Jun; 71(6): 1455 – 1461.

21 Ajala O, et al. Systematic review and meta-analysis of different dietary approaches to the management of type 2 diabetes. Am J Clin Nutr. 2013; 97(3): 505 – 516.

22 Goday A, et al. Short-term safety, tolerability and efficacy of a very low-calorieketogenic diet interventional weight loss program versus hypocaloric diet in patients with type 2 diabetes mellitus. Nutrition & Diabetes. 2016; 6: e230.

23 Based on data from Cohen E, et al. Statistical review of US macronutrient consumption data, 1965 – 2011: Americans have been following dietary guidelines, coincident with the rise in obesity. Nutrition. 2015 May; 31(5): 727 – 732.

24 Centers for Disease Control and Prevention. Trends in intake of energy and macronutrients—United States: 1971 to 2000. JAMA. 2004; 291: 1193 – 1194.

25 Villegas R, et al. Prospective study of dietary carbohydrates, glycemic index, glycemic load, and incidence of type 2 diabetes mellitus in middle-aged Chinese women. Arch Intern Med. 2007 Nov 26; 167(21): 2310 – 2316.

26 Based on data from Harvard Medical School. Glycemic index and glycemic load for 100+ foods: measuring carbohydrate effects can help glucose management. Harvard Health Publications [Internet. February 2015. Updated 27 August 2015. 주소: http://www.health.harvard.edu/diseases-and-conditions/glycemic_index_and_glycemic_load_for_100_foods. Accessed 2017 Jun 6.

27 Trowell HC, Burkitt DP. Western diseases: their emergence and prevention. Boston: Harvard University Press; 1981.

28 Lindeberg S, et al. Low serum insulin in traditional Pacific Islanders—the Kitava study. Metabolism. 1999 Oct; 48(10): 1216 – 1219.

29 Giugliano D, et al. Effects of a Mediterranean-style diet on the need for antihyperglycemic drug therapy in patients with newly diagnosed type 2 diabetes. Ann Int Med. 2009 Sep 1; 151(5): 306 – 313.

30 Feinman RD, et al. Dietary carbohydrate restriction as the first approach in diabetes management: Critical review and evidence base. Nutrition. 2015; 31(1): 1 – 13.

31 Banting W. Letter on Corpulence. 주소: http://www.thefitblog.net/ebooks/LetterOnCorpulence/LetteronCorpulence.pdf. Accessed 2017 Jun 6.

32 Unwin DJ, et al. It's the glycaemic response to, not the carbohydrate content of food that matters in diabetes and obesity: The glycaemic index revisited. Journal of Insulin Resistance. 2016; 1(1). 주소: http://www.insulinresistance.org/index.php/jir/article/view/8. Accessed 2017 Jun 14. Used with permission.

33 Hughes T, Davies M. Thousands of diabetics adopt high-protein low-carb diet in backlash against official NHS eating plan. The Daily Mail. 2016 May 31. http://www.dailymail.co.uk/news/article-3617076/Diabetes-patients-defy-NHS-Thousands-rebel-against-guidelines-controlling-condition-diet-low-carbohydrates.html. Accessed 2017 Jun 12.

34 Hamdy O. Nutrition revolution—the end of the high carbohydrates era for diabetes prevention and management. US Endocrinology. 2014; 10(2): 103 – 104.

35 Third national health and nutrition examination survey. Medscape J Med. 2008; 10(7): 160.

36 Siri-Tarino PW, et al., Meta-analysis of prospective cohort studies evaluating the association of saturated fat with cardiovascular disease. Am J Clin Nutr. 2010; 91(3): 535 – 546; Estruch R, et al. Primary prevention of cardiovascular disease with a Mediterranean diet. N Engl J Med. 2013 Apr 4; 368(14): 1279 – 1290.

15장

1 Lingvay I. Rapid improvement of diabetes after gastric bypass surgery: is it the diet or the surgery? Diabetes Care. 2013 Sep; 36(9): 2741 – 2747.

2 American Diabetes Association. Standards of medical care in diabetes 2016. Diabetes Care.

2016; 39(Suppl 1): S48.

3   Fildes A, et al. Probability of an obese person attaining normal body weight: cohort study us-
    ing electronic health records. Am J Public Health. 2015; 105(9): e54 – e59.

4   Harvie MN, et al. The effects of intermittent or continuous energy restriction on weight loss
    and metabolic disease risk markers: a randomized trial in young overweight women. Int J
    Obes (Lond). 2011 May; 35(5): 714 – 727.

5   Based on data from Harvie MN, et al. The effect of intermittent or continuous energy restric-
    tion on weight loss and metabolic disease risk markers: A randomized trial in young over-
    weight women. Int J Obes. 2011 May; 35(5): 714 – 727.

6   Catenacci VA, et al. A randomized pilot study comparing zero-calorie alternate-day fast-
    ing to daily caloric restriction in adults with obesity. Obesity (Silver Spring). 2016 Sep; 24(9):
    1874 – 1883.

7   Johannsen DL, et al. Metabolic slowing with massive weight loss despite preservation of fat-
    free mass. J Clin Endocrinol Metab. 2012 Jul; 97(7): 2489 – 2496.

8   Best fast weight-loss diets. U.S. News & World Report. 주소: http://health.usnews.com/
    best-diet/best-fast-weight-loss-diets. Accessed 2017 Feb 3.

9   Callahan M. "We're all fat again": More "Biggest Loser" contestants reveal secrets. New
    York Post. 2015 Jan 25. 주소: http://nypost.com/2015/01/25/wereall-fat-again-more-big-
    gest-loser-contestants-reveal-secrets/. Accessed 2017 Jun 6.

10 Fothergill E, et al. Persistent metabolic adaptation 6 years after "The Biggest Loser" compe-
    tition. Obesity. 2016; 24(8): 1612 – 1619.

11 Keys A, et al. The Biology of Human Starvation. 2 vols. St. Paul, MN: University of Minnesota
    Press; 1950.

12 Zauner C, et al. Resting energy expenditure in short-term starvation is increased as a result
    of an increase in serum norepinephrine. Am J Clin Nutr. 2000; 71(6): 1511 – 1515.

13 Heilbronn LK, et al. Alternate-day fasting in nonobese subjects: effects on body weight, body
    composition, and energy metabolism. Am J Clin Nutr. 2005; 81(1): 69 – 73.

14 Based on data from Zauner C. Resting energy expenditure in short-term starvation is in-
    creased as a result of an increase in serum norepinephrine. Am J Clin Nutr. 2000 Jun; 71(6):
    1511 – 1515.

15 Nuttall FQ, et al. Comparison of a carbohydrate-free diet vs. fasting on plasma glucose, in-
    sulin and glucagon in type 2 diabetes. Metabolism. 2015 Feb; 64(2): 253 – 262.

16 Jackson I, et al. Effect of fasting on glucose and insulin metabolism of obese patients. Lan-
    cet. 1969; 293(7589): 285 – 287.

17 Li G, et al. The long-term effect of lifestyle interventions to prevent diabetes in the China Da
    Qing Diabetes Prevention Study: A 20-year follow-up study. Lancet. 2008; 371(9626): 1783 –

1789.

18 Wareham NJ. The long-term benefits of lifestyle interventions for prevention of diabetes. Lancet Diabetes & Endocrinology. 2014 Jun; 2(6): 441—442.

19 Diabetes Prevention Program Research Group. Reduction in the incidence of type 2 diabetes with lifestyle intervention or metformin. N Engl J Med. 2002; 346(6): 393 – 403.

20 Diabetes Prevention Program Research Group. 10-year follow-up of diabetes incidence and weight loss in the Diabetes Prevention Program Outcomes Study. Lancet. 2009; 374(9702): 1677 – 1686.

21 Ramachandran A, et al. The Indian Diabetes Prevention Programme shows that lifestyle modification and metformin prevent type 2 diabetes in Asian Indian subjects with impaired glucose tolerance (IDPP-1). Diabetologia. 2006; 49(2): 289 – 297.

22 Tuomilehto J, et al. Prevention of type 2 diabetes mellitus by changes in lifestyle among subjects with impaired glucose tolerance. N Engl J Med. 2001; 344(18): 1343 – 1350.

23 Kosaka K, et al. Prevention of type 2 diabetes by lifestyle intervention: a Japanese trial in IGT males. Diabetes Res Clin Pract. 2005; 67(2): 152 – 162.

후기

1 Fung, Jason. "The Aetiology of Obesity." YouTube. 주소: https://www.youtube.com/watch?v=Y-pllomiDMX0.

2 Fung, Jason. "Intensive Dietary Management." 주소: www.IDMprogram.com.

감수의 글

이영훈

동시대에 '단식'에 대해 가장 정통한 전문가가 누구냐고 묻는다면 누구라도 단연코 제이슨 펑을 꼽을 것이다. 신장내과 전문의가 어떻게 단식의 전문가가 되었을까? 일반적인 시각에서 이것은 정말 특이한 일이다 (식단으로 환자를 치료하는 나 같은 안과의사 입장에서는 당연하다는 생각이 들지만). 그도 한때는 주류 의학을 철저히 따르는 의사였다. 하지만 저탄수화물 다이어트의 놀라운 결과들에 관심을 가지게 되면서, 임상 연구를 통해 마침내 저탄수화물식과 단식으로 비만과 제2형 당뇨병을 치료하는 '집중 식이 관리(IDM)' 프로그램을 만들어 냈다.

당뇨 환자에게 단식은 절대 금기로 인식되어 왔다. 왜냐하면 혈당을 떨어뜨리는 약을 먹거나 주사를 맞는 환자들이 단식을 하게 되면, 자칫 저혈당에 빠질 위험이 항상 도사리고 있기 때문이다. 게다가 단식을 하다가 다시 식사를 하면 혈당이 더욱 예민하게 상승하기 때문에, 혈당 조절을 어렵게 할 수 있어서 기존 의학은 단식을 경계하고 있다. 그런데 당뇨 환자를 단식을 통해 치료한다? 궤변도 이런 궤변이 있을까?

이것을 이해하기 위해서는 당뇨병, 특히 제2형 당뇨병이 발생하는 기전을 알아야 한다. 당뇨병은 쉽게 말하면 밥을 먹었을 때 이 밥이 밥심이 되지 못하고 혈당만 올리는 병을 말한다. 밥이 밥심(에너지)이 되지 못하는 상태, 즉 혈당에 반응해서 인슐린은 증가하지만, 이 인슐린이 세포 안으로 포도당을 밀어넣지 못해 정상적인 에너지 대사를 유지하지 못하는 상태를 인슐린 저항성이라고 한다. 이 상태에서 인슐린 분비의 증가가 계속되면 고인슐린혈증이 발생하고, 높은 인슐린 상태는 비만을 만들거나 췌장을 망가뜨려 결국 당뇨병을 만든다.

당뇨병의 1차적 문제는 고혈당과 그로 인한 염증과 미세순환 장애이기 때문에 병원에서는 혈당을 떨어뜨리기 위해 혈당강하제와 인슐린을 처방한다. 이렇게 혈당만 낮추게 되면, 밥은 밥심이 될 기회를 영영 잃어버리고 세포의 에너지 대사는 더욱 망가지는 지경에 이른다. 결국 약만으로 혈당만 낮추는 것은 당뇨병의 근본적인 치료에 다가설 수 없다.

제이슨 펑은 이 책 『당뇨코드』를 통해 인슐린 저항성이 왜 발생하는지, 그것이 간과 췌장에 어떤 영향을 주는지 그리고 마침내 당뇨병을 어떻게 유발하는지를 아주 쉽게 풀어서 설명해 준다. 결국 인슐린을 지속적으로 낮추고 혈당을 안정화시키는 것만이 당뇨병 치료의 길이며 그러기 위해서 저탄수화물, 고지방 식단과 단식이 필요하다고 역설한다. 이것이 그가 이야기하는 '집중 식이 관리' 프로그램의 핵심이다.

물론 이에 대한 반발은 만만치 않다. 지방을 먹으면 당 대사가 되지 않아 인슐린 저항성이 악화된다는 랜들 가설, 동물성 단백질을 많이 섭취하면 인슐린 저항성이 높아진다는 로테르담 연구 등이 저탄수화물, 고지방 식단이 당뇨병 환자에서 위험하다는 반박의 근거로 활용되고 있다. 하지만 이 연구 결과가 정말 저탄수화물, 고지방 식단이 당뇨병 환자의 위험을 증가시킨다는 증거가 되지는 못한다. 필자 역시 수많은 당뇨 환자를 관리하면서 저탄수화물, 고지방 식단과 간헐적 단식을 통해 인슐린 저항성 지표들이 개선되는 것을 보았고, 당뇨망막병증과 같은 합병증이 개선되는 소견들을 보았기에 이 반박에 대해서는 절대 동의할 수 없다. 가설과 연구의 잘못된 해석으로 당뇨병 환자로 하여금 탄수화물 위주의 식습관을 유도하는 것은 아주 위험한 일이라 생각된다.

2019년 미국 당뇨병 가이드라인에서는 저탄수화물식의 효과를 어느 정도 인정하는 뉘앙스의 문구가 등장했다. 약을 먹어야 하니 반드시 밥을 먹어야 한다는 주장이 조금은 누그러진 것이다. 그러나 아직도 포화지방의 섭취에 대해서는 경계가 여전하며, 불포화지방 위주의 지중해 식단만을 더욱 강하게 권장한다. 그렇다면 과연 포화지방은 나쁜 것인가? 당뇨병의 기전에서 가장 중요한 것은 지방간이다. 그리고 지방간은 대사 질환을 결정짓는 가장 중요한 요소이다. 이 지방간을 만드는 것이 포화지방이고, 포화지방이 과하면 안 되기 때문에 포화지방의 섭취를 제한한다. 이는 콜레스테롤 증가와 관계하고, 콜레스테롤은 혈관 합병증을 늘릴 수 있으므로 내분비 파트에서는 LDL 콜레스테롤 낮추기에 열을 올린다. 이것이 그들의 논리이다. 그러나 포화지방을 먹는다고 지방간이 만들어지는 것도 아니고, 식이 포화지방과 콜레스테롤은 엄연히 다른 것이다. 결국 고혈당과 고인슐린혈증이 일으키는 문제를 식이 포화지방과 콜레스테롤이 누명을 뒤집어쓰게 된 것이다. 이 '지방의 누명'이 하루 빨리 바로 잡혀야 한다.

인슐린을 낮추는 단식은 당뇨병을 치료할 수 있다. 그러나 당뇨병이 있다고 해서 당장에 약을 끊고 단식을 시도하는 것은 매우 위험하다. 이론에 대해 충분히 이해하고 무리하지 않는 선에서 체계적으로 식단을 조절해 가면서 서서히 약을 줄이는 것이 아주 중요하다. 그리고 약 없이 혈당 조절이 잘되는 상태에서 갑자기 고혈당을 유발하는 음식을 섭취하면, 몸은 이미 충분히 인슐린 분비가 낮아져 있는 상태이기 때문에 혈당 반응이 평소보다 더 강하게 나타날 수 있다. 이 고혈당 반응은 망막 출혈과 같은 합병증을 일으키는 단초가 되기도 한다. 때문에 몸에 맞게 꾸준한 식사 습관을 유지하는 것이 정말 중요하다. 따라서 약의 사용에 대해 담당 의사와 충분히 상의하면서 식단을 관리해 나가야 한다.

당뇨병 환자에게 저탄수화물, 고지방(LCHF) 식단과 간헐적 단식은 공복 혈당과 식후 혈당을 모두 낮추는 효과가 있다. 그런데 식단 치료를 시작한 후 식후 혈당은 안정되었지만, 공복 혈당이 상승해서 걱정하시는 분들을 많이 보았다. 이것은 과잉 인슐린이 정상화되면서 나타나는 일종의 새벽 현상으로 대개는 수개월 정도면 정상 수준으로 돌아오지만, 스트레스가 많거나 수면 장애가 있는 경우 코르티솔의 증가로 공복 혈당이 증가하는 경우도 있으므로 충분한 휴식과 숙면을 취하는 것이 당뇨 치료에서는 아주 중요한 요소이다. 이런 현상은 마른 당뇨의 형태에서 더욱 두드러지는 경향을 보이므로, 근육을 키우기 위해 평소 꾸준히 근력 운동을 하는 것이 도움이 될 수 있다.

2019년 3월 덴버 학회에서 만난 제이슨 펑은 열정적이었고, 자상했으며, 위트가 넘쳤다. 청중을 휘어잡는 그의 말솜씨에 많은 사람들이 감동받았다. 그는 한국에서 불고 있는 LCHF와 간헐적 단식 열풍에 대해 전해 듣고는 아주 반가워했다. 이 책 『당뇨코드』에는 그가 해 왔던 수많은 강연들의 노하우와 그만이 구사할 수 있는 특유의 유머가 고스란히 녹아

들어 있다. 앞서 출판된 그의 책 『비만코드』, 『독소를 비우는 몸』이 많은 분들에게 유용한 가르침을 주었던 것처럼, 이 책 역시 당뇨병을 앓고 있거나 이에 대해 걱정하는 분들께 훌륭한 지침서가 될 것임을 확신한다.

이영훈

부산대학교 의과대학을 졸업하고 안과 전문의로 부산에서 안과를 운영하고 있다. 2016년부터 저탄고지(LCHF) 식단을 환자 임상에 적용하기 시작하여 안과 질환을 비롯한 많은 대사 질환 환자들을 치료하고 있다. 네이버 카페 '저탄고지 라이프스타일'을 운영하며, 한국인에 맞는 저탄고지 가이드를 제공하면서 칼럼을 써 오고 있다. MBC 다큐멘터리 〈지방의 누명〉 자문위원과 매경헬스 칼럼니스트 그리고 강연가로서 활동하고 있다. 저서로는 『기적의 식단』이 있으며 『지방의 누명』, 『케톤혁명』, 『케톤하는 몸』, 『당뇨코드』 등을 감수하였다.

옮긴이의 글

이문영

제이슨 펑이 SBS 스페셜 〈2019 끼니 반란〉에 출연하면서 그의 책 『독소를 비우는 몸』이 전국에 휘몰아친 간헐적 단식 열풍의 선봉에 섰다는 사실에 얼떨떨해하고 있을 무렵, 라이팅하우스로부터 제이슨 펑의 또 다른 신간 『당뇨코드』의 원서를 받았다.

『독소를 비우는 몸』을 워낙 재미있게 작업했던 터라, 이번에는 또 무슨 내용일지 호기심 반, 기대 반으로 읽기 시작한 『당뇨코드』. 이 책은 그야말로 위험한 책이었다. 당뇨로 고통받다 심혈관 질환 같은 합병증으로 세상을 등지는 일이 허다한 전국 아니 전 세계의 당뇨 환자들을 생각하면 눈물 나는 책이기도 했다.

최근 40년간 개발도상국과 선진국을 가릴 것 없이 전 세계적으로 당뇨인구가 폭발적으로 증가하고 있다고 한다. 제이슨 펑의 표현을 빌리자면 당뇨병은 신종 전염병이다. 이 전염병의 주된 원인으로 그는 인슐린 저항성을 증가시키는 설탕과 정제 탄수화물을 과다 섭취하고 저지방 식단을 선호하는 현대인의 식습관을 들고 있다.

그러면서 저자는 진단과 동시에 약과 인슐린(치료는커녕 오히려 악영향을 미치는)부터 투여하고 보는 주류 의학의 당뇨병 치료 방식을 통렬히 비판한다. 그는 높은 인슐린(고인슐린혈증)이 원인인 당뇨병에 인슐린을 투여하면 임시변통으로 혈당은 낮아지지만, 당뇨병 자체는 악화한다고 역설한다. 또한, 이렇게 당을 조절해도 합병증을 막을 수 있다는 증거가 없다고 한다. 한스 로슬링의 말처럼 우리는 '악당을 찾지 말고 원인을 찾아야' 한다.

신장 전문의로서 당뇨병 때문에 신장이 망가진 환자들을 오랜 기간 치료해 온 펑 박사는 표준적인 당뇨병 치료가 실패했음을 인정했다. 그 후 그가 오랜 고민과 연구 끝에 내놓은 당뇨병 해결책은 그 원인(과도한 당 섭취)만큼 단순했다. 그는 토론토에서 집중 식이 관리 프로그램(LCHF 식단과 간헐적 단식으로 구성된)으로 1000건에 이르는 당뇨 환자를 성공적으로 완치시켰다.

말 그대로 당뇨병이 자연 치유될 수 있다는 이야기다. 얼마나 놀랍고 행복한 이야기인가! 하지만 아이러니하게도 문헌에 따르면 인슐린이 발견되기 전인 20세기 초, 유명한 당뇨병 전문가 조슬린 박사는 이미 단식의 치료 효과가 너무나 확실해 연구할 필요조차 없다고 믿었다.

의사나 의료 전문가가 아닌 일반 독자의 관점에서 정리하자면, 제이슨 펑의 자연 치유 해결책은 다음 세 가지로 요약된다. 1. 설탕과 정제 탄수화물 줄이기 2. 저탄수화물, 건강한 고지방 식단 3. 간헐적 단식. (물론 이 방법들로 당뇨를 예방할 수도 있다.) 이 중에서도 간헐적 단식이 가장 강력하다. 펑에 따르면, 식단만으로 역부족인 심한 당뇨병도 간헐적 단식으로 완치할 수 있다. 당뇨병을 오래 앓았던 사람은 적응 기간이 필요하겠지만 의사의 감독 아래 간헐적 단식 요법을 시행하면 대부분 당뇨병이 깨끗이 낫는다고 한다. 연구 결과에 따르면, 간헐적 단식은 당뇨병을 완치시킨다는 비만대사 수술보다 더 높은 효과를 나타낸다(비만대사 수술은 비용과 부작용이라는 대가를 치러야 한다).

주류 의학의 당뇨병 치료 패러다임을 송두리째 뒤집는 도발적 주장이자 결과이지만 펑의 이야기를 듣다 보면 고개가 절로 끄덕여진다. 그래서인지 이 책은 미국 아마존에서 출간 이후 지금까지 당뇨병 분야 베스트셀러 1위 자리를 한 번도 빼앗기지 않고 있다.

제이슨 펑의 방식에 동의하더라도 국내 환자들이 혼자서 이를 실천하기는 사실상 힘들 것이다. 따라서 펑과 같이 자연 치유 방식으로 당뇨병을 치료하는 의사들이 하루빨리 나와 주기를 간절히 바랄 뿐이다. 앞으로 그런 의사들이 많이 나올 것이라고 믿는다.

내 동생의 친한 친구 Y씨는 젊은 나이에 당뇨 합병증으로 한쪽 눈을 실명했다. 『심청전』의 심 봉사는 뺑덕어멈 덕에 눈을 뜬 것이라는 의학적 해석을 시도한 책을 읽은 적이 있다(임락경, 『흥부처럼 먹어라, 그래야 병 안 난다』, 농민신문사, 2010). 이 책은 이렇게 설명한다. 원래 부자로 살았던 심청 아버지는 쌀밥(정제 탄수화물)에 고깃국을 많이 먹어 당뇨에 걸렸고 당뇨 합병증인 백내장으로 실명했다. 그런데 뺑덕어멈이 전 재산을 탕진하고 도망을 가서 거지 생활을 한 덕에 오히려 당뇨병이 나아 시력이 회복될 수 있었다는 것이다. 단식으로 당뇨를 치료하는 펑이 떠오르지 않는가?

내 친한 친구의 어머니 최순자 여사는 20년 이상 당뇨약과 운동으로 당뇨병을 관리해 오다 혈당 조절이 힘들어져 결국 의사의 권고로 인슐린을 투여 중이다. 『당뇨코드』에서 말하는, 약물치료로 당뇨병이 악화한 전형적인 사례이다. 이런 분들은 여러분 주위에서도 쉽게 찾을 수 있을 것이다.

실명한 Y씨에게는 차마 전화를 하지 못했고, 이 글을 쓰기 전 친구 어머니와 잠시 통화를 했다. 80줄에 들어선 어머니의 목소리는 활기찼고 여전히 생(生)의 의지를 느낄 수 있었다. 자연 치유할 수만 있다면 그보다 더 좋은 게 어디 있겠냐 하셨다. 혼자서는 식단을 실천하기가 어렵다며 제이슨 펑 같은 의사가 있다면 당연히 상담하고 싶다고 말했다. 국내에는 단식은 말할 것도 없고 저탄수화물, 건강한 지방 식단을 당뇨병 치료식으로 이용하는 의사가 아직 많지 않은 것 같다. 대부분 저탄수화물 식단만 알고 있지 '건강한 지방'에 대한 인식은 여전히 많이 부족하기 때문이다.

당뇨병에 좋다는 것을 알면서도 저탄수화물 식단을 실천하기 힘든 이유는 고지방을 섭취하지 않아 지속하기 힘들기 때문일 것이다(단백질도 많이 먹으면 당뇨병에 악영향을 미친다). 탄수화물을 줄이면 그에 비례해 반드시 건강한 지방을 충분히 먹어 줘야 한다. 그래야 포만감을 주는 렙틴 호르몬이 분비돼 저탄수화물 식단을 지속할 수 있다. 이처럼 저탄수화물과 고지방은 실과 바늘처럼 항상 붙어 다녀야 한다.

친구 어머니와 Y씨에게 하루속히 『당뇨코드』를 선물하고 싶다. 그리고 부디 이 땅의 모든 당뇨 환자들이 이 책을 읽게 되기를 바란다. 바야흐로 100세 시대다. 이 책을 읽고 나서 저탄고지, 간헐적 단식, 인슐린은 당뇨병을 악화시킴, 이 세 가지만은 꼭 기억했으면 한다. 그리고 부디 오래오래 건강하고 행복하게 사시기를 기원한다.

이문영

이화여대 영문학과를 졸업한 후 한국 IBM에서 근무하다 새로운 도전을 위해 캐나다로 건너가 밴쿠버 커뮤니티 칼리지(VCC)에서 국제영어교사 자격증(TESOL Diploma)을 취득했다. 한국외국어대학교 실용영어과 겸임교수를 역임했다. 현재 건강서를 비롯한 다양한 장르의 책들을 우리말로 옮기는 전문 번역가로 활동하며 한겨레 교육문화센터에서 번역 강의를 하고 있다. 옮긴 책으로는 『지방을 태우는 몸』, 『독소를 비우는 몸』, 『힐링 코드』, 『그레인 브레인』, 『장내세균 혁명』, 『케토 다이어트』 등이 있다. 가벼운 저탄고지 식단과 발레스트레칭, 한강변 자전거 라이딩으로 건강과 스트레스를 관리한다.

당뇨코드

초판 1쇄 발행 2020년 1월 8일
초판 6쇄 발행 2024년 5월 30일

지은이 | 제이슨 펑
옮긴이 | 이문영
감수자 | 이영훈

발행인 | 정상우
편집인 | 주정림
디자인 | 석운디자인
펴낸곳 | (주)라이팅하우스
출판신고 | 제2022-000174호(2012년 5월 23일)
주소 | 경기도 고양시 덕양구 으뜸로 110 오피스동 1401호
주문전화 | 070-7542-8070 팩스 | 0505-116-8965
이메일 | book@writinghouse.co.kr
홈페이지 | www.writinghouse.co.kr

한국어출판권 ⓒ 라이팅하우스, 2020
ISBN 978-89-98075-69-9 (03510)